世界中医学专业
核心课程教材
（中文版）

World Textbook Series
for Chinese Medicine
Core Curriculum
（Chinese Version）

总主编　Chief Editor

张 伯 礼
Zhang Bo-li

世界中医药学会联合会教育指导委员会
The Educational Instruction Committee
of the WFCMS

U0711978

（供中医学、针灸学和推拿学专业用）

(For Majors of Chinese Medicine, Acupuncture & Moxibustion and *Tuina*)

中医儿科学

Pediatrics in Chinese Medicine

主　编　马　融　　韩新民
Chief Editors　Ma Rong　Han Xin-min

副主编　　　　　熊　磊　丁　樱　许　华　秦艳红　林　楠（美国）
Associate Chief Editors　Xiong Lei　Ding Ying　Xu Hua　Qin Yan-hong　Lin Nan (USA)

中国中医药出版社
·北 京·
China Press of Traditional Chinese Medicine
Beijing PRC

图书在版编目（CIP）数据

中医儿科学 / 张伯礼，世界中医药学会联合会教育
指导委员会总主编；马融，韩新民主编 .—北京：中
国中医药出版社，2019.10
世界中医学专业核心课程教材
ISBN 978 – 7 – 5132 – 5712 – 1

Ⅰ．①中…　Ⅱ．①张…　②世…　③马…　④韩…　Ⅲ．
①中医儿科学—中医学院—教材　Ⅳ．① R272
中国版本图书馆 CIP 数据核字（2019）第 200103 号

中国中医药出版社出版

北京经济技术开发区科创十三街 31 号院二区 8 号楼
邮政编码　100176
传真　010 – 64405750
山东临沂新华印刷物流集团有限责任公司印刷
各地新华书店经销

开本 787×1092　1/16　印张 16.5　字数 377 千字
2019 年 10 月第 1 版　2019 年 10 月第 1 次印刷
书号　ISBN 978 – 7 – 5132 – 5712 – 1

定价　128.00 元
网址　www.cptcm.com

社 长 热 线　010-64405720
购 书 热 线　010-89535836
维 权 打 假　010-64405753

微信服务号　zgzyycbs
微商城网址　https://kdt.im/LIdUGr
官 方 微 博　http://e.weibo.com/cptcm
淘宝天猫网址　http://zgzyycbs.tmall.com

如有印装质量问题请与本社出版部联系（010 – 64405510）

序

自古以来，中医药就是古丝绸之路沿线国家交流合作的重要内容。随着健康观念和生物医学模式的转变，中医药在促进健康保健及防治常见病、多发病、慢性病及重大疾病中的疗效和作用日益得到国际社会的认可和接受，中医药海外发展具有巨大潜力和广阔前景。但是中医药教育在海内外的发展并不平衡，水平也参差不齐。在此背景下，遵循世界中医药学会联合会教育指导委员会制定的《世界中医学本科（CMD 前）教育标准》，编写一套供海内外读者学习使用的中医药教材，有助于更好地推动中医药走向世界，意义重大。

在《中华人民共和国中医药法》颁布一周年之际，"世界中医学专业核心课程教材"即将付梓问世。本套教材发轫于 2008 年，两次获得国家中医药管理局国际合作专项立项支持，由张伯礼教授担任总主编，以世界中医药学会联合会教育指导委员会为平台，汇聚海内外专家，遴选海内外范本教材，进行诸章节的比较研究，取长补短，制定编写大纲，数易其稿，审定中文稿。在世界中医药学会联合会翻译专业委员会支持下，遴选了具有丰富的中医英语翻译经验、语言造诣高并熟知海外中医教育的海内外专家对此套教材进行了翻译和英文审校。十年磨一剑，细工出精品。编者们将本套教材定位于培养符合临床需求的中医师，重点阐述了国外常见且中医药确有疗效的疾病防治，有利于全面、系统、准确地向世界传播中医药学，堪称世界中医学专业核心课程教材典范之作。

欲诣扶桑，非舟莫适。本套教材的出版，有助于在世界范围培养中医药人才，有助于推进中医药海外发展，更好地服务于中医药"一带一路"建设，更好地服务于世界民众健康，必将在世界中医药教育史上产生重要影响！

国家中医药管理局国际合作司司长
王笑频
2018 年 7 月于北京

前　言

世界中医药学会联合会教育指导委员会，致力于引领和促进世界中医药教育的健康发展及世界中医药人才的规范培养。早在成立之初，就在世界中医药学会联合会领导下，组织海内外专家分析世界中医药教育未来发展趋势，提出了发展世界中医药教育的建议与对策。起草了《世界中医学本科（CMD前）教育标准（草案）》，2009年5月经世界中医药学会联合会第二届第四次理事会认真论证和审议，发布了《世界中医学本科（CMD前）教育标准》。

世界中医学教育正在快速蓬勃发展。中医药课程是实现中医药专业人才培养目标的重要基础。但各国（地区）中医学教育发展不平衡，各教育机构所开设的专业课程差异较大，且核心内容不尽统一，故有必要确定中医学专业核心课程。为使世界各国（地区）中医教育机构通过教育实践，实现中医学专业培养目标，依据《世界中医学本科（CMD前）教育标准》，结合中医学教育特点和职业需要，参考世界各国（地区）中医学教育的实际情况，世界中医药学会联合会教育指导委员会制定了《世界中医学专业核心课程》和《世界中医学专业核心课程教学大纲》，并启动"世界中医学专业核心课程教材"的编译工作。

本套教材包括《中医基础理论》《中医诊断学》《中药学》《方剂学》《中医内科学》《中医妇科学》《中医儿科学》《针灸学》《推拿学》《黄帝内经选读》《伤寒论选读》《金匮要略选读》《温病学》，共13个分册。

教材编译的工作基础

2012年世界中医药学会联合会教育指导委员会成立了"世界中医学专业核心课程教材"编译指导委员会，审议了"世界中医学专业核心课程教材编译原则和要求"，与会专家对"编译原则和要求"提出了许多建设性的意见与建议。世界中医药学会联合会教育指导委员会秘书处通过综合各位专家建议，于2012—2013年在天津中医药大学资助和参与下组织开展了"世界中医学专业核心课程中外教材比较研究"；在充分分析、总结各国（地区）教材特色和优势的基础上各课程研究团队组织起草了"课程教材目录和章节样稿"，并寄发到世界各国（地区）相关专家审议，收回专家反馈意见和建议94条，涉及教材内容、语言翻译、体例格式等方面。秘书处组织专家根据研究结果对"世界中医学专业核心课程教材编译原则和要求"进行了认真修订等。以上工作为编译"世界中医学专业核心课程教材"奠定了坚实的基础。

教材的定位

当前本科教育仍是各学科专业教育的基础主体。同时"世界中医学专业核心课程教材"还应服从、服务于已发布的相关中医学专业教育标准，以及综合考虑各国（地区）中医学教育的实际情况、临床实际需要等。"世界中医学专业核心课程教材"（以下简称"教材"）的适用对象定位为世界中医学专业本科教育，同时兼顾研究生教育及中医医疗人员自修参考；教材的知识范围以满足培养胜任中医临床需要的准中医师为度，同时应具有一定的深度和广度，为知识延伸提供参考。读者对象为海外中医药院校的学员，海外中医药从业人员，来华学习的外国留学生，以及内地高校中医药英语班学员。

教材的编译原则

本套教材的编译坚持了教材的思想性，科学性，系统性，实用性，先进性，安全性，规范性，普适性等原则。

思想性。中医学历来重视思想性的传承，大医精诚、倡导仁爱，注重学生思想观念和道德品质的培养，树立为人类健康服务的仁爱思想，这是中医学医德修养的核心，也是一名合格中医师的必备品质。

科学性。教材应正确反映中医学体系内在规律，中医概念、原理、定义和论证等内容确切，符合传统文献内涵，表达简单、明确、规范，避免用带有背景知识的词句。中医学理论内涵植根于中医学理论

发展史中，尊重中医学理论的传统内涵，才能正本清源，使教材体现稳定性和延续性。

系统性。系统承载中医学理论，完整构建中医学核心知识体系，突出基本理论、基本知识和基本技能。课程资源要求层次清晰，逻辑性强，循序渐进，做好课程间内容衔接，合理整合，避免交叉重复等。

实用性。教材着力服务于临床，阐释基本理论时做到理论与实践相结合，临床内容主要选择中医的优势病种，以及被广泛应用的中药、针灸、推拿等处理方法，学以致用。实用性是教材的价值所在，在进行理论讲解时注重介绍各国（地区）的常见病、多发病的临床治疗，经典课程的学习重视其临床指导作用及对学生临床思维能力的培养等。

先进性。教材注重反映中医学的发展水平，引入经过验证的，公开、公认的科学研究或教学研究的新理论、新技术、新成果等内容，展示中医学的时代性特征。如温病学课程中介绍人类防治禽流感、重症急性呼吸综合征等研究的最新情况，针灸学课程中介绍了腧穴特异性研究进展等。教材的先进性是一个学科生命力的体现。

安全性。教材对治疗方法、技术的介绍重视安全性和临床实际，要求明确适应证、禁忌证。如针灸学课程中重视介绍相关穴位适应证、安全操作等，中药学课程介绍中药相关的科学炮制、合理辨用、明确剂量、汤剂煎煮及服用方法、濒危禁用药物的替代品等，推拿学课程中介绍推拿

手法的宜忌等。教材知识内容选择应以服务临床应用为基础,重视安全性,各种表达力争严谨、精确,符合各国(地区)法律要求。

规范性。教材统一使用规范术语,文字通俗易懂但不失中医本色,语言翻译做到"信、达、雅",采用现有的国际标准中的规范表述,翻译力争达到内容的准确性与语言的本土化兼顾,同时还重视知识版权的保护。

普适性。教材服务于中医教学,内容经典,篇幅适当,外延适度,尽可能符合各国(地区)教学实际。在版式、体例、表达等方面采用国际通用编写体例,避免大段叙述并及时进行小结。重视使用知识链接的表达方式,使教材版式活泼,在增加教材知识性同时不影响主体知识,如临床课程可适量链接增加西医基础知识,推拿课程增加介绍国外的整脊疗法等。加强图例、表格等直观表达方式的应用,简化语言叙述,将抽象问题具体化。

教材的编译过程

2015 年,根据世界中医学专业核心课程教材编译人员遴选条件,各国(地区)中医药教育机构专家积极申报,共收到推荐自荐表 313 份(境外 89 份)。最终确定教材主编 28 名、副主编 64 名。参与此套教材编写的专家来自中国、美国、英国、法国、澳大利亚、加拿大、新加坡、新西兰、马来西亚、荷兰、希腊、日本、西班牙、中国香港和中国台湾等 15 个国家和地区,共计 290 人,其中 59 名境外专家中有

26 人担任主编或副主编。参加机构包括 74 所高等中医药院校及研究院(所),其中境内 34 个机构,境外 40 个机构。

2015 年召开的"世界中医学专业核心课程教材"主编会议和编写会议,明确了世界中医学专业核心课程教材总体编译要求,深入研讨和合理安排了各课程编委对相关课程教材的编写任务、分工及进度安排,明确了教学大纲、编写大纲及相关课程交叉内容的界定,以及教材编译过程中相关问题的解决办法等。之后又召开了主编进度汇报会和教材审稿会,经过 20 个月的辛勤努力,汇集世界中医教育专家智慧,具有"思想性、科学性、系统性、实用性、先进性、安全性、规范性、普适性"的第一套世界中医学专业核心课程教材中文版于 2016 年 10 月召开的定稿会上定稿。

2016 年 10 月世界中医学专业核心课程教材翻译会召开,会上聘任了世界中医学专业核心课程教材的英文版主译。

主译人员的遴选是根据世界中医学专业核心课程教材翻译人员遴选条件,经推荐和自荐,充分考虑申报者在专业领域的学术地位、影响力、权威性,以及地域的代表性,经世界中医药学会联合会教育指导委员会、世界中医药学会联合会翻译专业委员会与中国中医药出版社认真研究,确定各课程教材主译 49 人,其中博士 39 人,硕士 8 人,本科 2 人。他们来自 9 个国家(地区),其中境外主译 38 人,美国就有 24 人参与此项工作,境内主译也大多具有海外教学经历,长期从事中医专业相关英语教学和翻译,经验丰富。

这套教材的出版具有重要意义，抓住了中医药振兴发展天时地利人和的大好时机，可为服务于中医药"走出去"，促进共建共享，推动中医药为实现世界卫生组织（WHO）"人人享有基本医疗服务"的崇高目标而作出贡献。同时，该套教材的出版发行，也有利于中医药国际标准的推广和普及，也较好适应了全球范围内以"预防为主，维护健康"为重点的医疗卫生体制改革，适应了世界对中医药需求增长的形势。因此，本套教材必将有助于世界中医药人才的培养，有利于中医药在世界范围内被更广泛地认识、理解和推广应用，惠及民众，造福人类。

书将付梓，衷心感谢海内外专家学者的辛勤工作，群策群力，认真编译，保障了核心教材顺利出版发行。感谢国家中医药管理局、世界中医药学会联合会、中国中医药出版社、天津中医药大学对本书给予的大力支持和无私帮助！感谢所有作出贡献的同道朋友们！需要特别指出的是单宝枝教授为本套教材尽力颇甚，贡献尤殊！

世界中医学专业核心课程教材总主编
张伯礼
2018 年夏

编写说明

随着中医学国际化进程的逐步深入，各国中医学教育蓬勃发展。为了促进世界中医药教育的发展，保证《世界中医学本科（CMD前）教育标准》和《世界中医学专业核心课程》教育标准的顺利实施，由世界中医药学会联合会教育指导委员会及中国中医药出版社组织编写了首部世界中医学专业核心课程教材《中医儿科学》。

本教材是在翻译、阅读国外多个国家出版的《中医儿科学》的基础上，与国内各版《中医儿科学》教材进行比较研究后，确定的编写大纲及计划，组织国内外17所院校20名专家编写而成，供世界各国家、地区中医教育机构接受中医学专业教育的海外学生，以及国内中医院校留学生使用，亦为双语教学的师生和广大中医爱好者的学习提供参考。

本教材的特点：①突出国际性。在病种的选择、内容的编写及文字语言方面，力求通俗易懂，易译易学，满足国际学生学习的需求，适应国际应用的特点。②保持科学性、系统性、完整性。尤其在上篇，分中医儿科学学术源流、生理病理病因特点、生长发育与保健、临证概要4章内容，重点论述了儿科学的发展史和基础理论知识，彰显了中医药的优势及儿科特色，强调精品意识。③突出临床实用性。作为世界中医学专业的临床主干课程，强调理论与实践密切联系，编写内容切合临床实际，突出课程易学，临床好用，充分体现临床实用性特点。④教材的深度、广度适宜。充分考虑国际学生的基础、学习特点和接受能力，不超过国内本科教材范围，以简单、好学、好用为主。

总之，本教材力求取国内教材之优，保证中医儿科学理论体系的科学、系统及完整性；汲取国外教材之长，病种有别，语言简练，突出国际适应性；并强调临床实践性，以适应国际形势对中医儿科人才的需求。

本教材的编写分工如下：第一章由韩新民编写，第二章由王孟清编写，第三章由许华编写，第四章由姜之炎编写，第五章由许华、杨江编写，第六章由李新民、熊磊、王力宁、王有鹏、张喜莲编写，第七章由彭玉、李新民、杨江、钟柏松、潘月丽编写，第八章由王雪峰、韩新民、王素梅、马融编写，第九章由丁樱、郑健、王雪峰编写，第十章由秦艳虹、张喜莲、彭玉、李新民编写，第十一章由钟柏松、王力宁、韩新民、王有鹏、王素梅编写，第十二章由许华、熊磊、王有鹏、韩新民编写，第十三章由王力宁、郑健、丁樱、姜之炎、熊磊、钟柏松、杨江编写。

衷心感谢各位编委为本教材编写付出的辛苦！感谢相关院校对本教材编写的大力支持！同时也感谢国外教材 *A HANDBOOK OF TCM PEDIATRICS* 的编者 BOB FLAWS 及历版《中医儿科学》教材主编和编委所奠定的良好基础！期盼国内外医师、学生及相关从业人员在使用过程中提出宝贵意见，以便再版时修订提高。

《中医儿科学》编委会
2016 年 7 月

目　录

上　篇

中医儿科学基础

第一章

中医儿科学学术源流

中医儿科学是以中医药学理论体系为指导，以中医药防治方法为手段，研究小儿生长发育、预防保健和疾病诊治的一门独具特色的临床学科。

中医儿科学以其显著的中医学特点而区别于西医儿科学，以其鲜明的实践体系和临床学科特点而区别于中医学的基础学科，以儿童作为研究对象而区别于中医学的其他临床学科。

中医儿科学来源于中华民族的传统文化和中医学，荟萃了中华民族几千年来养育小儿和防治小儿疾病的丰富经验，具有独特的理论和临床实践体系，为中华民族的繁衍昌盛作出了卓越的贡献。

第一节　古代中医儿科学发展概况

一、中医儿科学的萌芽期（前770～公元589）

根据中国古代文献记载，远在春秋战国时期就有了小儿医，如《史记·扁鹊仓公列传》曰："扁鹊……闻秦人爱小儿，即为小儿医。"这是最早关于儿科医生的记载。中国现存最早的医学专著《五十二病方》亦有"婴儿病痫""婴儿瘛"的记载。《黄帝内经》也有关于小儿体质特点、疾病诊断及预后判断等方面的记载。如《灵枢·逆顺肥瘦》

曰："婴儿者，其肉脆血少气弱。"《素问·通评虚实论》云："乳子而病热，脉悬小者，何如？岐伯曰：手足温则生，寒则死。"又云："乳子中风热，喘鸣肩息者，脉如何？岐伯曰：喘鸣肩息者，脉实大也，缓则生，急则死。"这些论述对后世医家进一步认识小儿生理病理特点和疾病诊治，有着重要的指导意义。

从秦汉到两晋南北朝，小儿医学在《黄帝内经》的基础上又有了进一步发展。西汉名医淳于意的《诊籍》记载了用"下气汤"治疗婴儿"气鬲病"的医案，这是中国最早见于文献的儿科医案。《三国志·华佗传》记载了东汉名医华佗用"四物女宛丸"治两岁小儿"下利病"。东汉末年张仲景《伤寒杂病论》中的辨证方法和治则方药对中医儿科学理论和临床有着深远的影响和重要的指导意义，并为宋代钱乙创立小儿五脏辨证体系奠定了基础。西晋王叔和的《脉经》首先论述了小儿脉法，认为"小儿之脉快疾，一息七八至曰平"，并首次论及小儿变蒸。《隋书·经籍志》记载南北朝医药书中专门列出儿科、产科、妇女科等医事分科，同时也开始出现一些儿科专著，如严助的《相儿经》、王末钞的《小儿用药本草》两卷、徐叔响的《疗少小百病杂方》37卷等，可惜这些史载的儿科专著已在历史中散佚。

二、中医儿科学的形成期（581～1279）

隋唐时期，在太医署内由医博士教授医学，其中专设少小科，学制5年，促进了儿科专业的发展。

隋代巢元方主持编撰的《诸病源候论》，涉及小儿杂病诸候6卷255候，第一次对儿科病因病理及证候进行了较全面和系统的阐述。该书将小儿外感病分为伤寒、时气两大类，内伤病以脏腑辨证为主；提出了"不可暖衣……宜时见风日……常当节适乳哺"等正确的小儿养育方法。

唐代杰出的医药学家孙思邈，本着"生民之道，莫不以养小为大，若无于小，卒不成大"的观点，在《备急千金要方》中首列"少小婴孺方"两卷。从初生养护至伤寒杂病分为9门专论小儿，载方300余首，所用剂型，除汤、丸、散、膏、丹以外，尚有乳剂、药粥、熨剂、涂剂、摩剂等，补充了《诸病源候论》"有论无方"的不足，是中医儿科学的重要历史文献。

相传《颅囟经》是中国最早的一部儿科专著，据考查，现存的《颅囟经》是唐末宋初人托巫方所作。该书为保存至今的最早的儿科专著，被称为"幼科之宗"。书中首倡小儿体属"纯阳"的观点，并对小儿脉法、囟门诊法及惊、痫、疳、痢、火丹等疾病的证治加以阐述，共载方56首，其中外治方达28首。

北宋钱乙，字仲阳，专业儿科40余年，学术造诣精湛。由其弟子阎季忠整理编辑的《小儿药证直诀》3卷，上卷论脉证治法，中卷列医案23则，下卷为方剂，集中体现了钱乙的主要学术思想。书中将小儿生理病理特点概括为"脏腑柔弱、易虚易实、易寒易热"；四诊中尤重望诊，创立了"面上证""目内证"的诊断方法；首创儿科五脏辨证体系，提出心主惊、肝主风、脾主困、肺主喘、肾主虚的辨证纲领，成为中医儿科学最重要的辨证方法；治疗上区分五脏寒热虚实证候，制定治则治法，创立新方、化裁古方，创制了五脏补泻方剂，如导赤散、泻白散、地黄丸、白术散、异功散等。书中列方134首，其中丸剂70首，散剂45首，膏剂6首，汤剂6首，外用方7首，许多方剂至今仍为临床常用，所用制剂以丸、散成药为主，方便小儿用药，切合儿科临床实际应用。此外，对儿科四大要证"痧、痘、惊、疳"的认识有较为详细的记载，提出"急惊合凉泻，慢惊合温补"的治疗大法，以及"疳皆脾胃病"的著名观点。对中医儿科学体系的形成做出了重大贡献，故被后世誉为"儿科之圣"。《四库全书·目录提要》曾指出："小儿经方，千古罕见，自乙始别为专门，而其书亦为幼科之鼻祖，后人得其绪论，往往有回生之功。"

北宋时期，各地天花、麻疹等时行疾病流行，山东名医董汲擅用寒凉法治疗，撰写了《小儿斑疹备急方论》。书中记录了用白虎汤及青黛、大黄等药物的治疗经验，是痘疹类第一部专著。南宋刘昉等编著《幼幼新书》40卷，集宋代以前儿科学术成就之大成，是当时世界上最完备的儿科学专著。稍晚问世的无著撰人姓氏的《小儿卫生总微论方》20卷，对儿科各类疾病广泛收录论述，所谓保卫其生，总括精微。该书明确指出新生儿脐风撮口是由断脐不慎所致，与成人破伤风无异，提出了烧灼法断脐的预防方法。

南宋名医陈文中著《小儿痘疹方论》

《小儿病源方论》，力倡护养小儿元阳，擅用温补托毒法治疗痘疹因阳气虚衰而产生的逆证，为痘疹类疾病的治疗提出了新的重要方法，是儿科温补学派的创始人。陈文中主温补与钱乙、董汲主寒凉这两种学术思想的争鸣，丰富了儿科疾病辨证论治的理论依据和临床实践体系，促进了中医儿科学的学术发展。

总之，至宋代，随着儿科医事制度的建立，儿科专著和以钱乙、陈文中为代表的儿科专业医家的大批涌现，以及对小儿生长发育、喂养保健、疾病诊治等认识的不断深入，中医儿科学已经基本形成了较系统完整的学术体系，成为一门独立的学科。

三、中医儿科学的发展期（1206～1949）

金元时代是中医学百花齐放、百家争鸣的繁荣时期，当时名医辈出，各有所长。具有代表性的医家刘完素、张从正、李东垣、朱丹溪的学术思想，不仅促进了整个中医药学的发展，而且对儿科学的发展也有所贡献。刘完素认为，"大概小儿病者纯阳，热多冷少也"，主张用寒凉法治疗小儿热性病，并将凉膈散灵活运用于儿科；张从正善用攻下法治疗热病，为小儿热病运用"上病下取"法提供了范例；李东垣喜用温补，重视调理脾胃，对后世儿科脾胃病的研究具有重要影响；朱丹溪提出"阳常有余，阴常不足"，以养阴法见长。他们的学术争鸣，丰富了儿科学的内容。

元代名医曾世荣从医60年，编著《活幼心书》3卷、《活幼口议》20卷。其学术特点，一是对初生儿疾病论述较为全面；二是对多种儿科常见病的因证脉治进行了精炼而具有指导意义的概括，如将急惊风归纳为四证八候，提出镇惊、截风、退热、化痰治法；三是《活幼心书》编写了七言歌诀，便于初学者诵习，对于儿科专业知识的普及起到了很好的促进作用。

明代初期徐用宣的《袖珍小儿方》，集明代以前儿科诸家经验，分72门，收624方，证治齐备，叙述详明。寇平的《全幼心鉴》也是明初较完备的儿科名著，对儿科医生守则、小儿生理、保育护理、疾病诊治均予汇集说明，其中对面部和指纹的望诊论述尤详。鲁伯嗣的《婴童百问》10卷，列问论述，详究小儿病源与证治，附方800余首。薛铠、薛己父子精于儿科，著《保婴撮要》20卷，共论证200余种。其中记载了小儿外科、眼科、耳鼻咽喉科、口齿科、肛肠科、皮肤科、骨伤科病证70余种，辨证用药精当，以内治为主，配合外治，必要时手术兼施，为中医小儿外科学的形成做出了重大贡献。

明代名医万全，字密斋，著作颇丰，仅儿科就有《育婴家秘》《幼科发挥》《痘疹心法》《片玉心书》《片玉痘疹》等，其学术成就对后世影响很大。就儿童养育的不同阶段，提出了"预养以培其元，胎养以保其真，蓐养以防其变，鞠养以慎其疾"的"育婴四法"。在钱乙"脏腑虚实辨证"的基础上提出了小儿"五脏之中肝有余，脾常不足，肾常虚""心常有余而肺常不足"的观点，即五脏"二有余三不足"的生理病理特点，丰富了儿科学的基本理论。在治疗上"首重保护胃气"，强调"人以脾胃为本，所当调理，小儿脾常不足，尤不可不调理也"，并认为"调理之法，不专在医，唯调乳母、节饮食、慎医药，使脾胃无伤，则根本常固矣"。这些对于小儿保育和疾病防治具有重要的临床指导意义。

明代李时珍的《本草纲目》收集了很多防治儿科疾病的药物。王肯堂《证治准绳·幼科》综述诸家论说，结合阐明己见，内容广博，辨析透彻，条理清晰，博而不杂，详要分明。张介宾的《景岳全书·小儿则》提出了儿科辨证重在表里寒热虚实，小儿"阳非有余，阴常不足""脏气清灵，随拨随应"等观点。

清代儿科医家夏禹铸著《幼科铁镜》，重视望诊，认为"有诸内而形诸外"，可从望面色、审苗窍来辨别脏腑的寒热虚实，治疗上重视推拿，并以"灯火十三燋"法治疗脐风、惊风等证，有其独到之处。《医宗金鉴·幼科心法要诀》是清代乾隆年间"敕编钦定"的，该书把清初以前的儿科学进行了一次较全面的整理和总结，立论精当，条理分明，既适用于临床，又适用于教学。清代雍正年间陈梦雷编辑《医部全录·儿科》上、下两册，共100卷，收录历代儿科医学文献120余种，内容丰富。谢玉琼《麻科活人全书》是一部麻疹专著，详细阐述了麻疹各期及合并症的辨证和治疗。王清任《医林改错》记载了小儿尸体解剖学资料，明确提出"灵机记性不在心在脑"的观点，阐述了活血化瘀治则的实践经验，创制了血府逐瘀汤等名方，促进了活血化瘀法的研究和发展。

陈复正，号飞霞，是清代具有代表性的儿科医家之一，著有《幼幼集成》。该书详析指纹之义，归纳为"浮沉分表里，红紫辨寒热，淡滞定虚实"；力辟惊风之说，促进了惊风理论的研究与发展；倡导胎教学说，重视"胎禀""护胎"；辨证突出八纲，治疗善顾脾胃；广集治疗之法，尤重外治方药，全书共收外治方法20多种，外治方180余首，用于外治的药物150多味，实为一部集大成的儿科名著，对临床有较高的实用价值。

吴鞠通不仅是温病大家，在儿科方面也卓有成就。其在《温病条辨·解儿难》中明确提出"小儿稚阳未充，稚阴未长"的体质特点，"易于感触""易于传变"的病理特点，"其用药也，稍呆则滞，稍重则伤"的临床用药注意点；按六气病因论述小儿温病，从三焦分证论治，治病求本。其与叶桂的卫气营血学说相辅相成，二者为小儿温病学的形成与发展做出了重大贡献，对后世治疗小儿外感热病（包括多种传染病）具有重要的指导意义。

明清时期，由于天花、麻疹等时行疾病流行，当时儿科医家在诊治过程中积累了许多宝贵经验，撰写了大量的痘疹专著。这一时期，应用人痘接种预防天花已广泛传播，突出的有郭子章《博集稀痘方论》（1577年）记载用"稀痘方"；《三冈识略》（1653年）载有痘衣法。俞茂鲲《痘疹金镜赋集解》（1727年）记载，在明代隆庆年间（1567～1572），宁国府太平县的人痘接种法已经盛行推广到各地。张琰《种痘新书》（1741年）记载用"佳苗"人工接种。这种"佳苗"即是"熟苗"，是一种比较可靠的疫苗。清代朱奕梁的《种痘心法》记载："其苗传种愈久，则药力之提拔愈清。人工之选炼愈熟，火毒汰尽，精力独存，所以万全而无害也。若时苗连种七次，精加选炼，即为熟苗。"这样的处理过程，基本上是符合现代制作疫苗的原理和要求的。这种"熟苗"已是去除毒性、保留了抗原性的疫苗。中国的人痘接种法后来流传到俄罗斯、朝鲜、日本、土耳其等国家，成为世界免疫学发展的先驱。

随着西医学传入我国，儿科界也开始有人提出宜吸收西医之长，中西医合参，努力发展中医学。何炳元《新纂儿科诊断学》除有传统中医内容以外，引入检诊一项，用于检查口腔、温度、阴器等的变化；恽铁樵《保赤新书》主张以中医为主体，汲取科学方法加以整理；顾鸣盛《中西合纂幼科大全》等，在当时均产生了一定的影响。民国时期儿科疾病流行，许多医家勤求古训，融汇新知，如近代儿科名医徐小圃擅用温阳药回阳救逆，救治了许多时行病危变证患儿，由此闻名于世。

第二节　现代中医儿科学发展成就

1949年中华人民共和国成立后，政府十分重视儿童健康，在发展中国传统医学的政策支持下，在现代科学技术飞速发展的学术氛围中，中医儿科学与其他医学学科一样，进入了快速发展的新时期。

一、临床医疗方面

在中西医儿科工作者的共同努力下，古代儿科四大要证中的"痘"（天花）已经消灭，"疹"（麻疹）成为散发性疾病，"惊"（惊风）的发病率已明显降低，"疳"（疳证）逐渐减少，其中的干疳、疳积也较为少见。

由于广泛开展了预防接种，控制了传染病的流行，降低了发病率和死亡率。中医药治疗小儿流行性感冒、肺炎、百日咳、细菌性痢疾、病毒性肝炎、传染性单核细胞增多症、流行性出血热、手足口病等感染性和传染性疾病，取得良好的临床疗效。药效学研究表明，不少中药不仅具有抗菌、抗病毒作用，而且能调整机体免疫、改善器官功能及组织代谢、减轻病理反应等，说明中医药治疗的特色在于方药整体效应，即多靶点效应。在因矿物元素、维生素等营养物质缺乏所致疾病方面，如厌食、缺铁性贫血、佝偻病、疳证等，中医药治疗显示了独特的优势，不仅在不少中药中含有一定量的矿物元素和维生素，增加了摄入量，更重要的是中药调脾助运的作用，促进了机体对各种营养物质的吸收和利用。

二、医学教育方面

我国在20世纪50年代开始了现代中医中等及高等教育，20世纪70年代开始中医儿科学硕士生教育，20世纪80年代开始中医儿科学博士生教育，20世纪90年代又开始在职医师的继续教育，不仅培养了大批中医儿科人才，而且使中医儿科队伍整体素质不断提高，成为学科发展的有力保证；与此同时，编写了不同层次的中医儿科学教材、教学参考资料、各种类型题库，整理出版了历代儿科名著，发掘了一大批对临床具有理论指导和实践应用价值的可贵资料，出版了大批中医儿科学术著作。王伯岳、江育仁主编的《中医儿科学》是20世纪下半叶出版的第一部现代大型学术专著，系统论述了中医儿科学基础理论和临床常见病的辨证论治。张奇文主编的《儿科医籍辑要丛书》1套6册，全面整理了历代中医著作，选辑其中对现代儿科临床有指导意义的内容做了归类点注。江育仁、张奇文主编的《实用中医儿科学》分基础篇、临床篇、治法篇，是一部紧密结合临床、具有实用价值的学术著作。汪受传主编的《中医药学高级丛书·中医儿科学》全面反映了现代中医儿科临床进展，介绍了中医儿科学科研方法，适用于中医儿科学临床和科研。21世纪初，《中医儿科学》网络课程的开设，以及一批视听教材、CAI课件的出版，促进了由纸质教材向多媒体教材的转变，改进和丰富了中医儿科学的教学方法与教学手段，推动了中医儿科学的学术进步（表1-1）。

表1-1　历代中医儿科重要著作简表

书　名	年　代	作　者	书　名	年　代	作　者
颅囟经	约唐末宋初	佚名	幼科折衷	1641	秦昌遇
小儿斑疹备急方论	1093	董汲	幼科指南	1661	周震
小儿药证直诀	1119	钱乙	幼科铁镜	1695	夏禹铸
幼幼新书	1150	刘昉	种痘新书	1741	张琰
小儿卫生总微论方	约1150	佚名	医宗金鉴·幼科心法	1742	吴谦等
小儿痘疹方论	1241	陈文中	麻科活人全书	1748	谢玉琼
小儿病源方论	1254	陈文中	幼幼集成	1750	陈飞霞
活幼心书	1294	曾世荣	幼科要略	1764	叶天士
袖珍小儿方	1413	徐用宣	幼科释谜	1773	沈金鳌
全幼心鉴	1468	寇平	解儿难	1811	吴瑭
婴童百问	1506	鲁伯嗣	医原·儿科论	1861	石寿棠
保婴撮要	1555	薛铠、薛己	保赤汇编	1879	金玉相
博集稀痘方论	1577	郭子章	保赤新书	1936	恽铁樵
育婴家秘	1579	万全	中医儿科学	1984	王伯岳、江育仁等
幼科发挥	1579	万全	儿科医籍辑要丛书	1990	张奇文等
小儿按摩经	1604	四明陈氏	实用中医儿科学	1995	江育仁、张奇文等
证治准绳·幼科	1607	王肯堂	中医药学高级丛书·中医儿科学	1998	汪受传等
景岳全书·小儿则	1624	张介宾			

三、科学研究方面

在突出传统四诊的基础上，相关专家学者利用血液生化检测、超声影像等技术，搜集儿童体内疾病变化信息，并将其纳入中医科辨证体系，即宏观辨证与微观辨证相结合，使中医儿科辨证学的认识层次得到深化，发展了中医儿科辨证诊断学；制订了《中医儿科常见病诊疗指南》，有利于中医儿科学向标准化和规范化方向发展；重点专科开展了肺炎、哮喘、反复呼吸道感染、感冒、泄泻、肾炎、肾病、紫癜、癫痫、多动症、抽动症、性早熟、脑瘫等疾病的课题研究工作，取得了一批重大科研成果，促进了中医儿科学的学术发展；在剂型改革方面，除丸、散、膏、丹以外，又研制出了一批新剂型，如颗粒剂、口服液、泡腾剂、滴鼻剂、栓剂、膜剂、注射液、纳米乳剂等，以便于中医儿科临床使用。

1983 年 9 月，中华中医药学会儿科专业委员会成立；各省、市、自治区相继建立了中医儿科专业委员会，对促进中医儿科的学术交流、推动中医儿科学发展起到了积极的作用；2009 年 10 月，成立了世界中医药学会联合会儿科专业委员会，促进了全世界中医儿科工作者的团结和交流，有利于中医儿科学为世界儿童服务。

综上所述，中医儿科学的形成和发展已有数千年的历史，随着疾病谱的变化和人们健康理念的转变，中医儿科学日益显示出其勃勃生机，成为护佑儿童健康的不可或缺的重要学科。

【思考题】

1. 为什么说中医儿科学形成于宋代？

2. 明清时期中医儿科学的主要成就有哪些？

3. 试述钱乙、万全、陈复正对中医儿科学的主要贡献。

4. 中华人民共和国成立后，中医儿科学有哪些新发展？

第二章

生理、病理、病因特点

小儿无论是在形体结构、生理功能方面，还是在发病原因、疾病种类及病情演变等方面，都与成人有明显的不同，因此，不能简单地将小儿看成是成人的缩影。把握小儿不同于成人的生理、病理、病因特点，对小儿保健及疾病防治均有重要意义。

第一节　生理特点

小儿从出生到成年，处于不断的生长发育过程中，有不同于成人的生理特点，且年龄越小，差异就越显著。

一、脏腑娇嫩，形气未充

脏腑，指五脏六腑；娇嫩，指娇弱柔嫩，不耐攻伐；形，指形体结构、四肢百骸、精血津液等有形物质；气，指各种生理功能活动；充，指充实旺盛。脏腑娇嫩，形气未充，是对小儿处于生长发育时期，机体脏腑的形态尚未成熟、各种生理功能尚未健全现象的概括。《灵枢·逆顺肥瘦》说："婴儿者，其肉脆血少气弱。"小儿初生肾气未充，骨气未坚，囟门未合，不能站立；齿为骨之余，初生无齿，生而未全，咀嚼不匀；脑髓未充，神气怯弱，哭啼无常；肌肤未坚，藩篱疏薄，卫外未固，病邪易侵；脏腑柔弱，不耐攻伐，用药稍呆则滞，稍重则

伤；形气未盛，语言、智力、运动、心理发育尚不完备等，均为小儿脏腑娇嫩、形气未充的具体表现。

小儿脏腑娇嫩，五脏六腑的形与气皆属不足，其中又以肺、脾、肾三脏不足更为突出，常表现出肺脏娇嫩、脾常不足、肾常虚的特点。小儿肺脏娇嫩，卫外机能未固，外邪每易由表而入，侵袭肺系，故感冒、咳嗽、肺炎喘嗽、哮喘等病证最为常见；小儿脾常不足，脾胃的运化功能尚未健旺，而因生长发育迅速，对精血津液等营养物质的需求比成人多，因此，易为饮食所伤，出现积滞、呕吐、腹泻等消化功能紊乱的疾患；小儿肾常虚，表现为肾精未充，肾气不盛，青春期前的女孩无"月事以时下"、男孩无"精气溢泻"，婴幼儿二便不能自控或自控能力较弱等。小儿心、肝两脏同样未臻充盛，功能尚不健全。心主血脉、主神明，小儿心气未充、心神怯弱，表现为脉数，易受惊吓，思维及行为的约束能力较差；肝主疏泄、主风，小儿肝气尚未充实、经筋刚柔未济，表现为好动、易发惊惕、抽风等症。明代医家万全根据五脏特点具体提出了"三不足二有余"的学术思想，其中"三不足"指小儿脾常不足，"不足者，乃谷气之自然不足也"；肺常不足，"肺为娇脏，难调而易伤也"；肾常虚则由于"肾主虚者，此父母有

生之后，禀气不足之谓也"。"二有余"指小儿肝常有余、心常有余，"此有余为生长之气自然之有余"，"所谓有余不足者，非经云虚实之谓也"，亦是对小儿生理特点的描述。如论述肝常有余，"盖肝乃少阳之气，人之初生，如木之方萌，乃少阳生长之气，以渐而壮，故有余也"。

清代医家吴鞠通将小儿这一生理特点概括为"稚阳未充，稚阴未长"。这里的"阴"，指机体的精、血、津液及脏腑、筋骨、脑髓、血脉、肌肤等有形之质；"阳"指脏腑的各种生理功能；"稚"指幼嫩尚未成熟。稚阴稚阳包括了机体柔嫩、气血未盛、脾胃薄弱、肾气未充、腠理疏松、神气怯弱、筋骨未坚等特点。吴鞠通的稚阴稚阳理论，从阴阳学说方面进一步阐明了小儿时期，无论在形体还是在生理功能方面，都处于相对不足的状态，随着年龄的增长逐步趋向完善和成熟。

二、生机蓬勃，发育迅速

小儿在生长发育过程中，无论是机体的形态结构，还是各种生理功能活动，都在迅速地、不断地向着成熟、完善方面发展。年龄越小，这种发育的速度愈快。周岁内的小儿在体重、身长、头围、胸围、出牙等方面，每个月都会有明显的变化，如周岁时的身长是初生时的 1.5 倍，体重则达初生时的 3 倍，小儿的思维、语言、运动能力等也随年龄增长而迅速发育。

古代医家借用《易经》中"纯阳"一词来表述小儿生机蓬勃、发育迅速的生理特点。《颅囟经·脉法》中首先提出："凡孩子三岁以下，呼为纯阳，元气未散。"这里的"纯"指小儿先天所禀赋的元阴元阳未曾耗散，"阳"指小儿的生命活力，犹如旭日之初生，草木之方萌，蒸蒸日上，欣欣向荣。对于小儿为"纯阳"之体的理解，历代医家不尽一致，多从病理角度进行阐述。如叶天士《幼科要略·总论》说："襁褓小儿，体属纯阳，所患热病最多。"《宣明论方·小儿门》说："大概小儿病者纯阳，热多冷少也。"指出了小儿一旦患病，病邪易从热化，临床小儿热性病最多。当代医家多遵从《颅囟经·脉法》原文，并结合小儿的生长发育过程，从小儿生理方面去认识，理解为生机蓬勃、发育迅速。将小儿"纯阳"之体理解为生理上阳亢阴亏或纯阳无阴都是不恰当的。"纯阳"学说同时也说明，由于小儿生长发育迅速，对水谷精气之需求也相应迫切。

"稚阴稚阳"和"纯阳"学说概括了小儿生理特点的两个方面。"稚阴稚阳"学说论述小儿脏腑的形态、功能均较幼稚不足；"纯阳"学说概括小儿在生长发育、阳充阴长的过程中，表现出生机旺盛、发育迅速、欣欣向荣的生理现象。两学说也为阐明小儿病因、病理特点，指导临床诊疗提供了重要的理论依据。"三不足二有余"学说则是对小儿生理特点的具体描述，有助于更好地理解小儿生理特点。

第二节　病理特点

由于小儿具有不同于成人的生理特点，在发病情况、疾病种类及病情演变与转归上与成人亦有差异，具体表现在以下两个方面。

一、发病容易，传变迅速

（一）发病容易

小儿生理上脏腑娇嫩，形气未充，为"稚阴稚阳"之体，因而御邪能力较弱，抗病能力不强，加之幼儿寒暖不知自调，乳食不知自节，若护理喂养失宜，则外易感六淫，内易伤饮食，再加上胎产禀赋等因素影响，因而小儿更易发病，且年龄越小，发病率越高。肺脏娇弱、脾常不足、心肝有余、肾常虚等特点，是小儿易于发病的病理基础。

1. 肺娇易病　肺为娇脏，主宣发，外合皮毛，主一身之表。小儿肺气宣发功能尚不健全，腠理不密，固表抗邪的功能较弱，故易感受外邪；肺主呼吸，主一身之气，小儿肺气肃降功能尚不完善，"治节"一身之气的功能未健。因此，六淫之邪，不论是从口鼻而入，还是从皮毛而受，均先犯肺，故有"形寒饮冷则伤肺"，"温邪上受，首先犯肺"之说。因此，小儿时期容易患感冒、咳嗽、肺炎喘嗽、哮喘等肺系疾病，且肺系疾病为儿科发病率最高的一类疾病。

2. 脾弱易伤　脾为后天之本，气血生化之源，机体营养物质赖其提供。小儿生长发育迅速，但脾胃功能尚不健全，与其快速生长发育的需求不相适应，因而易因喂养不当、饮食失节，造成受纳、腐熟、精微化生转输等方面的异常，导致呕吐、泄泻、腹痛、积滞、厌食等脾系疾病，其发病率在儿科仅次于肺系疾病而居第二位。

3. 心热易惊，肝盛易搐　小儿病理特点的另一方面表现为"心常有余""肝常有余"，这是指儿科临床上既易见心惊，又易见肝风的病证。心常有余除理解为心气旺

盛，生机蓬勃的生理特点以外，还包括心火旺盛的病理特点。小儿容易出现烦躁惊乱、神志昏迷、啼哭无常等心经证候与此病理特点有关。小儿肝常有余，是对小儿易动肝风这一病理特点的概括。由于小儿脏腑娇嫩，感受病邪每易邪气枭张而出现壮热，因高热引动肝风而抽搐，或因火热炽盛，损耗真阴，筋脉失养，而出现壮热惊搐、角弓反张等，后世医家将这种病理特点概括为肝常有余。小儿心肝有余，也是儿童多动症、抽动症等神经行为障碍性疾病易发的常见原因。

4. 肾虚易损　小儿"肾常虚"，是针对其"气血未充，肾气未固"而言。肾藏精，主骨，为先天之本。肾的这种功能对身形尚未长大、多种生理功能尚未成熟的小儿更为重要，它直接关系到小儿骨、脑、发、耳、齿的功能及形态，关系到生长发育和性功能成熟。因而临床多能见到肾精失充、骨骼改变的肾系疾病，如五迟、五软、解颅、遗尿、水肿、性早熟等。

5. 疫疠易染　小儿为稚阴稚阳之体，元气未盛，抗御外邪的能力较弱，易于感受各种时邪疫毒。邪从口鼻而入，肺卫受袭，可致麻疹、风疹、水痘等传染病；脾胃受邪，易致痢疾、霍乱、肝炎等传染病。传染病一旦发生，又易于在儿童中相互染易，造成流行。

（二）传变迅速

小儿患病后具有传变迅速的特点，主要表现为易虚易实、易寒易热，即寒热虚实的转化较成人更加迅速。

1. 易虚易实　虚实是指小儿机体正气的强弱与导致疾病的邪气盛衰状况而言。易虚易实指小儿一旦患病，则邪气易实，正气易

虚，实证可迅速转化为虚证，虚证也可转化为实证，或虚实并见之证。例如，小儿肺炎喘嗽初起因肺气闭塞，可见发热、咳嗽、痰壅、气急、鼻扇之实证，若失治误治，则可迅速出现面白唇紫、肢冷色青、大汗淋漓、心悸等正虚邪陷，心阳虚衰之虚证。又如，小儿泄泻病起多因内伤乳食，或感受湿热之邪，可见脘腹胀满、泻下酸腐、小便短少、舌红苔腻、脉滑有力之实证，若失治误治，泄泻不止，则可迅速出现气阴两伤或

阴竭阳脱之变证。这种病情虚实迅速变化的特点，实为小儿所独有。

2. 易寒易热 寒热是疾病中两种不同性质的病理属性。"易寒易热"是指在疾病的过程中，由于小儿"稚阴未长"，故易阴伤阳亢，出现热证；又由于小儿"稚阳未充"，故易阳气虚衰，出现寒证。小儿的易寒易热常与易实易虚交错出现，在病情演变中，形成寒证、热证迅速转化，或夹虚或夹实的证候。如小儿风寒外束的（表）寒实证，易转化为外寒里热，甚至邪热入里的实热证，失治或误治也易转变成阳气虚衰的虚寒证，或阴伤内热的虚热证等。

综上所述，小儿不仅发病容易，而且在病情演变中，虚实寒热的变化，较成人更为迅速，且错综复杂。正如吴鞠通在《解儿难》中所说："小儿肤薄神怯，经络脏腑嫩小，不奈三气发散泄，邪之来也，势如奔马，其传变也，急如掣电。"因此，诊治小儿疾病，必须明察小儿病理特点、病情演变规律，及时诊断，预见其可能的病机变化，才能提高治疗效果。

二、脏气清灵，易趋康复

小儿体禀纯阳，生机蓬勃，脏腑清灵，活力充沛，组织再生和修补的过程较快，对各种治疗反应灵敏；小儿宿疾较少，病因相对单纯，疾病过程中情志因素的干扰和影响相对较少。因此，小儿虽有发病容易、传变迅速的不利方面，但一般说来，只要诊断无误，辨证准确，治疗及时，处理得当，用药合理，护理适宜，病情好转的速度较成人为快，疾病治愈的可能也较成人为大。例如：小儿感冒、咳嗽、泄泻等病证多数发病快好转也快，小儿哮喘、癫痫、阴水等病证虽病情缠绵，但其预后较成人相对为好。正如张介宾在《景岳全书·小儿则》中所说："小儿之病……其脏气清灵，随拨随应，但能确得其本而撮取之，则一药可愈，非若男妇损伤、积痼痴顽者之比。"

第三节　病因特点

由于小儿与成人有着不同的生理特点，因而对不同病因的易感程度亦与成人有明显的差异。小儿肺脏娇弱，易外感六淫及疫疠之邪，且年龄越小，易感程度越高；小儿脾常不足，易内伤乳食，且年龄越小，越易为乳食所伤。外感因素与乳食因素是小儿的主要病因。先天因素致病是小儿特有的病因，情志失调致病有逐年增多趋势，意外性伤害和医源性伤害也需要引起重视。

一、外感因素

小儿为稚阴稚阳之体，脏腑娇嫩，尤其肺常不足，加之寒温不知自调，与成人相比，更易被六淫邪气所伤，因而外感因素

致病最为多见。外感致病因素包括风、寒、暑、湿、燥、火六淫和疫疠之邪。

风性善行数变，小儿肺常不足，最易为风邪所伤，故感冒、咳嗽、肺炎喘嗽等肺系疾病最为常见。风为百病之长，他邪常与风邪相合为患。风寒、风热犯人，常见外感表证，正气不足则由表入里。暑为阳邪，其性炎热，易伤气阴；暑多夹湿，困遏脾气，缠绵难解。风、寒、湿或风、湿、热三气杂至，合为痹证。燥性干涩，化火最速，易伤肺胃阴津。火为热之极，六气皆从火化，小儿又易于感受外邪，故小儿所患热病最多。

疫疠是一类具有强烈传染性的病邪，其引发的疾病有起病急骤、病情较重、症状相似、易于流行等特点。小儿之体为"稚阴稚阳"，形气未充，御邪能力较弱，是疫疠邪气传染的易感群体，如麻疹、风疹、水痘、流行性腮腺炎、手足口病等在儿科常见，且容易在儿童中流行。

二、乳食因素

小儿脾常不足，乳食贵在有序、有时、有节。小儿饮食不知自节，常因喂养不当，损伤脾胃，引起脾胃病证。如因初生缺乳，或未能按期添加辅食，乳食偏少可导致气血生化不足，形成疳证；乳食过多，积滞不化可致脾胃受损而为积滞；如任意纵儿所好，饮食营养不均衡，亦能使小儿脾气不充，运化失健，出现厌食、疳证；小儿不能自调、自控饮食，易于造成挑食、偏食，过食寒凉者伤阳，过食辛热者伤阴，过食肥甘厚腻者伤脾，少进蔬菜成便秘，某些食品致过敏等。诚如《幼科发挥·小儿正诀指南赋》所说："肠胃脆薄兮，饮食易伤。"

饮食不洁也是儿科常见病因。小儿缺乏卫生知识，脏手取食，或误进污染食物，常引起胃肠疾病，如吐泻、腹痛、肠道虫症，甚至细菌性痢疾、伤寒、病毒性肝炎等传染病。此外，食品污染或残留农药、激素含量超标等，也已成为当前普遍关注的致病因素。

三、先天因素

先天因素指禀赋胎产因素，即小儿胎儿期或出生时所受致病因素。遗传因素是小儿先天因素中的主要病因，父母的基因缺陷可导致小儿先天畸形、生理缺陷或代谢异常等。妇女受孕以后，不注意养胎护胎，也是导致小儿出现先天性疾病的常见原因，如妊娠妇女饮食失节、情志不调、劳逸失度、感受外邪、房事不节等，都可能损伤胎儿而为病。现代社会又增加了工农业及环境污染，导致新的致畸、致癌与致突变的机会。此外，分娩时难产、窒息、感染、产伤等，也是胎儿出生后许多疾病的常见病因。

四、情志因素

小儿思想相对单纯，接触社会较成人少，对周围环境认识的角度不同于成人，因而受七情六欲之伤不及成人多见，导致小儿为病的情志因素也与成人有着一定的区别。小儿心神怯弱，最常见的情志所伤是惊恐。当小儿乍见异物或骤闻异声时，容易导致惊伤心神，出现夜啼、心悸、惊惕、抽风等病证；长时间的所欲不遂，学习负担过重，家长期望值过高，缺少关爱，容易导致忧思，损伤心脾，产生头痛、疲乏、失眠、厌食，或精神行为异常等病证；家长对子女过于溺爱，使儿童心理承受能力差，父母离异、再婚、亲人亡故，教师责罚，遭受小朋友欺侮等，也可能使儿童精神受到打击而引起精神行为障碍类疾病，如儿童多动症、抽动症、抑郁症等。

五、意外因素

小儿年少无知，没有或者缺乏生活经验，对周围环境安全或危险状况的判断能力较差，不知利害关系，因而容易受到意外伤害，如溺水、触电、烫伤，以及跌打损伤、误食毒物、不慎吸入异物等，是主要的意外因素。

六、医源因素

医院是患者集中的地方，现代社会中，儿童的医源性损害日益增多。小儿肺常不足，对各种感染缺乏免疫力，极易发生医院内感染。小儿气血未充，脏腑柔嫩，易为药物所伤，凡大苦、大寒、大辛、大热之品，以及攻伐、峻烈、毒性药物，皆可损伤正气，加重病情。某些西药的毒副作用较多，如糖皮质激素的柯兴征，阴伤火旺证候；抗生素的胃肠道反应，对造血功能、肝肾功能、神经系统的毒副作用；广谱抗生素长期使用造成二重感染；免疫抑制剂导致脏器损害、骨髓抑制、生殖毒性等，都为临床所常见。此外，放射线的损伤，包括对胎儿和儿童的伤害，也是常见的医源因素。

七、其他病因

随着工业化程度的提高，环境对儿童健康的影响越来越突出。空气中各种吸入性尘埃，如尘螨、花粉、真菌等是诱发变应性疾病如哮喘、鼻衄的主要原因。各种化学物品，如二氧化硫、甲醛等可增加肿瘤的发病率。化妆品、含铅玩具、环境中的铅尘可致儿童铅中毒。此外，社会经济、文化因素，如饮食习惯以淀粉及高脂食品为主的国家，儿童肥胖症发病率较高；习养宠物，可增加过敏性疾病的发生机会等。

【思考题】

1. 解释"稚阴稚阳""纯阳之体""脾常不足""肝常有余"的含义。
2. 引起小儿发病的主要病因有哪些？
3. 试述小儿病理特点。
4. 何谓"易寒易热、易虚易实"？试举例说明之。

第三章

生长发育与保健

第一节　年龄分期

小儿自生命开始到长大成人，始终处于生长发育的动态过程中。不同年龄的儿童，其形体、生理、病理方面各有其不同特点，所患疾病种类、病理变化、临床表现也各有差异，因而对养育、保健、疾病防治等都有着不同的要求。目前将 18 岁以内均作为儿科就诊范围，根据儿童解剖、生理和心理特点，将整个时期划分为 7 个阶段，以便于更好地指导儿童养育和疾病防治。

一、胎儿期

从男女生殖之精相合而受孕，直至分娩断脐为胎儿期。胎龄从孕妇末次月经第 1 天算起共 40 周，280 天。胎儿在孕育期间，与其母借助胎盘脐带相连，完全依靠母体气血供养，在胞宫内生长发育。这一时期既受到父母体质强弱、遗传因素的影响，又受孕母之营养、心理、精神状况、卫生环境等条件的影响，如感染、创伤、滥用药物、劳累、接触放射性物质、营养缺乏及不良心理因素等伤害，造成流产、畸形或宫内发育不良等。

二、新生儿期

自胎儿娩出脐带结扎时开始至出生后满 28 天，为新生儿期。小儿脱离母体而独立生存，内外环境发生根本性变化，但其对外界的适应能力和御邪能力都较差，加上胎内、分娩损伤及生后护理不当等原因，这一时期小儿的发病率和死亡率都很高，感染、产伤、窒息、硬肿、脐风等疾患尤为常见。此外，胎龄满 28 周至出生后 7 天止，定为围生期，又称围产期。围生期死亡率是衡量一个国家或地区卫生文化水平、产科和新生儿科质量的重要指标。

三、婴儿期

自出生后至满 1 周岁为婴儿期。此期为生长发育最迅速的时期，机体迅速增长需要大量营养物质。但是，婴儿脾胃运化能力弱，对乳食消化、吸收、转输的能力相对不足，易患泄泻、积滞、腹痛、呕吐、疳证等脾胃疾病。同时，婴儿肺脏娇嫩，表卫未固，来自母体的免疫能力逐渐消失，自身免疫力又未能健全，御邪能力弱，易患时行疾病和肺系疾病。

四、幼儿期

自 1 周岁至 3 周岁为幼儿期。这一时期小儿的体格生长发育速度减慢，智能发育迅速，学会了走路，接触周围事物的机会增多，语言、思维和感知、运动的能力增强。同时，断乳之后，若不能合理喂养，容易发生脾系病证；随着户外活动逐渐增多，感受外邪的机会也增多，易患多种传染病。另外，幼儿识别危险、自我保护能力差，故易发生中毒、烫伤等意外事故。

五、学龄前期

自3周岁后至6～7岁入小学前为学龄前期。此时小儿体格发育稳步增长，智能发育渐趋完善，理解能力逐渐加强，心理变化比较突出，有强烈的好奇心，是小儿性格特点形成的关键时期。由于自身抗病能力增强，肺脾病证发病率相对减少，与免疫反应有关的疾病如哮喘、幼年类风湿病、肾炎肾病等发病率增加。此期活动范围扩大，又缺乏生活经验，容易发生外伤、溺水、触电、错服药物以致中毒等意外伤害。

六、学龄期

自入小学始（6～7岁）至青春期前（一般为女孩12岁，男孩13岁）称学龄期。此期儿童体格发育仍稳步增长，除生殖系统以外，其他器官的发育均已接近成人水平。乳牙脱落，恒牙萌出，脑的形态发育已基本与成人相同，智能发育更成熟，自控、理解分析、综合等能力均进一步增强，可接受系统的科学文化教育。这一时期儿童对各种时行疾病的抗病能力增强，发病率进一步下降，疾病的种类及表现基本接近成人。

七、青春期

从第二性征出现到生殖功能基本发育成熟，身高停止增长的时期称为青春期。一般女孩自11～12岁到17～18岁，男孩自13～14岁到18～20岁。青春期是从儿童向成人过渡的时期，其生理特点是肾气盛、天癸至、阴阳和，生殖系统发育趋于成熟。性别差异显著，女子出现月经，男子出现遗精，第二性征逐渐明显。体格生长也出现第二次高峰，体重、身高增长幅度加大；体力增长，知识和技能增加，社会适应能力及机体抗病能力都明显增强，心理变化也较大，容易出现各种身心疾病。

第二节 生长发育

生长和发育是儿童不同于成人的重要特点。生长是指儿童身体各器官、系统的长大，可有相应的测量值来表示其量的变化；发育是指细胞、组织、器官的分化与功能成熟。生长和发育两者紧密相关，生长是发育的物质基础，生长的量的变化可在一定程度上反映身体器官、系统的成熟状况。

一、生长发育规律

生长发育，不论在总的速度上或各器官、系统的发育顺序上，都有一定规律。

1. 生长发育具有连续性、阶段性 生长发育在整个小儿时期不断进行，但不同的年龄阶段生长发育速度不同。例如，体重和身长在生后第1年，尤其前3个月增长很快，第1年为生后的第一个生长高峰；第2年以后生长速度逐渐减慢，至青春期生长速度又加快，出现第二个生长高峰。

2. 各系统、器官发育不平衡 人体各器官系统的发育顺序遵循一定规律。例如，神经系统发育较早，脑在生后 2 年发育较快；淋巴系统在儿童期迅速生长，于青春期前达高峰，以后逐渐下降；生殖系统发育较晚；其他器官如心、肝、肾、肌肉等增长基本与体格生长平行。

3. 生长发育的一般规律　生长发育一般遵循由上到下、由近到远、由粗到细、由低级到高级、由简单到复杂的规律。以出生后运动发育的规律为例，先抬头、后抬胸，再会坐、立、行（从上到下）；从臂到手，从腿到脚的活动（近到远）；从全掌抓握到手指拾取（从粗到细）；先画直线后画圈、图形（简单到复杂）；先会看、听、感觉事物，认识事物，发展到有记忆、思维、分析、判断（低级到高级）。

4. 生长发育存在个体差异　小儿生长发育虽遵循一定的规律，但在一定范围内受遗传因素、环境因素的影响而存在相当大的个体差异。因此，儿童的生长发育水平有一定的正常范围，"正常值"并不是绝对的，必须结合考虑影响个体的不同因素，才能做出正确的判断。

二、影响生长发育的因素

小儿生长发育水平受多种因素的影响。

（一）先天因素

1. 遗传因素　父母双方的遗传因素决定小儿生长发育的"轨道"，或特征、潜力、趋向，如皮肤的颜色、头发的颜色、面形特征、身材高矮、性成熟的迟早、对营养素的需要量、对传染病的易感性等，受种族、家族的遗传信息影响深远。在异常情况下，严重影响生长的遗传代谢缺陷病、内分泌障碍、染色体畸形等，更直接与遗传有关。

2. 孕母因素　胎儿子宫内的发育受孕母生活环境、营养、情绪、疾病等各种因素的影响，如母亲妊娠早期的病毒性感染可导致胎儿先天畸形，受到某些药物、X 线照射、环境中毒物和精神创伤的影响，可使胎儿发育受阻；孕母严重营养不良可引起流产、早产和胎儿体格生长及脑的发育迟缓等。

（二）后天因素

1. 营养　儿童的生长发育需充足的营养素供给。营养素供给比例恰当，生活环境适宜，可使生长潜力得到最好的发挥。宫内营养不良的胎儿不仅体格生长落后，严重时还影响脑的发育；生后营养不良，特别是第 1～2 年的严重营养不良，可影响儿童体重、身高及智能的发育，使身体免疫、内分泌、神经调节等功能低下。

2. 疾病　疾病对生长发育的影响十分明显，如急性感染常使体重减轻；长期慢性疾病则影响体重和身高的发育；内分泌疾病常引起骨骼生长和神经系统发育迟缓。

3. 生活环境　生活环境的好坏在一定程度上决定儿童生长发育的状况。良好的居住环境，如阳光充足、空气新鲜、水源清洁、无噪声、居住条件舒适，配合良好的生活习惯、科学护理、良好教养、体育锻炼、完善的医疗保健服务等，都是促进儿童生长发育达到最佳状态的重要因素。

三、体格生长

小儿体格生长应选择易于测量、有较大人群代表性的指标来表示。

（一）体重

体重是小儿机体的总重量，是反映体格生长与营养状况的重要指标。儿科临床中用体重作为计算热量、药量及静脉输液量等的依据。称量体重，应在清晨空腹、排空大小便、仅穿单衣的状况下进行。

小儿出生时体重约为 3kg，出生后的前半年平均每月增长约 0.7kg，后半年平均每月增长约 0.5kg，1 周岁以后平均每年增加约 2kg。正常小儿体重可用以下公式推算。

≤ 6 个月　　体重（kg）＝ 3 + 0.7× 月龄
7 ～ 12 个月　体重（kg）＝ 7 + 0.5×（月龄 –6）
1 ～ 12 岁　　体重（kg）＝ 8 + 2× 年龄

同一年龄小儿的体重可有一定的个体差异，其波动范围不超过正常均值的 10%。体重增长过快常见于肥胖症，体重下降超过正常均值的 15% 者为营养不良。

（二）身高（长）

身高（长）是指从头顶至足底的垂直长度。立位测量称为身高；3 岁以下小儿立位不易准确测量，常以仰卧位用量床测量，测量值为身长。立位与仰卧位测量值相差约 1cm。测量身高时，应脱去鞋袜，摘帽，取立正姿势，枕、背、臀、足跟均紧贴测量尺。

身高（长）的增长规律与体重相似，年龄越小，增长越快。出生时身长约为 50cm。出生后第 1 年身长增长最快，约 25cm，其中前 3 个月约增长 12cm。第 2 年身长增长速度减慢，约 10cm。2 周岁后至青春期身高（长）增长平稳，每年约 7cm。进入青春期，身高增长出现第二个高峰，其增长速率约为学龄期的 2 倍，持续 2 ～ 3 年。临床可用以下公式推算 2 岁后至 12 岁儿童的身高。

身高（cm）＝ 70 + 7× 年龄

身高（长）增长与种族、遗传、体质、营养、运动、疾病等因素有关，身高的显著异常是疾病的表现，如身高低于正常均值的 70%，应考虑侏儒症、克汀病、营养不良等。

此外，还可测定上部量和下部量。上部量指从头顶至耻骨联合上缘的长度，下部量指从耻骨联合上缘至足底的长度。上部量与脊柱增长关系密切，下部量与下肢长骨的生长关系密切。12 岁前上部量大于下部量，12 岁以后下部量大于上部量。

（三）囟门

囟门有前囟、后囟之分。前囟是额骨和顶骨之间的菱形间隙，后囟是顶骨和枕骨之间的三角形间隙。前囟的大小是指囟门对边中点间的连线距离。前囟应在小儿出生后的 12 ～ 18 个月闭合。后囟在部分小儿出生时就已闭合，至迟 6 ～ 8 周闭合。

囟门可反映小儿颅骨的生长及发育情况，对某些疾病诊断有一定意义。囟门早闭且头围明显小于正常者，为头小畸形；囟门迟闭及头围大于正常者，常见于解颅（脑积水）、佝偻病等。囟门凹陷多见于阴伤液竭之失水；囟门凸出多见于热炽气营之脑炎、脑膜炎等。

（四）头围

头围是从双眉弓上缘处，经过枕骨结节，绕头 1 周的长度。足月儿出生时头围为 33 ～ 34cm，出生后前 3 个月和后 9 个月各增长 6cm，1 周岁时约为 46cm，2 周岁时约为 48cm，5 周岁时约增长至 50cm，15 岁时接近成人，为 54 ～ 58cm。

头围的增长与脑和颅骨的生长发育有关。头围明显小者提示脑发育不良，头围过大则常提示为解颅（脑积水）。

（五）胸围

胸围的大小与肺和胸廓的生长发育有关。测量胸围时，3岁以下小儿可取立位或卧位，3岁以上取立位。被测者应处于安静状态，两手自然下垂或平放（卧位时），两眼平视；测量者立于被测者右前侧，用软尺由乳头向背后绕肩胛角下缘1周，取呼气和吸气时的平均值。测量时软尺应松紧适中、前后左右对称。

新生儿胸围约32cm；1岁时约44cm，接近头围，2岁后胸围渐大于头围。一般营养不良或缺少锻炼的小儿胸廓发育差，胸围超过头围的时间较晚；反之，营养状况良好的小儿，胸围超过头围的时间较早。

（六）牙齿

人一生有两副牙齿，即乳牙（20颗）和恒牙（28～32颗）。出生后4～10个月乳牙开始萌出，出牙顺序是先下颌后上颌，自前向后依次萌出，唯尖牙例外。乳牙在2～2.5岁出齐。6岁左右开始萌出第1颗恒牙，自7～8岁开始，乳牙按萌出先后逐个脱落，代之以恒牙，最后一颗恒牙（第三磨牙）一般在20～30岁时出齐，也有终生不出者。

2岁以内乳牙颗数可用以下公式推算。

乳牙数＝月龄 –4（或 6）

牙齿的生长与骨骼的生长有一定关系，但不完全平行。出牙时间推迟或出牙顺序混乱，常见于佝偻病、呆小病、营养不良等。

（七）呼吸、脉搏

呼吸、脉搏的检测均应在小儿安静时进行。年龄越小，呼吸、脉搏越快。各年龄组小儿呼吸、脉搏的正常值见表3–1。

表 3–1　各年龄组小儿呼吸、脉搏次数及比值

年龄	呼吸（次 / 分）	脉搏（次 / 分）	呼吸∶脉搏
新生儿	45～40	140～120	1∶3
≤1岁	40～30	130～110	1∶（3～4）
2～3岁	30～25	120～100	1∶（3～4）
4～7岁	25～20	100～80	1∶4
8～14岁	20～18	90～70	1∶4

（八）血压

测量血压时应根据不同年龄选择不同宽度的袖带，袖带宽度应为上臂长度的2/3，袖带过宽测得的血压值较实际血压值为低，过窄测得的血压值较实际血压值为高。小儿年龄愈小血压愈低，不同年龄小儿血压正常值可用以下公式推算。

收缩压（mmHg）＝80＋2×年龄

舒张压（mmHg）＝收缩压 ×2/3

四、小儿心理行为发育

（一）感知发育

1. 视觉　新生儿已有视觉感应功能，但不敏锐，只能看清15～20cm内物体；2个

月起可协调地注视物体，初步有头眼协调；3个月时头眼协调好，可追寻活动的物体或人；4～5个月开始能认识母亲，见到奶瓶表示喜悦；6个月时能转动身体协调视觉；9个月时出现视深度感觉，能看到小物体；1岁半时能区别各种形状；5岁时可区别各种颜色；6岁时视深度已充分发育。

2. 听觉　出生3～7天听觉已相当良好；3个月时可转头向声源；4个月时听到悦耳声音会有微笑；8个月时能区别简单语言的意义；9个月时能寻找来自不同方向的声源；4岁时听觉发育完善。

3. 嗅觉和味觉　新生儿的嗅觉和味觉出生时已基本发育成熟，对母乳香味已有反应，对不同味道如甜、酸、苦等反应也不同；3～4个月时能区别好闻和难闻的气味；5个月时对食物味道的微小改变很敏感，应合理添加各类辅食，使之适应不同味道。

4. 皮肤感觉　新生儿嘴唇、手掌、脚掌、前额和眼睑等部位已很敏感；痛觉出生时已存在，疼痛可引起全身或局部的反应；温度觉也很灵敏，尤其对冷的反应。2～3岁时小儿能通过皮肤觉与手眼协调一致的活动区分物体的大小、软硬和冷热等；5岁时能分辨体积相同重量不同的物体。

5. 知觉　知觉是人对事物的综合反映，与上述各感觉能力的发育密切相关。小儿1岁末开始有空间和时间知觉；3岁能辨上下；4岁辨前后，开始有时间概念；5岁能辨自身的左右。

（二）运动发育

小儿运动功能的发育是由上到下、由粗到细、由不协调到协调发展的。

1. 平衡与大运动　新生儿俯卧时能抬头1～2秒；2个月时扶坐或侧卧时能勉强抬头；4个月时抬头很稳，可用手撑起上半身；6个月时能独坐片刻；8个月会爬；10个月可扶走；12个月能独走；18个月可跑步和倒退行走；24个月时可双足并跳；30个月会独足跳。

2. 细运动　3～4个月时可自行玩手，并企图抓东西；5个月时眼与手的动作取得协调，能有意识地抓取面前的物品；5～7个月时出现换手与捏、敲等探索性的动作；9～10个月时可用拇指、食指拾东西，喜欢撕纸；12～15个月时学会用匙，乱涂画；2岁时会粗略地翻书页；3岁时会穿简单的衣服。

（三）语言发育

语言的发育要经过发音、理解和表达3个阶段。新生儿已会哭叫；2个月能发出和谐喉音；3个月发出咿呀之声；4个月能发出笑声；7～8个月会发复音，如"妈妈""爸爸"等；1岁时能说出简单的生活用语，如吃、走、拿等；2岁后能简单地交谈；5岁后能用较为完整的语言表达自己的意思。

（四）心理活动的发展

人的心理活动包括感觉、记忆、思维、想象、情绪、性格等众多方面。出生小儿不具有心理现象，但一旦条件反射形成即标志着心理活动发育的开始，且随年龄的增长，一直处在不断的发育过程中。

新生儿已有非条件性的定向反射，如大声说话能引起新生儿停止活动，对饥饿、不舒适、寒冷等表现出不安、哭脸及啼哭等消极情绪；2个月时积极情绪增多，尤其是看到母亲时，表现非常高兴；3个月开始能短暂地集中注意人脸和声音；5～6个月的婴儿能再认母亲和其他亲近的人，但不能重现；1 岁以后才有重现。

幼儿期再认的能力进一步增强，幼儿末期，能再认相隔几十天或几个月的事物，小儿的情感表现日渐丰富和复杂；学龄前期小儿已能有意识地控制自己情感的外部表现，对感兴趣的、能激起强烈情绪体验的事物较易记忆，并保持持久；学龄期儿童由于分析思维能力的发展及学习任务的要求，有意记忆能力增强，记忆的内容拓宽，复杂性增加。5～6 岁后能较好地控制其注意力；11～12 岁后儿童注意力的集中性和稳定性提高，注意的范围也不断扩大。

五、变蒸学说

变蒸学说是我国古代医家用来解释小儿生长发育规律，阐述婴幼儿生长发育期间生理现象的一种学说。变者，变其情智，发其聪明；蒸者，蒸其血脉，长其百骸。小儿生长发育旺盛，其形体、神智都在不断地变异，蒸蒸日上，故称变蒸。变蒸的日数，是由出生之日算起，32 日为一变，64 日再变，变且蒸，即两变一蒸，合 320 日为十变五小蒸。小蒸之后，又 64 日一大蒸，大蒸后，又 64 日复大蒸，复大蒸后，又 128 日再复大蒸，计 256 日三大蒸。至此，小蒸 320 日，大蒸 256 日，共计 576 日，约一岁零七个月，变蒸完毕。小儿在变蒸过程中，不仅其形体不断地成长，其脏腑功能也不断地成熟完善，因而形成了小儿形与神之间的协调发展。

变蒸学说总结出婴幼儿生长发育具有这样一些规律：小儿生长发育在婴幼儿时期最快；婴幼儿生长发育是一个连续不断的变化过程；每经过一定的时间周期，显示出显著的生长发育变化；在小儿周期性生长发育显著变化中，形、神是相应发育、同步发展的；变蒸周期是逐步延长的，显示婴幼儿生长发育随着年龄增长而逐步减慢；一定年龄（576 日）后，不再有变蒸，小儿生长发育趋于平缓。变蒸学说揭示的婴幼儿生长发育规律是符合实际的，对于我们认识小儿的生长发育特点、研究当代儿童的生长发育规律有重要的借鉴价值。

第三节 儿童保健

儿童保健是中医儿科学的重要组成部分，其主要任务是研究儿童各年龄期生长发育的规律及其影响因素，以"治未病"理念为核心，进行合理喂养及调护，增强儿童体质，进行儿科疾病的预防及管理，促进儿童健康成长。

一、胎儿期保健

胎儿在母体之内，完全依靠孕母的气血供养进行生长发育，与孕母健康、营养状况密切相关。胎儿期保健，我国古代称之为"养胎护胎""胎养胎教"，历来认为是儿童保健的第一步，对于后天体质强弱、智力高下、疾病寿夭，有着深远的影响。

1. 预养以培其元 胎儿保健，首先要从择偶婚配开始。近亲之间，血缘相近，不可通婚，否则会使后代体弱而且患遗传性疾病的机会增多。结婚之前，应提倡和普及婚前体检及遗传咨询，查明有无不宜婚育、可能影响后代健康的疾病。男子三八，女子三七，肾气平均，发育成熟，是婚育的合适年龄。通过孕育前男女双方的养身保健，气血阴阳调理，使男女气血充沛，元阴元阳充实，这样才有利于胎儿孕育。

2. 饮食调养 胎儿的生长发育全赖孕母的气血濡养。孕妇脾胃仓廪化源充盛，才能气血充足，涵养胎儿。孕妇的饮食，应当富于营养，易于消化，进食按时、定量。对不同体质之孕妇，可以寒温不同属性之饮食以纠其偏。禁忌过食大冷、大热、甘肥黏腻、辛辣炙煿等食物，以免酿生胎寒、胎热、胎肥等病证。孕妇还应嗜好有节，戒去烟酒。

3. 寒温调摄 妇女怀孕之后，气血聚以养胎，卫气不足，卫外不固，多汗而易于为虚邪贼风所感。怀胎十月，要经历3～4个不同的季节，气候变化很大，孕妇要比常人更加注意寒温的调摄，顺应气温的变化。衣着以宽松为宜，紧衣束身，会妨碍气血流通。孕妇的衣料，以棉织品为优，穿着舒适、透气、吸潮、保暖；不可采用硬挺、不吸潮，甚至可能引起过敏的衣料。

4. 防感外邪 孕期各种感染性疾病，尤其是病毒感染，包括风疹病毒、流感病毒、巨细胞病毒、单纯疱疹病毒、水痘病毒、肝炎病毒等，都可能导致先天性畸形、流产或早产。例如，孕妇妊娠早期感染风疹病毒，可造成小儿先天性白内障、先天性心脏病、耳聋、小头畸形及智力发育障碍等，称为先天性风疹综合征。因此，《备急千金要方·养胎》说："凡受胎三月，逐物变化，禀质未定。"最要注意防感外邪，保养胎儿。

5. 避免外伤 妊娠期间，孕妇要防止各种外伤，以保护自己和胎儿。我国古代的《产集》曾对孕妇提出"十二毋戒示"，包括毋登高、毋作力、毋疾行、毋侧坐、毋曲腰、毋跛倚、毋高处取物等。孕妇要谨防跌扑损伤，要注意保护腹部，避免受到挤压和冲撞；要远离噪声，避免接触放射线。同时妊娠期间要控制房事，节欲保胎。房事不节，易于伤肾而致胎元不固，造成流产、早产，特别是妊娠期前3个月和后1.5个月，应当停止房事。

6. 劳逸结合 孕妇应当动静相兼，劳逸结合，保持经常而适度的活动，才能使全身气血流畅，胎儿得以长养，生产顺利。孕妇不可过劳，不能从事繁重的体力劳动和剧烈的体育运动，以免损伤胎元，引起流产或早产。一般说来，妊娠1～3个月应适当静养，谨防劳伤，以稳固其胎。4～7个月可增加一些活动量，以促进气血流行，适应此期胎儿迅速生长的需要。

7. 调节情志 历代医家总结胎教的经验提出，妇女妊娠期要"调心神，和情性，节嗜欲，庶事清净"，即保持情绪安定，心态平和，可以聆听优雅的音乐，进行健康的娱乐活动，不仅可以陶冶孕妇的情操，更有利于胎儿的孕育成长。孕妇情志过极不仅损害自身的健康，而且因气血逆乱，影响胎儿的正常发育。

8. 谨慎用药 对孕妇用药应当十分审慎，无病不可妄投药物，有病也要谨慎用药，中病即止。对于某些药性峻猛，可能损害胚胎的药物应当列为禁忌。古人提出的妊娠禁忌中药主要分为以下3类：毒性药类，如乌头、附子、南星、野葛、水银、轻粉、铅粉、砒石、硫黄、雄黄、斑蝥、蜈蚣等；破血药类，如水蛭、虻虫、干漆、麝香、瞿麦等；攻逐药类，如巴豆、牵牛子、大戟、芫花、皂荚、藜芦、冬葵子等。这些药物用于孕妇，可能引起中毒，损伤胎儿，造成胚胎早期死亡或致残、致畸等。各种化学合成药物更应慎重应用。

9.定期做好产前检查 特别是对高危产妇需做产前筛查，异常者终止妊娠，减少妊娠合并症，预防流产、早产、异常产的发生。

二、新生儿期保健

小儿初生，乍离母腹，如嫩草之芽，气血未充，脏腑柔弱，胃气始生，阴阳未和，脏腑未实，骨骼未全，对外界环境变化的适应性和调节能力差，抵抗力弱，易患各种疾病，且病情变化快，若稍有疏忽，可致夭折。因而，新生儿期保健，尤其是在出生后1周之内的保健必须高度重视。

1.拭口洁眼 小儿出腹，必须立即做好体表皮肤黏膜的清洁护理。应用消毒纱布探入口内，轻轻拭去小儿口中秽浊污物，包括黏液、羊水、污血及胎粪等，以免小儿啼声一发咽入腹内，甚至呛入气道。同时，要轻轻拭去眼睛、耳朵中的污物。

2.断脐护脐 婴儿出生后需随即结扎脐带，古称断脐。处理时严格消毒，脐带残端要用干法无菌处理，然后用无菌敷料覆盖。断脐后脐部要保持清洁、干燥，让脐带残端在数天后自然脱落。在此期间，注意勿让脐部被污水、尿液及其他脏物所侵，洗澡时勿浸湿脐部，以预防脐风、脐湿、脐疮等疾病。

3.洗浴衣着 初生之时，当用消毒纱布拭去小儿体表的血迹，次日才予洗澡。洗澡水要用开水，待降温至比小儿体温略高时使用。洗浴时轻轻擦拭小儿体表，不要将小儿

没入水中，以免浸湿脐部。洗浴时注意动作轻柔，防止冒受风寒。臀部经常清洗，保持皮肤清洁干燥，防止红臀。

小儿刚出生，必须注意保暖，尤其是对胎怯儿、寒冷季节更需做好保暖。夏季则要防暑降温，环境温度不能过高，以防中暑。

新生儿衣着要适宜，应用柔软、浅色、吸水性强的棉布制作；衣服式样宜简单、容易穿换、宽松而不妨碍肢体活动；不用纽扣、松紧带，以免损伤娇嫩的皮肤。尿布要柔软而且吸水性强，尿布外不可加用塑料或橡皮包裹。

4.生后开乳 生后应早期让小儿吸吮乳房，鼓励母亲按需哺乳。一般足月新生儿吸吮能力较强，吞咽功能基本完善。早期开乳有利于促进母乳分泌，对哺乳成功可起重要作用，又可以使新生儿早期获得乳汁滋养。

5.预防疾病 新生儿娩出后要记录出生时评分、体温、呼吸、心率、体重与身长，注意啼哭、吮乳、睡眠、小便、大便、皮肤等情况，及时发现各种新生儿疾病的早期表现。提倡母婴同室，新生儿室应定期开窗通风，保持室内空气清新。新生儿有专用用具，食具用后要消毒，母亲在哺乳和护理前应洗手。尽量减少亲友探视和亲吻，避免交叉感染。注意防止因包被蒙头过严、哺乳姿势不当、乳房堵塞新生儿口鼻等造成新生儿窒息。要按时接种卡介苗、乙肝疫苗，按要求进行先天性遗传代谢病筛查。

三、婴儿期保健

婴儿期体格生长发育特别迅速，合理喂养尤为重要。婴儿期保健重点，要做好喂养、护养和预防接种等工作。

（一）喂养

婴儿喂养方法分为母乳喂养、人工喂养和混合喂养。

1. 母乳喂养　母乳是婴儿的天然首选食品，为婴儿出生后最初几个月提供了所需的能量和营养素。在婴儿 1 岁前的后半年，母乳也满足了一半或更多的婴儿营养需要，而且在婴儿 2 岁的这一年中，母乳可提供 1/3 的营养。生后 6 个月之内以母乳为食品者（即不喂给婴儿除母乳之外的任何食物或饮料），称为纯母乳喂养。母乳喂养的优点：①满足婴儿的营养需求。母乳中含有适合婴儿消化吸收的各种营养物质，且比例合适。②增强免疫。母乳中含有多种免疫因子，具有增进婴儿免疫力、减少疾病的作用。③喂哺简便。母乳的温度适宜，不易污染，省时、方便、经济。④增进母婴的情感交流。母乳喂养的婴儿频繁地与母亲皮肤接触，接受爱抚，有利于促进婴儿心理与社会适应性的发育；又便于观察小儿变化，随时照料护理。⑤母亲产后哺乳可产生催乳激素，促进子宫收缩而复原；可抑制排卵，有利于计划生育。并且，母乳喂养还能减少乳腺癌、卵巢癌的发病率。

每次哺乳前，应先做好清洁准备，包括给婴儿更换尿布，母亲洗手，清洁乳头。喂哺姿势宜取坐位，身体放松，怀抱婴儿，将小儿头、肩部枕于母亲哺乳侧肘弯部，另一手拇指和其他四指分别放于乳房上、下方，喂哺时将整个乳房托起，使婴儿口含乳头及大部分乳晕而不堵鼻。每次哺乳，尽量让婴儿吸空一侧乳房后再吸另一侧。哺乳完毕后将婴儿抱直，头靠母肩，轻拍其背，使吸乳时吞入胃中的空气排出，可减少溢乳。

哺乳量应由乳母细心观察婴儿的个体需要，以按需喂给为原则。每次哺乳时间 15 ～ 20 分钟，根据各个婴儿的不同情况，适当延长或缩短每次哺乳时间，以吃饱为度。母亲患急慢性传染病，如肝炎、结核病等，重证心、肝、肾脏疾病，或身体过于虚弱者，不宜哺乳。

随着婴儿长大，母乳已不能满足小儿生长发育的需要，同时婴儿的脾胃功能也逐渐适应非流质食物，可予断奶，断奶时间视母婴情况而定。一般从 4 ～ 6 个月开始添加辅食，使婴儿脾胃逐渐适应普通饮食，减少哺乳次数，然后在小儿 10 ～ 12 个月时断奶。若母乳量多者也可适当延期，不可骤断。若正值夏季炎热或小儿患病之时，应适当推迟断奶。

2. 人工喂养　6 个月以内的婴儿由于各种原因不能进行母乳喂养，完全采用配方奶或其他兽乳，如牛乳、羊乳、马乳等喂养婴儿，称为人工喂养。

牛乳是最常用的代乳品，所含蛋白质虽然较多，但以酪蛋白为主，酪蛋白易在胃中形成较大的凝块，不易消化；牛乳中含不饱和脂肪酸少，明显低于人乳，牛乳中乳糖含量亦低于人乳。牛乳与人乳的最大区别是牛乳缺乏各种免疫因子，故牛乳喂养的婴儿患感染性疾病的机会较多。另外，牛乳含矿物质比人乳多 3 ～ 3.5 倍，增加婴儿肾脏的溶质负荷，对婴儿肾脏有潜在的损害。

其他乳类中，羊乳的营养价值与牛乳大致相同，但羊乳中叶酸含量很少，长期喂哺易致巨幼红细胞性贫血；马乳的蛋白质和脂肪含量少，能量亦低，故不宜长期哺用。

由于种类的差异，兽乳所含的营养素不

适合人类的婴儿，故一般人工喂养和婴儿断离母乳时应首选配方奶。

配方奶粉是以牛奶为基础改造的奶制品，可使宏量营养成分尽量接近于人乳，适合于婴儿的消化能力和肾功能，如降低酪蛋白、无机盐的含量等；添加一些重要的营养素，如乳清蛋白、不饱和脂肪酸、乳糖；强化婴儿生长所需的微量营养素，如核苷酸、维生素 A、维生素 D、胡萝卜素和微量元素铁、锌等。使用时按年龄选用和调配。

若无条件选用配方奶而采用兽乳喂养婴儿时，不宜直接使用兽乳，必须进行改造。奶方配制包括稀释、加糖和消毒三个步骤。稀释度与小儿月龄有关，生后不满 2 周采用 2：1 奶（即 2 份牛奶加 1 份水）；以后逐渐过渡到 3：1 或 4：1 奶；满月后即可进行全奶喂养。加糖量为每 100mL 加 5～8g；婴儿每日约需加糖牛奶 110mL/kg，需水每日 150mL/kg。加热煮沸可达到灭菌的要求，且能使奶中的蛋白质变性，使之在胃中不易凝成大块。

3. 混合喂养 因母乳不足，需添喂牛、羊乳或其他代乳品时，称为混合喂养，或称部分母乳喂养。混合喂养的方法有 2 种：补授法与代授法。补授法即每日母乳喂养的次数照常，每次先哺母乳，将乳房吸空，然后再补充一定量代乳品，直到婴儿吃饱。这种喂养方法可因经常吸吮刺激而维持母乳的分泌，因而较代授法为优。代授法是指一日内有一至数次完全用乳品或代乳品代替母乳，称为代授法。使用代授法时，每日母乳哺喂次数最好不少于 3 次，维持夜间喂乳，否则母乳会很快减少。

4. 添加辅食 无论母乳喂养、人工喂养或混合喂养的婴儿，都应按时于一定月龄添加辅助食品。添加辅助食品的原则：由少到多，由稀到稠，由细到粗，由一种到多种，在婴儿健康、消化功能正常时逐步添加。添加辅食的顺序可参照表 3-2。

表 3-2 添加辅食顺序

月龄	食物性状	种类
4～6 个月	泥状食物	菜泥、水果泥、含铁配方米粉、配方奶
7～9 个月	末状食物	稀（软）饭、烂面、菜末、蛋、鱼泥、豆腐、肉末、肝泥、水果
10～12 个月	碎食物	软饭、烂面碎肉、碎菜、蛋、鱼肉、豆制品、水果

（二）护养

1. 起居作息 《万氏家藏育婴秘诀·鞠养以慎其疾四》说："无风频见日，寒暑顺天时。"阳光及新鲜空气是婴儿成长不可缺少的，要坚持带孩子到户外活动，增强小儿体质，增加对疾病的抵抗力。婴儿衣着不可过暖，衣着要宽松，不可紧束而妨碍气血流通，影响发育，要做好婴儿的清洁卫生，勤换衣裤。要有足够的睡眠，要掌握婴儿睡眠时间逐渐缩短的生理特点，在哺乳、戏耍等的安排上，注意逐步形成夜间以睡眠为主、白天以活动为主的作息习惯。

2. 促进感知 婴儿期是感知觉发育的重要时期，视觉、听觉及其分辨能力迅速提高，要结合生活实践，教育、训练他们由近及远认识生活环境，促进感知觉发育，培养他们的观察力。家长应为婴儿提供运动的空间和机会，促进其动作的发展。要对婴儿逐步进行大小便训练。语言的发展是一个连续的有序过程，婴儿要先练习发音，继而感受语言和理解语言，最后才是用语言表达即说话，家长要积极对婴儿进行语言的培养。

3. 避免暴受惊恐 婴儿存在的恐惧心理是成长过程中的正常现象，但过度惊吓对婴儿的发育将形成不良影响。大人的厉声呼喝，东西的大声撞击，甚至是闹市的嘈杂声，都有可能会惊吓到婴儿。受惊吓的婴儿一般哭闹不止、夜睡不安、神情萎靡等。因此，父母需要谨慎注意婴儿生活的环境，尽量避免婴儿受到惊吓。

（三）预防疾病

婴儿时期脏腑娇嫩，卫外不固，从母体获得的免疫力逐渐消失，而自身后天的免疫力尚未产生，易于发生脾胃疾病、肺系疾病和传染病。要定期为婴儿做健康检查和体格测量，进行生长发育监测，以便及早发现问题，采取措施，及时预防、纠正营养不良、肥胖症、营养性缺铁性贫血、维生素 D 缺乏性佝偻病等疾病。注意饮食卫生，降低脾胃病的发病率。要防止意外损伤，如异物吸入、窒息、中毒、跌伤等。婴儿时期对各种传染病都有较高的易感性，必须切实按照规定的计划免疫程序，为 1 岁以内的婴儿完成预防接种的基础免疫。

四、幼儿期保健

1. 饮食调养 幼儿处于以乳食为主转变为以普通饮食为主的时期。此期乳牙逐渐出齐，但咀嚼功能仍差，脾胃功能仍较薄弱，食物宜细、软、烂、碎。食物品种要多样化，以谷类为主，同时进食牛奶、鱼、肉、蛋、豆制品、蔬菜、水果等多种食物，荤素搭配。食物制作方法应多样化，以增进小儿食欲。频繁进食、夜间进食、过多饮水均会影响小儿的食欲。要培养小儿形成良好的饮食习惯，按时进餐，相对定量，进食时不玩耍、不看电视，不多吃零食，不挑食，不偏食。注意训练幼儿正确使用餐具和独立进餐的技能。在保证充足营养供给的同时，又要防止食伤致病。

2. 起居活动 幼儿学走路时要由成人牵着走，防止跌跤，又要为孩子保留一定的自主活动空间，引导孩子的动作发育。幼儿有强烈的好奇心、求知欲和表现欲，喜欢问问题、唱简单的歌谣、翻看故事书、观看动画片等，成人应给予满足，经常与之交谈，鼓励他多说话，促进幼儿的语言发育。结合幼儿的年龄特点，培养其养成良好的生活习惯。《活幼口议·小儿常安》说："四时欲得小儿安，常要一分饥与寒。"这些都是中医有效的育儿经验。

3. 疾病预防 随着小儿年龄增加，户外活动、接触外人的机会增多，容易发生各种急性传染病。要训练其养成良好的卫生习惯，纠正其不良习惯，如吮手、脏手抓食品、坐在地上玩耍等；饭前便后要洗手，腐败污染的食品不能吃，衣被经常换洗。幼儿期肺系疾病、脾系疾病发病率高，要慎起居、调饮食、讲卫生、防外感，减少发病。还要继续按计划免疫程序做好预防接种。幼儿好奇好动，但识别危险的能力差，应注意防止异物吸入、烫伤、触电、外伤、中毒等意外事故的发生。

五、学龄前期保健

学龄前期儿童活动能力较强，智识已开，求知欲旺盛。虽然随着体质增强发病率明显下降，但仍要根据这一时期的特点，做好保健工作。

1.体格锻炼　安排适合该年龄特点的锻炼项目，保证每天有一定时间的户外活动，通过游戏、体育锻炼，以增强小儿体质。

2.适龄教育　学龄前期儿童好学好问，家长与保育人员应因势利导，耐心地回答孩子的提问，尽可能给予解答。要按照该年龄期儿童的智能发育特点，安排适合的教育方法与内容。明代医家万全曾提出了"遇物则教之"的学习方法，《育婴家秘·鞠养以慎其疾四》说："小儿能言，必教之以正言，如鄙俚之言勿语也；能食，则教以恭敬，如亵慢之习勿作也……言语问答，教以诚实，勿使欺妄也；宾客，教以拜揖迎送，勿使退避也；衣服、器用、五谷、六畜之类，遇物则教之，使其知之也；或教以数目，或教以方隅，或教以岁月时日之类。如此，则不但无疾，而知识亦早矣。"

3.疾病预防　这一时期的儿童发病率下降，要利用孩子体质增强的时机，对幼儿期患病未愈的孩子抓紧调治，如对反复呼吸道感染儿童辨证调补，改善体质，减少发病；对哮喘缓解期儿童扶正培本，控制发作；对厌食患儿调节饮食，调脾助运，增进食欲；疳证患儿食治、药治兼施，健脾开胃，促进生长发育等。每年进行 1～2 次体格检查，监测生长发育，筛查与矫治近视、龋齿、缺铁性贫血、寄生虫等。

六、学龄期保健

进入学龄期，儿童已经入学读书，生活规律和要求都发生了较大的变化。学龄期保健的主要任务是保障身心健康，促进儿童的全面发展。

1.全面发展　学龄期儿童处于发育成长的重要阶段，学校和家庭的共同教育是使孩子健康成长的必要条件。家长和教师要言教身教，通过自己的言行举止引导孩子，让孩子沿着正确的培养目标发展，造就道德高尚、有责任感、遵守纪律、团结友爱、自强自重等优良品质。要保证孩子的膳食营养充分而均衡，以满足儿童体格生长、心理和智力发展、紧张学习和运动等需求。进行户外活动和体格锻炼，参加系统的体育活动和一定的劳动。要让孩子生动、活泼、主动地学习，促进其创造性思维的发展。要减轻孩子过重的学习负担，给孩子留下自主学习的空间和必要的活动时间。

2.疾病预防　学龄期儿童发病率进一步降低，但也有这一时期的好发疾病，须注意防治。要注意儿童情绪和行为的变化，避免思想过度紧张，减少精神行为障碍的发生。加强眼睛、口腔保健教育，矫正慢性病灶，端正坐、立、行姿势，养成餐后漱口、早晚刷牙、睡前不进食的习惯，配合眼保健操等锻炼方法，加以防治龋齿、近视等。一些免疫性疾病如哮喘、风湿热、过敏性紫癜、肾病综合征等在这一时期发病率高，要预防和及时治疗各种感染、避开污染环境、避免过敏源，减少发病。进行法制教育，学习交通规则，防范意外事故。

七、青春期保健

青春期是一个特殊时期。青春期肾气充盛，进入第二次生长发育高峰，生理、心理变化大，保健工作也就有其专门的要求。做好青春期保健，对于顺利完成从儿童向成人的过渡，使之身心健康地走向社会，有着重要的意义。

1. 生理保健　青春期体格生长迅速，脑力劳动和体力运动消耗大，必须增加各种营养素的摄入。指导他们选择营养适当的食物和保持良好的饮食习惯，不要多吃营养成分不均衡的流行快餐，女孩不要为了追求体形而偏食、节食。要保证足够的休息和必要的锻炼，劳逸结合，全面发展。

青春期女孩月经来潮，要加强经期卫生指导，如保持生活规律，避免受凉、剧烈运动和重体力劳动，注意会阴部卫生，避免坐浴等。男孩发生遗精，也要教孩子学会正确处理。对于这一时期的好发疾病，如甲状腺肿、痛经、月经不调、结核病、风湿病、意外创伤和事故等，要做好预防和及时检查与治疗。

2. 心理保健　青春期为体格发育的第二个高峰期。不仅体重、身高有较大幅度的增长，而且第二性征逐渐明显。"肾气盛，天癸至"，生殖器官迅速发育，女孩开始有月经，男孩可发生遗精等。因此，应进行正确的性教育，培养良好的性格和道德情感，树立正确的人生观。普及青春期保健知识，包括性生理知识，去除青少年对性的困惑，抵制黄色书刊、录像的不良影响。青春期神经内分泌调节不够稳定，常引起心理、行为、精神方面的不稳定，同时生理方面的不断变化可能造成不安或易于冲动，环境改变接触增多也会带来适应社会的心理问题，产生如自卑、易冲动、冒险，甚至自杀等。要根据其生理、心理、精神方面的特点，加强教育与引导，使之认识自我，正确对待和处理青春期的生理变化。宣传吸烟、酗酒、吸毒及滥用药物的危害。认识社会，适应社会，正确处理好人际关系，增强识别能力，使自己能够顺利地融入社会。

【思考题】

1. 小儿年龄分期有哪几个阶段？各阶段有何特点？

2. 试述小儿体重、身长、牙齿的正常值计算方法及其临床意义。

3. 合理喂养对小儿生长发育有何重要性？小儿喂养通常有哪几种方式？

4. 简述新生儿期的保健重点。

5. 婴儿期添加辅食的具体原则及顺序如何？

第四章

临证概要

第一节　诊法概要

诊法是诊察和收集疾病有关资料的基本方法。与临床其他学科一样，小儿疾病的诊断方法，也用望、闻、问、切诊查手段进行诊断和辨证。由于小儿与成人在体质、形态、生理及病理等方面均有差异，故在四诊的运用上也有别于成人。

一、望诊

儿科望诊，应在光线充足的地方进行，尽量使小儿安静，诊查要全面又有侧重，细心而又敏捷，才能提高诊查的效果。

（一）望神色

望神色是指望小儿的精神起色。神是人体内在活动在外的表现，凡小儿有神则表现为目光炯炯，表情活泼，意识清楚，呼吸调匀，反应敏捷，躯体动作灵活协调；反之则为失神。

1. 正常面色　中国小儿的正常面色为微黄红润而有光泽，新生儿则全身皮肤嫩红，这是气血调和的表现。

2. 五色主病　小儿患病之后面色变化较成人更为敏感，通常按面部青、赤、黄、白、黑五种不同颜色表现来诊病辨证，一般

符合以下规律。

面色青，多见于寒证、痛证、瘀证、惊痫。大凡小儿面呈青色，病情一般较重；面色赤，多为热证；面色黄，多为脾虚证或有湿浊，小儿出生后不久出现的黄疸为胎黄，有生理性与病理性之分；面色白，多为虚证、寒证；面色黑，多为寒证、痛证、瘀证、水饮证。

（二）望形态

望形态就是观察小儿形体的强弱胖瘦、体表肌肤毛发和动静姿态，推断五脏、气血、阴阳的盛衰。

1. 望形体　①凡发育正常、筋骨强健、肌丰肤润、毛发黑泽、姿态活泼者，是胎禀充足，营养良好，属健康表现；若生长迟缓、筋骨软弱、肌瘦形瘠、皮肤干枯、毛发萎黄、囟门逾期不合、姿态呆滞者，为胎禀不足，营养不良，先后天不足的表现，多属病态。②望头囟：头方发稀，囟门宽大，当闭不闭，多见于五迟证；前囟及眼窝凹陷，皮肤干燥，则多见泄泻阴伤液脱。③望躯体：胸廓高耸形如鸡胸，多见佝偻病、哮喘病。④望四肢：肌肉松弛，皮色萎黄，多见于厌食、偏食、反复感冒。⑤望肌肤：腹部膨大，肢体瘦弱，发稀，额上有青筋显现，多见于疳积。⑥望毛发：枯黄，或发竖稀疏，或容易脱落，多见气血亏虚。

2. 望动态　小儿喜俯卧者，为乳食内积；喜蜷卧者，多为腹痛；颈项强直，手指开合，四肢拘急抽搐，角弓反张，是为惊风；若翻滚不安，呼叫哭吵，两手捧腹，多为盘肠气痛所致；端坐喘促，痰鸣哮吼，多为哮喘；咳逆鼻扇，胁肋凹陷如坑，呼吸急促，多为肺炎喘嗽。

（三）审苗窍

苗窍是指口、舌、目、鼻、耳及前后二阴。

1. 察目　黑睛等圆，目睛灵活，目光有神，眼睑张合自如，是为肝肾精血充沛的表现。睑结膜色淡与血虚有关；白睛黄染多为黄疸；目赤肿痛，是风热上攻。眼睑浮肿，是风水相搏；目眶凹陷，啼哭无泪，是阴津大伤。眼睑开合无力，是元气虚惫；寐时睑开不闭，是脾虚之露睛。寤时睑不能闭，是肾虚之睑废。两目呆滞，转动迟钝，是肾精不足；两目直视，瞪目不活，是肝风内动；瞳仁缩小或不等大或散大，对光反射消失，属病情危殆。

2. 察鼻　鼻塞流清涕，为外感风寒；鼻流黄浊涕，为风热客肺；长期鼻流浊涕，气味腥臭，是肺经郁热；晨起或冒风则鼻流清涕、喷嚏连作，常为风痰蕴肺；鼻衄血鲜红，为肺热迫血妄行；鼻孔干燥，为肺热阴伤；鼻翼扇动，伴气急喘促，为肺气郁闭；频繁搐鼻、眨眼、㖞嘴，为肝经风甚。

3. 察口　口唇色红为热；唇色红紫为瘀热互结；唇色淡红，为虚寒；淡白不润为气血亏虚；环口发青为惊风先兆；面颊潮红，唯口唇周围苍白，为丹痧的特征表现之一。

口腔破溃糜烂，多为心脾积热；口腔疱疹红赤，为外感邪毒；口内白屑成片，为鹅口疮；两颊黏膜见针尖大小灰白色小点，周围红晕，为麻疹黏膜斑。

牙齿萌出延迟，为肾气不足；齿龈龋痛，常为胃火上炎；牙龈红肿，为胃热熏蒸。新生儿牙龈上有白色斑块斑点，为马牙，不属病态。

咽红、恶寒、发热是外感之象；咽红、乳蛾肿痛为外感风热或肺胃之火上炎；乳蛾溢脓，是热壅肉腐；乳蛾大而不红，是为肥大，多为瘀热未尽，或气虚不敛。咽痛微红，有灰白色假膜，不易拭去，为白喉之症。咽部红赤甚或腐烂，软腭处可见点状红疹或出血点，称为黏膜内疹，常见于猩红热。

4. 察舌　正常小儿舌象表现为舌体柔软，伸缩自如，舌质淡红，舌苔薄白质润。小儿舌质较成人红嫩，初生儿舌红无苔和哺乳婴儿的乳白苔，属正常舌象。

（1）舌体　舌形胖嫩提示脾气不足；肿大，色泽青紫提示气血瘀滞；舌胀色赤提示心脾热盛；舌起芒刺提示热入营血；舌生裂纹提示阴液耗伤。

（2）舌质　淡白不荣提示气血不足，主虚主寒；色红主热证；红干提示热伤阴津；舌尖红提示上焦温病或心火上炎；舌边红提示肝胆有热；嫩红，伴质干不润者，提示阴虚有热；舌色红绛，提示热入营血、瘀热互结；色深绛，提示血瘀夹热；色紫暗，提示气滞血瘀。

（3）舌苔　苔薄，主正常或病轻浅，如外感初起；厚，则病在里或深重，如食积痰湿；滑润，提示湿滞；舌苔干燥，提示津伤；舌苔黏腻，提示痰湿；见腐垢，提示胃浊；苔白，见于正常或寒湿；苔薄白，见于外感风寒或风热初起；苔白腻，见于痰湿内蕴；苔薄黄，提示风热在表、风寒化热或热邪入里；苔黄腻，见于脾胃湿热或痰热；舌苔色灰质润，见于痰湿内停；舌淡胖，见于脾胃气虚；少苔及花剥如地图，提示胃之气阴不足。

观察舌苔还应注意其动态变化。舌质由淡红转红转绛，为热邪由浅入深；舌苔由白转黄转灰，为热证由轻转重；舌苔由无到有，说明胃气来复；由薄转厚为食积湿滞加重；由厚转薄为食积湿滞渐化。

5. 察耳　耳内疼痛流脓，为肝胆火盛之证；以耳垂为中心的腮部漫肿疼痛，是痄腮（流行性腮腺炎）之表现。

6. 察二阴　男孩阴囊紧致沉着为健康少病之征，而阴囊松弛颜色变浅则可为病态。阴囊水肿，常见于阳虚阴水；阴囊中有物下坠，时大时小，上下可移，为小肠下坠之狐疝。女孩前阴部潮红灼热，常见于湿热下注。婴儿肛门周围潮湿肤红发疹，多因尿布浸渍，称为红臀。肛门脱出肛外，为中气下陷之脱肛；肛门开裂出血，多因燥热便秘。

（四）辨斑疹

斑疹均见于肌肤，是全身性疾患反映于体表的征象，在儿科较为常见。

1. 斑　点大成片，不高出皮肤，压之不褪色者，称之为斑。斑色红艳，摸之不碍手，压之不褪色，见于热毒炽盛，病在营血；斑色淡紫，面色苍白，肢冷脉细，见于气不摄血、血溢脉外。

2. 疹　点小量多，状似针尖，高出皮肤，压之褪色者，称之为疹。疹形细小状如麻粒，潮热3～4天出疹，口腔颊黏膜出现麻疹黏膜斑者，多见于麻疹；皮疹细小，呈浅红色，身热不甚，多见于风疹；肤红如锦，稠布疹点，身热，舌绛如草莓，见于猩红热；丘疹、疱疹、结痂并见，疱疹内有水液色清，见于水痘；疱疹于手掌、足趾、咽部并见者，见于手足口病；斑丘疹大小不一，如云出没，瘙痒难忍，见于荨麻疹。

（五）察二便

母乳喂养儿大便次数较多，粪色金黄，便质稀薄，便中不消化的乳凝块少，气味酸臭；牛乳或羊乳喂养儿的粪便较干，粪色多淡黄，便中不消化的乳凝块偏多。如大便赤白黏冻，为湿热积滞，常见于痢疾；婴幼儿大便呈果酱样，伴阵阵哭闹，多为肠套叠；大便稀薄，夹有白色凝块，为内伤乳食；大便色泽灰白不黄，多为胆道阻滞；大便不下，伴呕吐、腹痛，腹内扪及包块，常为结肠梗阻。大便色淡黄，干硬燥结，为内有实热或燥热伤津；大便稀薄夹泡沫，臭气不甚，为风寒犯肠；大便稀薄，色黄秽臭，为肠腑湿热；大便清稀无臭，为脾气虚而阳失温运；下利清谷，洞泄不止，为脾肾阳虚。

小便清澈量多为寒，包括外感寒邪或阳虚内寒；小便色黄量少为热，包括邪热伤津或阴虚内热。尿色深黄，为湿热内蕴；黄褐如浓茶，见于湿热黄疸。尿色红或镜检红细胞增多为尿血，可由多种病证引起，大体鲜红为血热妄行，淡红为气不摄血，红褐为瘀热内结，暗红为阴虚血热。

（六）察指纹

指纹是指食指桡侧的浅表静脉。婴幼儿皮肤薄嫩，络脉易于显露，故儿科对于3岁以下小儿常以察指纹作为望诊内容之一。指纹分三关，自虎口向指端，第1节为风关，第2节为气关，第3节为命关。看指纹时要将小儿抱于光亮处，若诊患儿右手，医生用左手食指、中指固定患儿腕关节，拇指固定其食指末端，用右手拇指在小儿食指桡侧命关向风关轻轻推几次，使指纹显露。若诊患儿左手，则与上述相反。

正常小儿的指纹大多淡紫隐隐而不显于风关以上。若发生疾病，尤其是危重病证，指纹的浮沉、色泽、部位等可随之发生变化。因而，察指纹对疾病的诊断辨证有一定的参考价值。

陈飞霞《幼幼集成》提出：浮沉分表里、红紫辨寒热、淡滞定虚实，再加上三关测轻重，可作为指纹辨证纲要：①浮沉分表里：浮为指纹显露，主病邪在表；沉为指纹深隐，主病邪在里。②红紫辨寒热：红为红色，即指纹显红色主寒证；紫为紫色，纹显紫色主热证。③淡滞定虚实：淡为推之流畅，主虚证；滞为推之不流畅，复盈缓慢，主实证。④三关测轻重：纹在风关，示病邪初入，病情轻浅；纹达气关，示病邪入里，病情较重；纹达命关，示病邪深入，病情加重；纹达指尖，称透关射甲，如非一向如此，则示病情危笃。

指纹诊法在临床有一定的诊断意义。但若纹证不符时，当"舍纹从证"。病情轻者指纹的变化一般不明显，故也可"舍纹从证"，不必拘泥。

二、闻诊

闻诊是医者运用听觉和嗅觉诊察病情的一种方法，包括听声音和嗅气味两个方面。

（一）听声音

1. 啼哭声 啼哭是婴儿的语言，是生理本能，有属生理表现的，也有身体不适的某种表示，还可是各种病态的表现。小儿啼哭，有声有泪，哭声洪亮，一日数次，属正常。由于饥饿思食、尿布浸湿、包扎过紧等护理不当亦可啼哭不安，故小儿啼哭并非皆为病态。因疾病引起的啼哭常常哭声尖锐，忽缓忽急，时作时止，昼夜不分。

2. 呼吸声 正常小儿呼吸均匀调和。若小儿呼吸气粗有力，多为外感实证，肺蕴痰热；若呼吸急促，喉间哮鸣者，为痰壅气道；呼吸急迫，甚则鼻扇，咳嗽频作者，为肺气郁闭；呼吸窘迫，面青不咳或呛咳，常为异物堵塞气道。闻呼吸除耳闻以外，可借助听诊器。

3. 咳嗽声 咳嗽是肺系疾病的主症之一。干咳无痰或痰少黏稠、不易咳出，多为燥邪犯肺，或肺阴受损；咳声清高，鼻塞声重，多为外感；咳嗽频频，痰稠难咳，不易咳出，喉中痰鸣，多为肺蕴痰热，或肺气闭塞。咳声嘶哑如犬吠状者，常见于白喉、急喉风。夜咳，咳而呕吐，伴鸡鸣样回声者为顿嗽。

（二）嗅气味

嗳腐酸臭多为乳食积滞，口气臭秽多为脾胃积热；口气血腥，多见于齿龈、肺胃出血；脓涕腥臭多为鼻渊；大便酸臭多为伤食；臭味不著，下利清谷，完谷不化，多为脾肾阳虚；小便气味臊臭者属实热，多因湿热下注；吐物酸腐，多因食滞化热；吐物臭秽如粪，多因肠结气阻，秽粪上逆。

三、问诊

儿科问诊对象多是家长、保育员或年长患儿，应注意掌握以下方面。

1. 问年龄 详细询问确切的年龄、月龄或日龄。新生儿应问明出生天数；2岁以内的小儿应问明实足月龄；2岁以上的小儿，应问明实足岁数及月数。

2. 问病情 包括询问疾病的症状及持续时间、病程中的变化、发病的原因及治疗情况等。除主症及伴发症状的询问以外，还应注意患儿的饮食、二便、睡眠情况等。清代陈修园将问诊的主要内容归纳为十问歌，即"一问寒热二问汗，三问头身四问便，五问饮食六胸腹，七聋八渴俱当辨，九问旧病十问因，再兼服药参机变，妇女尤必问经期，迟速闭崩皆可见，再添片语告儿科，天花麻疹全占验"。

3. 问个人史 包括以下几个方面：一是生产史，主要询问胎次、产次，是否足月，顺产或难产，母亲是否有流产史，并要询问接生方式、出生地点、出生情况、孕期母亲的营养和健康状况。二是喂养史，包括喂养方式和辅助食品添加情况，是否已经断奶和断奶的情况。对年长儿还应询问饮食习惯，现在的食物种类和食欲等。三是生长发育史，包括体格生长和智能发育，如坐、立、行、语、齿等出现的时间；囟门闭合的时间；体重、身长增长情况；年长儿应询问一些心理、行为、学习的情况等。四是预防接种史，询问曾接种过的疫苗种类、接种时间、有无不良反应等。其他方面还应询问病儿既往患病史、家族史等。

四、切诊

切诊包括脉诊和按诊两个方面，是诊断儿科疾病的重要手段。

（一）脉诊

小儿脉诊与成人脉诊不同：①脉诊方法：3岁以下小儿因其寸口部位较短不能容纳成人三指，故一般不切脉，而以指纹诊法代替，采用一指定三关的方法，医者用食指或拇指同时按压寸、关、尺三部，再根据指力轻、中、重的不同，取浮、中、沉，来体会小儿脉象的变化。②小儿平脉次数，因年龄不同而不同，年龄越小，脉搏越快，注意有无情绪影响脉象变化。③小儿病脉主要以浮、沉、迟、数、无力、有力六种基本脉象为纲，以辨疾病的表里、寒热、虚实。④对脉诊的临床意义要根据不同年龄的不同情况区别对待，当"脉证不符"时，可"舍脉从证"。

（二）按诊

1. 按头囟 小儿囟门逾期不闭或颅骨按之不坚而有弹性感者，为肾气不足，发育欠佳的表现，常见于佝偻病等；囟门下陷成坑者为囟陷，多因严重吐泻、亡津液所致；囟门隆凸，按之紧张，为囟填，多为风火痰热上攻，肝火上亢，热盛生风。颅骨开解，头缝四破，头大额缩，囟门宽大者为解颅，多属先天肾气不足，或后天髓热膨胀之故。

2. 按颈腋 正常小儿在颈项、腋下部位可触及少许绿豆大小之臀核（淋巴结），活动，不硬，不痛，不属病态。若臀核增大，质坚成串，推之不移，按之疼痛，或肿大灼热，为痰热毒结；若仅见增大，按之不痛，质坚成串，则为瘰疬。耳下腮部肿胀疼痛，咀嚼障碍者是痄腮。

3. 按胸腹 胸骨高突，按之不痛为"鸡胸"；脊背高突，弯曲隆起，按之不痛为"龟背"。左侧前胸心尖搏动处古称"虚里"，是宗气会聚之所。若搏动太强而节律不匀者，是宗气外泄，病情严重；若动而微弱，触之不甚明显者，为宗气内虚；若搏动过速，伴喘促鼻扇者，为宗气不继，病情危重。胸胁触及串珠，两肋外翻，可见于佝偻病。若右上腹胁肋下触及痞块，或按之疼痛，为肝大；左上腹胁肋下触及有痞块，为脾大，多为气滞血瘀之证。小儿腹部柔软温和，按之不痛为正常。腹痛喜按，按之痛减者为虚痛；腹痛喜热敷为寒痛；腹痛拒按，按之胀痛加剧为里实腹痛。剑突下疼痛多属胃脘痛。儿多啼哭，肚脐外突，按之有声者是脐突；脐周疼痛，按之痛减，并可触及条索状包块者，多为蛔虫症；腹胀形瘦，腹部青筋显露，多为疳证；腹部胀满，叩之如鼓者为气胀；叩之音浊，按之有液体波动之感，多为腹水；右下腹按之疼痛，兼发热，右下肢拘急者多属肠痈。

4. 按四肢　平时手足冷者多属阳虚；手足心热者多属阴虚内热或内伤乳食；手背全身俱热者多属外感表证；高热时四肢厥冷为热深厥深；四肢厥冷，面白唇淡者，多属虚寒；四肢厥冷，唇舌红赤者，多是真热假寒之象。

5. 按皮肤　肤冷汗多为阳气不足；肤热无汗为热闭于内；肤热汗出，为热蒸于外；皮肤干燥，失去弹性，为吐泻伤津耗液之证。肌肤肿胀，按之随手而起，属水肿；肌肤肿胀为阳水，按之凹陷难起，属阴水。

要根据年龄特点判断按诊所得资料的临床意义。如小儿年龄小，按诊时若啼哭不止，获取的体征不准确，应加以识别。

第二节　辨证概要

儿科辨证的主要方法有八纲辨证、脏腑辨证、卫气营血辨证、三焦辨证、六经辨证、气血津液辨证、病因辨证。儿科的辨证，虽方法和内容与其他学科一致，但在具体运用上仍有其特点。

一、辨证特点

由于小儿的生理、病理特点，其患病后"易寒易热""易虚易实"，寒热的转化与虚实的变化极易发生。因此，必须根据小儿病情变化，及时准确灵活辨证，采取相应的施治方法。在儿科疾病的辨证中，应从错综复杂的病情中找出主证和兼证，在治疗时应以解决主证为主，兼顾兼证，同时要注意二者之间的相互转化。由于小儿疾病多来势急、变化快，病情多寒热虚实错综复杂，辨证与辨病结合显得尤为重要，既可把握疾病的发展规律，注意不同疾病的不同特点，又能考虑到患儿的个体差异，并注意到不同疾病在某些阶段所表现的共同证候。辨证与辨病相结合，是目前中医儿科临床最常用的诊断方法。

二、辨证概要

儿科常用的辨证方法有八纲辨证、脏腑辨证、卫气营血辨证、气血津液辨证、病因辨证。

（一）八纲辨证

由于小儿病理上易虚易实、易寒易热，证情往往错综不清，不易分辨，再加上"四诊"不全，供辨识的主、客观症状和体征不多，故在八纲辨证时一般首先分清寒热，危急重证当辨识虚、实。寒热之辨，主要从唇、舌、咽部颜色及二便的变化来分。虚实之辨，多注意了解病情的缓急、病程的久暂、神色变化、体温、脉搏、呼吸、血压、哭声、先后天情况等。

（二）脏腑辨证

脏腑辨证以五脏、六腑、奇恒之腑的生理功能、病理特点为临床分析辨证的依据，对四诊所获得的临床资料进行综合分析，以判断疾病的病因病机，辨清病变的部位及性质，最终再落实到脏腑上来。因此，脏腑辨证是儿科最为重要的辨证方法之一。

1. 肺与大肠病辨证 肺主气，司呼吸，主宣发肃降，外合皮毛，通调水道，朝百脉而开窍于鼻，与手阳明大肠经互为表里。《小儿药证直诀·五脏所主》曰："肺主喘。实则闷乱喘促，有饮水者，有不饮水者；虚则哽气，长出气。"肺与大肠病变，常表现为呼吸功能失常，肺气宣肃不利，通调水道失职，大肠传导失司等，出现发热、恶风、喷嚏、鼻塞、鼻扇、流涕、咳嗽、气喘、气紧、气急、痰鸣、咳痰、喉痛、小便不利、大便秘结、泄泻、脱肛等症。

小儿由于肺脏娇嫩，肺系病证多而且易于传变，致危重证候多或缠绵难愈。同时由于小儿体属纯阳、稚阴稚阳，故临床小儿肺系病证表现为热证多、兼证多、变证多、易伤阴液。

2. 脾与胃病辨证 脾与胃互为表里，位于中焦，为仓廪之官，乃水谷之所聚。脾主运化，主统血，主肌肉及四肢，开窍于口，其华在唇。脾主升清，胃主降浊，脾喜燥恶湿，胃喜润恶燥，脾胃为后天之本、气血生化之源，人体气机升降的枢纽。《小儿药证直诀·五脏所主》曰："脾主困，实则困睡，身热，饮水；虚则吐泻，生风。"脾胃病变，常表现为水谷受纳运化失常，生化无源，气

血亏虚，气机升降失常，水湿滞留，痰浊内生，乳食积滞，血失统摄等，出现唇红、唇裂、唇肿、唇缩、口疮、牙龈赤肿或溃烂、食欲不振、恶心呕吐、腹痛、腹胀、嗳气、便秘、泄泻、痰涎壅盛、衄血、紫癜、面色萎黄、困倦多睡、肌肤浮肿、口角流涎、肌肉瘦削、睡卧露睛等。

小儿脾常不足，胃小且弱，易为饮食所伤，而出现脾胃病证。常见证型有脾运失健、脾胃积热、湿困脾土（湿困中焦）、食积胃脘、胃阴不足、脾气虚弱、脾阳不足等。

3. 心与小肠病辨证 心为五脏六腑之大主，主神志，主血脉，其华在面，开窍于舌，在液为汗，与小肠相表里。心为君主之官，属阳主火，具有推动血液在全身脉道中运行及主宰人的精神、意识、思维活动的功能。心位于胸中，心包围护其外。《小儿药证直诀·五脏所主》说："心主惊。实则叫哭发热，饮水而摇；虚则卧而悸动不安。"心与小肠病变，常表现为血脉运行异常、神志异常、舌部疾患及汗液、脉搏、小便的变化等症状，如神昏、谵语、烦躁、多梦、惊惕、行为失常、神识失聪、面色红赤、小便赤涩、舌烂、吐舌、弄舌、唇舌爪甲青紫、五心烦热、出血、紫癜、汗多等。

小儿"心常有余"，受病之后易出现心火上炎、邪陷心包、痰火扰心、心气阴两虚、心阳虚衰、心脉瘀阻等。

4. 肝与胆病辨证 肝居于胁里，藏血，主疏泄，主筋，其华在爪，开窍于目，与胆相表里，对全身气机通畅、精神情志的正常活动、血液的正常运行及脾胃的正常纳运均有非常密切的关系。肝喜条达恶抑郁，《小

儿药证直诀·五脏所主》说："肝主风。实则目直，大叫，呵欠，项急，顿闷；虚则咬牙，多欠气。热则外生气，湿则内生气。"肝胆病变常表现为疏泄功能失常，肝不藏血，阴血亏虚，筋脉失养，目失涵养，以及部分纳食、消化、吸收异常等，出现目赤、直视、窜视、头痛、眩晕、强直、抽搐、角弓反张、口眼歪斜、口苦、吐酸、寒热往来、胁痛、黄疸、咬牙、善怒、失眠多梦、筋脉拘急、屈伸不利、爪甲不荣、偏坠、囊缩、囊肿、小腹疼痛等。

小儿"肝常有余"，故肝与胆病证多见肝胆湿热、肝热风动、肝阴不足等证。

5. 肾与膀胱病辨证　肾位于腰部，腰为肾之府。肾为先天之本，主藏精，主水，纳气，主骨，生髓，其华在发，开窍于耳及前后二阴，与膀胱相为表里，对人体水液代谢、生长发育均起着重要的作用。肾与膀胱病变，常表现为藏精、主水、纳气等功能失常，生长发育障碍，生殖功能、水液代谢、脑、髓、骨、听觉异常等，出现五迟、五软、解颅、鸡胸、龟背、小便淋沥、遗尿、水肿、小便短赤、小便清长、耳鸣、耳聋、牙齿不生、发枯不润、喘息日久等。

《小儿药证直诀·五脏所主》说："肾主虚，无实也，唯疮疹，肾实则变黑陷。"小儿肾常不足，加之有先天禀赋不足者，故临床小儿肾脏证候，以虚证为主，如肾气虚、肾阳虚、肾阴虚证；虚实夹杂占少数；膀胱病变则以湿热证多见。

（三）卫气营血辨证

卫气营血辨证适用于多种温病，是小儿温病病机辨证的基本方法。

（四）气血津液辨证

气血津液辨证是八纲辨证在气血津液不同层面的深化和具体化，也是对病因辨证的不可或缺的补充，常与脏腑辨证结合应用。

（五）病因辨证

中医学病因的内容，除外邪致病的六淫（风、寒、暑、湿、燥、火）、疫疠，内伤致病的七情（喜、怒、忧、思、悲、恐、惊）、饮食不节、劳倦过度等因素以外，还包括疾病过程中的病理产物如痰饮、瘀血、积滞等。对儿科亦有重要的意义。

其他辨证方法还有三焦辨证、六经辨证等。

以上各种辨证方法都是建立在中医学阴阳、藏象、气血精津、病因病机等基础理论上。善于灵活运用这些辨证方法，相互补充，融会贯通，辨证更加完善准确，临床疗效才会不断提高。

第三节　治疗概要

治疗是辨证论治的关键环节，中医具有多种治疗方法和手段，应结合儿科特点，灵活运用，提高临床疗效。

一、儿科治疗用药特点

（一）治疗更要及时、正确

小儿"病之来也，势如奔马；其传变也，急如掣电"。病情的好转与加剧多在转瞬之间，故把握病机，及时地治疗用药尤为重要。"小儿脏气清灵，随拨随应"的关键在于诊断明确、辨证准确、治疗用药正确，故用药能否正确关系着病情的进退。

（二）药物选择须审慎

审慎治疗首先是注意药物的选择，由于"其用药也，稍呆则滞，稍重则伤，稍不对证，则莫知其乡，捉风捕影，转救转剧，转去转远"，故其用药尤须审慎，特别是新生儿、婴幼儿。疾病的发生是由"阴阳失衡"所致，小儿疾病的阴阳失衡与小儿体质阴阳特点密切相关。药物有寒、热、温、凉之分，用之不慎可造成新的阴阳失衡致生他疾。在同类药物中要尽量选择适宜小儿体质特点的药物，凡大辛、大热、大苦、大寒、有毒、重镇、攻伐、峻下之品，应审慎使用，注意剂量和使用的时机和法度，"中病即止"或"衰其大半而止"。

（三）处方精准，药量适度

小儿脏气清灵，随拨随应，其处方用药应轻巧灵活，尽量避免治疗目的不明确、杂乱堆积药物的大处方，药物尤其是性味猛烈的药味，应严格掌握其用量。小儿中药剂量常随年龄大小、个体差异、病情轻重、方剂组合、药味多少及药味本身的性味、质地轻重、毒性大小来确定，并可结合医者临床用药经验使用，一般应在《中华人民共和国药典》规定的剂量范围内。用药要适当，剂量要准确。

（四）重视给药途径和药物剂型的选择

儿科用药一般以内服汤剂为主，但汤剂有服用不便及"缓不济急"的不足，对婴儿可用口服液或糖浆剂。丸剂、片剂在不能吞服时，可研碎，加水服用。颗粒剂和浸膏剂可用温开水溶解稀释后服用。为了避免服药困难，可用栓剂或通过直肠给药。病情需要时可用注射剂注射给药，作用迅速，是儿科比较理想的一种给药方法，但要严格掌握其剂量、适应证、禁忌证，防止发生不良反应。

（五）汤剂的煎服方法

儿科应用汤剂需对用药总量加以控制。以成人量对照，新生儿可用 1/6 量，婴儿用 1/3 量，幼儿及幼童用 1/2 ～ 2/3 量，学龄儿童接近成人量。儿童用药量的控制可根据病情需要和临床经验，分别通过精简药味或减少单味药用量来实现。煎熬时要分清处方中是否有先煎、后下、包煎、另煎的药物，煎熬前要用干净水浸泡药物，煎熬时间根据处方作用决定。煎出的药量：新生儿 30 ～ 50mL，婴儿 60 ～ 100mL，幼儿及幼童 150 ～ 200mL，学龄儿童 200 ～ 300mL。煎出的药液，根据病情分 3 ～ 5 次服用，注意尽量不要强行灌服。

（六）合理运用药物的内服与外治

根据病情需要，正确选用药物的内服与外治。中医治法中有许多的药物外治法，应大力提倡应用，如熏洗法、涂敷法、热熨法、敷贴法等。内治与外治相结合，容易取得较快或较好的疗效，如小儿泄泻在内服方药治疗的同时，另用药物敷脐止泻；痄腮在用清瘟解毒消肿散结的中药内服的同时，另用如意金黄散醋调外敷腮肿局部，可促进痄腮早日痊愈。

总之，儿科疾病，无论采用内治法、外治法或其他治法，必须因病、因时、因地制宜，不可偏废。

二、常用内治法

在审明病因、分析病机、明确诊断、辨清证候之后，应针对性地选择一定的治疗方法，其中"汗、吐、下、和、温、清、补、消"是中医学最基本的治法。根据儿科自身特点，按照八法原则，常组合成以下12种治法，这些治法既常单独使用，也常联合运用。

（一）疏风解表法

疏风解表法主要适用于外邪侵袭肌表所致的表证。由于外邪郁闭肌表，开阖失司，出现发热、恶风、汗出或无汗等症，可用疏散风邪的药物，使郁于肌表的邪气从汗而解。临床上有辛温、辛凉之分，代表方如杏苏散、银翘散等。

（二）止咳平喘法

止咳平喘法主要适用于邪郁肺经，痰阻肺络所致的咳喘。寒痰内伏可用温肺散寒、化痰平喘的方药，如小青龙汤、射干麻黄汤等；痰热内蕴可用清热化痰、宣肺平喘的方药，如定喘汤、麻杏石甘汤等；咳喘久病，每易由肺及肾，出现肾虚的证候，此时在止咳平喘的方剂中，可加入温肾纳气的药物，如参蛤散等。

（三）清热解毒法

清热解毒法主要适用于热毒炽盛的实热证，如温热病、湿热病、斑疹、血证、丹毒、疮痈等，其中又可分为甘凉清热、苦寒清热、苦泄降热、咸寒清热等，应按邪热在表、在里，属气、属血，入脏、入腑等，分别选方用药。

病邪由表入里而表邪未尽解者，可用栀子豉汤、葛根黄芩黄连汤等清热解毒透邪；证属阳明里热者，可用白虎汤清热生津；湿热化火或湿热留恋，可用白头翁汤、茵陈蒿汤、甘露消毒丹等清热化湿；温热之邪入于营血，发为神昏、斑疹、血证，可用清营汤、犀角地黄汤、神犀丹等清热解毒凉血；

出现丹毒、疮痈疔疖等火毒炽盛者，可用黄连解毒汤、五味消毒饮等清火解毒；肝胆火旺时，可用龙胆泻肝汤等清肝泻火。

（四）凉血止血法

凉血止血法主要适用于诸种出血的证候，如鼻衄、齿衄、尿血、便血、紫癜等。常用方剂如犀角地黄汤、玉女煎、小蓟饮子、槐花散等，单味参三七、白及、仙鹤草，以及成药云南白药等，也有较好的止血作用。小儿血证常由血热妄行、血不循经引起，用清热凉血法治疗居多；但是，气不摄血、脾不统血、阴虚火旺等其他原因引起的出血临床也不少见，可在补气、健脾、养阴等法的基础上配伍本法进行治疗。

（五）安蛔驱虫法

安蛔驱虫法主要适用于小儿肠道虫证，如蛔虫、蛲虫等。其中尤其以蛔虫病变化多端，可合并蛔厥（胆道蛔虫症）、虫瘕（蛔虫性肠梗阻）等。发生这些情况时，当先安蛔缓痛为主，方用乌梅丸等，待病势缓和后，再予驱虫。常用驱蛔方剂，有追虫丸、下虫丸等。驱蛔虫有效中药有使君子、苦楝皮等；驱姜片虫有槟榔等；驱蛲虫有大黄与使君子同用，配合百部煎剂灌肠等方法。

（六）消食导滞法

《幼幼集成》说："消者散其积也，导者行其气也。"本法主要适用于小儿乳食不节，停滞不化之证，如积滞、伤食吐泻、疳证等。小儿脾胃薄弱，若饮食不节，恣食无度，则脾胃纳运失常，轻则呕吐泄泻、厌食腹痛；重则为积为疳，影响生长发育。常用方药如保和丸、消乳丸、鸡内金粉、枳实导滞丸等。在消食导滞药物中，麦芽擅消乳积，山楂能消肉食积，神曲擅化谷食积，莱菔子擅消麦面之积，鸡内金则能消各种食积，还有开胃作用。

（七）镇惊开窍法

镇惊开窍法主要适用于小儿惊风、癫痫等病证。小儿热病最多，且热邪易炽，引动肝风；或灼津炼液，生痰阻络，窍道不通，可出现惊风等病证。其主方药如紫雪丹、至宝丹、安宫牛黄丸、苏合香丸、羚角钩藤汤等。

（八）利水消肿法

"治湿不利小便，非其治也"。本法主要适用于水湿停聚，小便短少而水肿的患儿。若为湿邪内蕴，脾失健运，水湿泛于肌肤者，则为阳水；若脾肾阳虚，不能化气行水，水湿内聚为肿，则为阴水。阳水可用麻黄连翘赤小豆汤、五苓散、五皮饮、越婢加术汤等；阴水可用防己黄芪汤、实脾饮、真武汤等。此外，车前子、荠菜花、玉米须等也有较好的消肿利尿作用。

（九）健脾益气法

健脾益气法主要适用于脾胃虚弱、气血不足的小儿，如泄泻、疳证及病后体虚等，常用参苓白术散、七味白术散、异功散、补中益气汤等方；单味怀山药粉调服，有良好的健脾止泻作用。气虚与脾虚关系密切，治气虚时多从健脾着手，健脾时多借助益气，故两者常配合运用。鉴于脾虚气弱小儿运化失职，常出现食欲不振、消化不良，故健脾益气方药中可酌情佐以砂仁、藿香、陈皮、山楂、神曲、鸡内金等理气消导之品。

（十）培元补肾法

培元补肾法主要适用于小儿胎禀不足，肾气虚弱及肾不纳气之证，如解颅、五迟、五软、遗尿、哮喘等，常用方剂如六味地黄丸、肾气丸、桑螵蛸散、参蛤散等。小儿时期常见肝肾同病、脾肾同病或肺肾同病，治疗时应配合养肝、健脾、补肺之品。

（十一）活血化瘀法

活血化瘀法主要适用于各种血瘀之证，如肺炎喘嗽、哮喘口唇青紫、肌肤有瘀斑瘀点，以及腹痛如针刺、痛有定处、按之有痞块等，常用桃红四物汤、血府逐瘀汤、少腹逐瘀汤、桃仁承气汤等方。基于"气为血之帅，气行则血行"的原则，活血化瘀方中常辅以行气的药物。

（十二）回阳救逆法

回阳救逆法主要适用于小儿元阳虚衰欲脱之危重证候，临床可见面色苍白、神疲肢厥、冷汗淋漓、气息奄奄、脉微欲绝等，此时必须用峻补阳气的方药加以救治，常用方剂如四逆汤、参附龙牡救逆汤等。

三、常用外治法

外治法泛指除内服药物之外，施用于体表皮肤（黏膜）或从体外进行治疗的方法。由于小儿多不愿服药或喂服困难，害怕打针，故外治法易为小儿接受。加之小儿肌肤柔嫩，脏气清灵，外治法应用得当，效果尤为显著。临床可以单用或与内治法配合应用，治疗小儿常见病、多发病，目前主要使用一些药物进行敷、贴、熏、洗、吹、点、灌、嗅等。

1. 熏洗法　是利用中药的药液及蒸气熏洗人体外表的一种治法。例如，夏日高热无汗可用香薷煎汤熏洗，发汗退热；麻疹发疹初期，为助透疹，用麻黄、浮萍、芫荽子、西河柳煎汤后，加黄酒搽洗头部和四肢，并将药液放在室内煮沸，使空气湿润，体表亦能接触药气。

2. 涂敷法　是将新鲜的中草药捣烂，或用药物研末加入水或醋调匀后，涂敷于体表的一种外治法。例如，用鲜马齿苋、仙人掌、青黛、金黄散、紫金锭等，任选1种，调敷于腮部，治疗流行性腮腺炎。用吴茱萸粉3份、胆南星粉1份，用米醋调成膏状涂敷于足底涌泉穴，治疗滞颐。

3. 罨包法　是将药物置于皮肤局部，并加以包扎的一种外治法。例如，用皮硝包扎于脐部以消食积；用五倍子粉加食醋调填入脐内再包扎，治疗盗汗等。

4. 热熨法　是将药物炒热后，用布包裹以熨肌表的一种外治法。例如，炒热食盐熨腹部，治疗腹痛；用生葱、食盐炒热，熨脐周围及少腹，治疗癃闭等。

5. 敷贴法　是将药物制成软膏、药饼，或研粉撒于普通膏药上，敷贴于局部的一种外治法。例如，用丁香、肉桂等药粉，撒于普通膏药上贴于脐部，治疗寒证泄泻。再如，在夏季三伏天，用延胡索、白芥子、甘遂、细辛研末，以生姜汁调成药饼，敷于肺俞、膏肓、百劳穴上，治疗哮喘等。

6. 擦拭法　是用药液或药末擦拭局部的一种外治法。例如，冰硼散擦拭口腔，或用淡盐水、银花甘草水拭洗口腔，治疗鹅口疮、口疮等。

7. 药袋疗法　是将药物研成粉末装入袋内，给小儿佩戴在胸前、腹部或枕头的一种外治法。药物常选用山柰、苍术、白芷、砂仁、丁香、肉桂、甘松、豆蔻、沉香、檀香、艾叶等芳香药物，根据病情，选药配方，制成香袋、肚兜、香枕等。药袋经常使用，具有辟秽解毒、增进食欲、防病治病的作用。

四、其他

（一）推拿疗法

小儿推拿古称小儿按摩，是专以手法治疗小儿疾病的一种方法，有促进气血循行、经络通畅、神气安定、脏腑调和的作用，能达到驱邪治病的目的。儿科临床常用于学龄前小儿发热、便秘、泄泻、腹痛、厌食、斜颈、痿证等疾病。年龄越小，效果越好。其手法应轻快柔和，取穴和操作方法与成人有所不同，常用推、拿、揉、运、掐等手法，常取上肢的六腑、天河水、三关，掌部的大肠、脾土、板门，下肢的足三里、三阴交，背部的大椎、脾俞、肾俞、大肠俞、七节、龟尾，腹部的脐中、天枢、丹田、气海等穴。

捏脊疗法是儿科常用的一种推拿方法，此法通过对督脉和膀胱经的按摩，调和阴阳，疏理经络，行气活血，恢复脏腑功能以防治疾病。具体操作方法：患儿俯卧，一法是医者两手半握拳，双手两食指抵于背脊上，再以两手拇指伸向食指前方，合力夹住肌肉提起，而后，食指向前，拇指向后退，做翻卷动作，两手同时向前移动；另一法是医者用双手拇指与食指、中指、无名指相对，做捏物状手形，自腰骶开始，沿脊柱两侧捏起皮肤，不断向上捏至大椎穴止。如此反复3～5次，捏到第3次后，每捏3把，将皮肤提起1次。每日1次，6日为1个疗程。对有脊背皮肤感染、紫癜等疾病的患儿禁用此法。

（二）针灸疗法

针灸疗法包括针法与灸法。儿科针灸疗

法常用于治疗遗尿、哮喘、泄泻、惊风、痹证、乙脑后遗症等病证。小儿针灸所用的经穴基本与成人相同。但是，由于小儿接受针刺的依从性较差，故一般采用浅刺、速刺的针法，又常用腕踝针、耳针、激光穴位照射治疗；小儿灸法常用艾条间接灸法，与皮肤有适当距离，以皮肤微热微红为宜，并要注意防止皮肤灼伤。

刺四缝疗法是儿科针法中常用的一种。四缝是经外奇穴，位置在食指、中指、无名指及小指四指中节横纹中点，是手三阴经所经过之处。针刺四缝可以清热除烦、通畅百脉、调和脏腑，常用于治疗小儿厌食、疳证。具体操作方法：皮肤局部消毒后，用三棱针刺约1分深，刺后用手挤出黄白色黏液少许。

（三）拔罐疗法

拔罐疗法是运用罐具，造成罐内负压，使之吸附于患处或穴位上，产生局部充血，从而达到治疗病证的一种治法，有促进气血流畅、营卫运行、祛风散寒、舒筋止痛等作用，常用于肺炎喘嗽、哮喘、腹痛、遗尿等疾病。儿科拔罐采用口径较小的竹罐或玻璃罐，留罐时间要短，取罐时注意先以拇指或食指按压罐边皮肤，使空气进入罐内，火罐自行脱落，不可垂直用力硬拔。现也常用橡胶或塑料罐具，使用时，只需用力将罐挤压排气（挤压程度随所需吸力大小而定），再将罐口紧扣在所选部位，放松挤压，罐即吸住局部皮肤；起罐时，再次挤压罐具，罐内负压消失则自行脱落。对高热惊风、水肿、出血、严重消瘦、皮肤过敏、皮肤感染的小儿，不可使用此法。

（四）饮食疗法

饮食疗法，简称"食疗"，是在中医理论指导下，运用食物的性味和所含成分，作用于有关脏腑，以调节机体功能、防治疾病、养生康复的一种方法。

中医饮食疗法主要有两大类：一类是单独用食物，凡米、面、果、菜、禽、畜、蛋、鱼等皆可用作食疗，如生姜红糖茶能够解表散寒，治疗小儿风寒感冒；苹果泥能止泻，治疗小儿泄泻；萝卜粥能祛痰止咳、降气宽中、消食行滞，可治疗小儿咳嗽、食积；羊肝能养血补肝明目，可治疗小儿雀盲等。另一类是食物加药物，经过加工制成食疗食品，如八珍糕能健脾助运，可治疗小儿厌食、疳证；马齿苋粥能清肠利湿止泻，可治疗小儿脾虚夹湿泄泻；金银花露能清热解毒，治疗小儿暑热痱子；雪梨膏能润肺止咳，治疗小儿肺燥咳嗽。在后一类食疗中的药物，常选择那些既是食品又是药品的品种，如甘草、乌梅、陈皮、砂仁、酸枣仁、决明子、莱菔子、青果、罗汉果、白果、香橼、肉豆蔻、肉桂、菊花、薄荷、藿香、茯苓、鸡内金、马齿苋等。食物加药物的食疗，一般不宜给正常的小儿服用，更不可长期服用。

饮食疗法要根据小儿特点，因人而异，辨证施用，择食调养，同时要注意饮食禁忌。饮食疗法中小儿常用的饮食种类有粥、汤、饮、汁、羹、露、茶、糕、饼、膏、糖等，其中尤以粥类用途最广。饮食疗法用途虽广，但作用比较平和，临床上一般只作为主要治疗方法之外的一种辅助疗法。

【思考题】

1. 如何理解小儿"察指纹"的概念?

2. 儿童治疗用药特点及汤剂的用量是什么?

3. 小儿捏脊疗法的作用、操作及注意点有哪些?

中医儿科学临床

第五章

新生儿疾病

第一节　新生儿黄疸

新生儿黄疸为新生儿期最常见的临床表现之一，是因胆红素在体内积聚而引起的皮肤黏膜或其他器官的黄染。当血中未结合胆红素过高时，可引起胆红素脑病（核黄疸），多留有神经系统后遗症，严重者可导致死亡。新生儿黄疸分为生理性黄疸与病理性黄疸，属中医学"胎黄""胎疸"范畴。

一、病因病机

本病病因主要为胎禀湿蕴，感受湿热，寒湿阻滞，气滞血瘀。病机是湿邪或湿热之邪蕴结，肝失疏泄，胆汁外溢，发为胎黄。病位在肝、胆、脾、胃。

孕母素体湿盛或内蕴湿热之毒，遗于胎儿，或因产时、出生之后，婴儿感受湿热邪毒，蕴结脾胃，熏蒸肝胆，疏泄失权，胆汁不循常道而外溢肌肤，则身目鲜黄如橘皮。若小儿先天禀赋不足，脾阳虚弱，湿浊内生，或产时生后为湿邪所侵，湿从寒化，可致寒湿阻滞中阳，气机不畅，肝胆疏泄失职，胆汁外溢而致面目肌肤发黄，色晦暗不泽。若小儿先天缺陷，胆道阻塞，脉络阻滞，或胎黄日久，气血郁阻，络脉瘀积而发黄。

二、诊断

（一）诊断要点

1. 生理性黄疸　①一般情况良好。②足月儿生后 2～3 天出现黄疸，4～5 天达高峰，5～7 天消退，最迟不超过 2 周；早产儿黄疸多于生后 3～5 天出现，5～7 天达高峰，7～9 天消退，最长可延迟到 3～4 周。③血清胆红素足月儿 < 221μmol/L，早产儿 < 257μmol/L。符合以上 3 项，并排除病理性黄疸后方可确定为生理性黄疸。

2. 病理性黄疸　①生后 24 小时内出现黄疸。②血清胆红素足月儿 > 221μmol/L，早产儿 > 257μmol/L，或每日上升超过 85μmol/L。③黄疸持续时间足月儿 > 2 周，早产儿 > 4 周。④黄疸退而复现。⑤血清结合胆红素 > 34μmol/L。具备上述任何一项者均可诊断为病理性黄疸。

（二）鉴别诊断

本病主要对导致病理性黄疸的发病原因进行鉴别，常见的有新生儿肝炎、新生儿败血症、新生儿溶血病、胆道阻塞、母乳性黄疸、葡萄糖 -6- 磷酸脱氢酶（G-6-PD）缺陷等。由于新生儿黄疸产生原因较多且发病机制复杂，需详细询问病史、全面体格检查和必要的影像学、实验室检查以明确病因。

三、辨证论治

（一）辨证思路

本病的辨证，先辨阴阳属性，次辨轻重虚实。黄疸色泽鲜明如橘皮、尿黄如橘汁、烦躁多啼、舌红苔黄腻者，为阳黄；黄疸日久不退，色泽晦暗、便溏色白、舌淡苔腻者，为阴黄。轻者见面目、皮肤发黄，精神尚可；重者可见黄疸急剧加重，胁下痞块迅速增大，甚则神昏抽搐。湿热郁蒸者病程短，多属实证。寒湿阻滞者病程长，中阳不振，多属虚证。瘀积发黄，伴腹胀青筋显露，多属于虚中夹实之证。黄疸急剧加深，四肢厥冷、脉微欲绝者，为胎黄虚脱证；若黄疸显著，伴有尖叫抽搐、角弓反张者，为胎黄动风证。

（二）治疗原则

生理性黄疸多能自行消退，一般不需特殊治疗。病理性黄疸的治疗，以利湿退黄为基本法则。根据阳黄与阴黄的不同，分别治以清热利湿退黄和温中化湿退黄，瘀积发黄者以化瘀消积退黄为主。由于新生儿脾胃薄弱，故治疗过程中要注意顾护脾胃，不可过用苦寒之剂。

（三）分证论治

1. 湿热郁蒸

证候：面目、皮肤发黄，色泽鲜明如橘皮色，精神疲倦，不欲吮乳，口渴唇干，或有发热，烦躁不安，大便秘结，小便深黄，舌质红，苔黄腻，指纹紫滞。

辨证要点：面目、皮肤发黄，色泽鲜明如橘皮色，尿黄，舌质红，苔黄腻。

治法：清热利湿退黄。

常用方：茵陈蒿汤（《伤寒论》）加减。

常用药：茵陈、栀子、大黄。

加减：热重，加虎杖、龙胆草；湿重，加猪苓、茯苓、滑石；呕吐，加半夏、竹茹；腹胀，加厚朴、枳壳；口渴唇干，加生地黄、玄参。

2. 寒湿阻滞

证候：面目、皮肤发黄，色泽晦暗，日久不退，精神萎靡，四肢欠温，不思乳食，大便溏薄灰白，小便深黄，舌质淡，苔白腻，指纹色淡。

辨证要点：面目、皮肤色黄晦暗，精神萎靡，舌质淡，苔白腻。

治法：温中化湿退黄。

常用方：茵陈理中汤（《张氏医通》）加减。

常用药：茵陈、茯苓、党参、干姜、白术、甘草。

加减：四肢不温，加附子、桂枝；大便溏薄，加苍术、薏苡仁、泽泻；肝脾大，加三棱、莪术、川芎；不思乳食，加山楂、砂仁。

3. 瘀积发黄

证候：面目、皮肤发黄，颜色逐渐加深，晦暗无华，腹部胀满，食少纳呆易吐，右胁下痞块质硬，肚腹膨胀，青筋显露，或见瘀点、瘀斑、衄血，唇舌暗红，舌见瘀点，苔黄，指纹青紫沉滞。

辨证要点：面目、皮肤黄而晦暗无华，右胁下痞块，肚腹膨胀，舌见瘀点。

治法：化瘀消积退黄。

常用方：血府逐瘀汤（《医林改错》）加减。

常用药：当归、生地黄、牛膝、桃仁、红花、柴胡、枳壳、赤芍、川芎、桔梗、甘草。

加减：皮肤瘀点瘀斑、衄血，加牡丹皮、仙鹤草；腹胀，加木香、香橼；胁下痞块质硬，加穿山甲、水蛭。

四、其他疗法
（一）中成药
茵栀黄颗粒（口服液），用于湿热郁蒸证。
（二）中药外治
茵陈 30g，黄柏 30g，煎水去渣，水温适宜时，让患儿浸浴，反复擦洗 10 分钟，1 日 2 次，适用于湿热郁蒸证。

五、预防护理
1. 妊娠期注意避免感染，不可滥用药物，忌酒和辛热之品。如孕母有肝炎病史，应积极治疗。曾有产育病理性胎黄婴儿者，应采用相应的预防治疗。

2. 保护新生儿脐部、臀部和皮肤，避免损伤，预防感染，注意保暖。

3. 注意观察新生儿出生后皮肤色泽，及时了解黄疸的出现时间及消退时间。

4. 注意观察新生儿的全身症状，有无精神萎靡、嗜睡、呕吐、吸吮困难、两目斜视、惊惕不安、四肢强直或抽搐等症状，以便及早发现，及时治疗。

第二节　脐部疾患

脐部疾患（病）是指婴儿出生后，由于断脐结扎不善，或脐部护理不当，或先天脐部发育缺陷而导致的脐部病证，包括脐湿、脐疮、脐血、脐突等。脐部潮湿者，为脐湿；脐部红肿热痛或流脓水者，为脐疮；脐部渗血者，为脐血；脐部外突者，为脐突。脐部疾病相当于西医学的新生儿脐炎、脐带出血、脐疝等。

一、病因病机
脐湿、脐疮、脐血是由新生婴儿断脐后处置、护理不当所致。婴儿洗浴时，或尿液浸渍，脐部被水湿邪毒感染，久而不干者，则为脐湿。外邪侵入脐部，蕴而化热，热入气血，阻于肌肉，致脐部红、肿、热、痛，甚至溃烂化腐，发为脐疮。脐血是断脐结扎失宜，血渗于外，或胎热内盛，迫血溢于脐外，或先天禀赋不足，脾不统血，导致脐血不止。脐突是由于先天脐孔未全闭合，或初生儿过多啼哭叫扰，或脾气不足，时常腹胀便干，努挣伸引，小肠脂膜突入脐中所致。

二、诊断
有生后脐带处理不洁，水湿、尿液浸渍脐部，或脐带根痂撕伤等病史。

脐根部轻微发红，肿胀、渗液为脐湿；脐部有脓性分泌物渗出为脐疮；血自脐孔渗出为脐血；脐部呈半球状或半囊状突起，按之可回纳为脐突。

三、辨证论治
（一）辨证思路
1. 辨常证与变证　仅见脐部渗液，或发红、创面肿胀，有脓水渗出，一般情况良好，为常证；若脐部红肿，有脓性或血性渗出，伴烦躁不宁，甚则昏迷抽搐，为变证。

2. 辨轻重　脐部出血少，精神好、吮乳睡眠佳者，为轻证；脐部出血较多，烦躁不安或萎靡不振，拒乳，甚则咯血、便血者，为重证。

（二）治疗原则

脐部疾病多以收敛固涩、祛邪护脐为原则。轻证可单用外治法；变证、重证则内外合治。脐血因脐带结扎失宜所致，重新结扎脐带即可；因胎热内蕴，迫血妄行者宜凉血止血；气不摄血者应益气摄血。

（三）分证论治

1. 脐湿

证候：断脐后，脐部创面渗出脂水，浸渍不干，或微发红肿，舌质红，苔薄，指纹淡红，隐于风关。

辨证要点：脐部创面渗水，浸渍不干。

治法：收敛固涩，祛邪护脐。

常用方：龙骨散（《杂病源流犀烛》）加减。

常用药：龙骨、枯矾，外用，干撒脐部。

加减：若局部红肿热痛，按脐疮处理。

2. 脐疮

证候：脐部红、肿、痛，甚则糜烂，脓水流溢，或恶寒发热，啼哭烦躁，口干欲饮，唇红舌燥，脐部红肿波及周围，甚则神昏、抽搐，舌质红，苔黄腻，指纹紫，现于风关。

辨证要点：脐部红、肿、热、痛，甚则糜烂。

治法：清热解毒，疏风祛邪。

常用方：犀角消毒饮（《医宗金鉴》）加减。

常用药：金银花、水牛角、防风、荆芥、牛蒡子、甘草。

加减：大便秘结、舌苔黄燥，加大黄、枳实；脐部渗出物混有血液，加三七、紫

草、茜草；伴神昏、抽搐，加全蝎、钩藤、石菖蒲。

3. 脐血

证候：断脐后，脐部有血渗出，经久不止，或发热，面赤唇焦，舌红口干，或精神萎靡，手足欠温，舌质淡，苔薄，指纹淡红。

辨证要点：断脐后脐部渗血，经久不止。

治法：结扎不当者，重新结扎止血；胎热内盛者，清热止血；气不摄血者，益气温阳摄血。

常用方：胎热内盛者，茜根散（《景岳全书》）加减；气不摄血者，归脾汤（《正体类要》）加减。

常用药：胎热内盛者，茜草根、黄芩、生地黄、阿胶、侧柏叶、甘草。气不摄血者，党参、黄芪、白术、茯神、当归、龙眼肉、酸枣仁、远志、木香、甘草、生姜、大枣。

加减：尿血，加大蓟、小蓟；便血，加槐花、地榆；形寒肢冷，加炮姜。

4. 脐突

证候：脐部呈半球状或囊状突起，虚大光浮，大如核桃，以指按之，肿物可推回腹内，但咳嗽、啼哭叫闹时，肿物可突出。脐部皮色如常，精神、饮食无明显改变，亦无其他症状表现。

辨证要点：脐部呈半球状或囊状突起，啼哭、屏气时突起明显。

治法：压脐外治法。先将突出的脐部小肠脂膜推回腹内，再以纱布棉花包裹光滑质硬的薄片，垫压脐部，外用纱布包紧。若脂膜突出过大，不能回纳，并见哭闹不安，或年龄已超2岁仍未痊愈，应考虑手术治疗。

四、其他治法

（一）中成药

1. 小儿化毒散，用于脐疮。

2. 云南白药，用于脐血。

3. 三七片，用于脐血。

（二）中药外治

1. 金黄散，用于脐疮。

2. 冰硼散，用于脐湿、脐疮。

3. 海螵蛸散，用于脐疮。

五、预防护理

1. 新生儿断脐时要严格无菌操作，脐部残端让其自然脱落。

2. 保持新生儿脐部清洁、干燥，防止感染；勤换尿布，防止尿液浸渍脐部。

3. 新生儿内衣应柔软，防止擦伤皮肤。

4. 密切观察脐部情况，如有渗出应及时处理；如脐部突起，要合理喂养及护理，避免哭闹叫扰。

5. 脐疮若出现严重并发症，应及时救治。

【思考题】

1. 生理性黄疸与病理性黄疸如何鉴别？

2. 试述湿热郁蒸型黄疸的辨证要点、治法及方药。

3. 如何做好脐部疾患的预防及护理？

第六章

肺系病证

第一节 感冒

感冒是感受外邪引起的一种常见的外感疾病，临床以发热、恶风寒、鼻塞、流涕、喷嚏、咳嗽、头痛、全身酸痛为主要特征。本病以冬春多见，在季节变换、气候骤变时发病率高。本病任何年龄小儿皆可发病，婴幼儿更为常见。因小儿肺脏娇嫩，脾常不足，神气怯弱，感邪之后，易出现夹痰、夹滞、夹惊的兼证。西医学将感冒分为普通感冒和流行性感冒，后者即相当于中医学"时行感冒"。

一、病因病机

本病病因以感受风邪为主，常兼杂寒、热、暑、湿、燥等，亦有感受时邪疫毒所致者。其病位主要在肺，可累及肝脾，病机关键为肺卫失宣。

本病在气候变化，冷热失常，沐浴着凉，调护不当时容易发生。肺主皮毛，司腠理开阖，开窍于鼻。外邪经口鼻或皮毛侵犯肺卫，致表卫调节失司，卫阳受遏，肺气失宣，因而出现发热、恶寒、鼻塞、流涕、喷嚏、咳嗽等症。风为百病之长，常兼夹寒、热、暑、湿等邪为患，出现风热证、风寒

证、暑湿证等证候表现。肺脏感邪，失于宣肃，气机不利，津液凝聚为痰，痰壅气道，则咳嗽加剧，此为感冒夹痰；小儿脾常不足，感受外邪之后，脾运化功能失常，致乳食停积不化，阻滞中焦，出现脘腹胀满、不思乳食，或伴呕吐、泄泻，此为感冒夹滞；小儿神气怯弱，心肝有余，感邪之后热扰心肝两经，易致心神不宁，睡卧不实，惊惕抽风，此为感冒夹惊。

二、诊断

（一）诊断要点

1. 本病四时均可见，多见于冬春季节，常因气候骤变，冷暖失调，或与感冒病人接触，有感受外邪史。

2. 临床表现：发热、恶风寒、鼻塞、流涕、喷嚏为主症，多兼咳嗽，可伴呕吐、腹泻，或发生高热惊厥。

3. 辅助检查：血常规检查，病毒感染者白细胞总数正常或偏低；细菌感染者白细胞总数及中性粒细胞增高。必要时进行病原学检查。

（二）鉴别诊断

1. 急性传染病早期 多种急性传染病的早期都有类似感冒的症状，如麻疹、百日咳、水痘、幼儿急疹、流行性脑脊髓膜炎等，应根据流行病学史、临床特点、实验室

资料、临床表现及其演变等加以鉴别。

2. 急喉瘖（急性感染性喉炎） 本病初起仅表现发热、微咳，当患儿哭叫时可闻及声音嘶哑，病情较重时可闻及犬吠样咳嗽及吸气性喉鸣。

三、辨证论治

（一）辨证思路

1. 辨病邪 主要根据季节、流行特点、全身及局部症状辨识。冬春季节多感受风寒或风热，若患儿恶寒重，鼻流清涕，舌、咽不红者，多属风寒感冒；鼻流涕浊、舌红咽赤者，多为风热感冒。夏季多感受暑邪，若发热较高，无汗或少汗，口渴心烦，为暑热偏盛；胸闷泛恶，身重困倦，食少纳呆，舌苔腻，为暑湿偏盛。冬末春初，发病呈流行性，高热、头痛、肢体酸痛等全身症状重者，多为时邪感冒。

2. 识兼证 主要根据症状辨证。感冒期间，咳嗽加重、喉间痰鸣者，为夹痰；纳呆腹胀、口臭、大便酸臭、舌苔厚腻者，为夹滞；惊惕哭叫、睡卧不安，甚至惊厥者，为夹惊。

（二）治疗原则

本病以疏风解表为基本治则。针对病因不同，可治以辛温解表、辛凉解表、清暑解表、清热解毒。治疗兼证，在解表基础上，分别佐以化痰、消导、镇惊之法。因小儿为稚阴稚阳之体，发汗不宜太过，以免耗损津液。

小儿感冒易于寒从热化，或热为寒闭，形成寒热夹杂证，单用辛凉药汗出不透，单用辛温药助热化火，故常治以辛凉辛温药并用。体质虚弱者，可采用扶正解表法。本病除口服药物以外，还可选用药浴、针灸等疗法。

（三）分证论治

1. 主证

（1）风寒感冒

证候：发热，恶寒，无汗，头痛，鼻塞，流清涕，喷嚏，咳嗽，痰清稀易咯，面色白，头身痛，口不渴，咽部无红肿疼痛，舌淡红，苔薄白，脉浮紧或指纹浮红。

辨证要点：恶寒，流清涕，咽不红，舌淡红，脉浮紧或指纹浮红。

治法：辛温解表。

常用方：荆防败毒散（《摄生众妙方》）加减。

常用药：荆芥、防风、羌活、紫苏子、前胡、葱白、淡豆豉。

加减：恶寒无汗重，加桂枝、麻黄；咳声重浊，加白前、紫菀；痰多，加半夏、陈皮。

（2）风热感冒

证候：发热重，恶风，有汗或少汗，鼻塞，流浊涕，喷嚏，咳嗽，痰稠色白或黄，面色红赤，咽红肿痛，口干渴，头痛，小便黄赤，舌质红，苔薄黄，脉浮数或指纹浮紫。

辨证要点：发热重，流浊涕，咽红，舌质红，苔薄黄，脉浮数或指纹浮紫。

治法：辛凉解表。

常用方：银翘散（《温病条辨》）加减。

常用药：金银花、连翘、大青叶、薄荷、桔梗、牛蒡子、荆芥、淡豆豉、芦根、竹叶。

加减：高热，加栀子、黄芩；咽红肿痛，加蝉蜕、蒲公英、玄参；大便秘结，加枳实、生大黄。

（3）暑邪感冒

证候：夏季发病，发热，无汗或汗出热不解，头晕头痛，鼻塞、喷嚏，身重困倦，面目红赤，咽喉肿痛，胸闷，泛恶，口渴欲饮或口干不欲饮，食欲不振，或有呕吐、泄泻，小便短黄，舌质红，苔黄腻，脉数或指纹紫滞。

辨证要点：多发于夏季，发热，头痛，身重困倦，舌红，苔黄腻。

治法：清暑解表。

常用方：新加香薷饮（《温病条辨》）加减。

常用药：香薷、金银花、连翘、厚朴、扁豆。

加减：偏热重，加黄连、栀子；偏湿重，加佩兰、藿香；呕吐，加半夏、竹茹。

（4）时邪感冒

证候：起病急骤，全身症状重。高热，恶寒，无汗或汗出热不解，头痛，头晕，心烦，目赤咽红，肌肉骨节酸痛，腹痛腹胀，或有恶心、呕吐，舌质红或红绛，舌苔黄，脉数或指纹紫滞。

辨证要点：高热，无汗或汗出热不解，目赤咽红，全身肌肉骨节酸痛，舌红，苔黄。

治法：清热解毒。

常用方：清瘟败毒饮（《疫疹一得》）加减。

常用药：金银花、连翘、生石膏、生地黄、黄连、水牛角、栀子、黄芩、知母、赤芍、玄参、牡丹皮。

加减：高热不退，加羚羊角粉；全身骨节酸痛较重者，加柴胡、葛根；恶心、呕

吐，加竹茹、藿香。

2. 兼证

（1）夹痰

证候：感冒兼见咳嗽较剧，痰多，喉间痰鸣，舌红，苔薄黄，脉浮数或指纹浮紫。

辨证要点：咳嗽加剧，痰多，喉间痰鸣。

治法：止咳化痰。

常用药：风寒夹痰者，常加麻黄、杏仁、半夏、陈皮；风热夹痰者，常用桑叶、菊花、瓜蒌皮、浙贝母。

（2）夹滞

证候：感冒兼见脘腹胀满，不思饮食，恶心呕吐，吐物酸腐，口气秽浊，大便酸臭，或腹痛泄泻，或大便秘结，小便短黄，舌苔厚腻，脉滑。

辨证要点：脘腹胀满，不思饮食，大便不调，舌苔厚腻，脉滑。

治法：消食导滞。

常用方：保和丸（《丹溪心法》）加减。

常用药：山楂、神曲、鸡内金、莱菔子、枳壳。

加减：若大便秘结，小便短黄，壮热口渴，加大黄、枳实。

（3）夹惊

证候：感冒兼见惊惕哭闹，睡卧不宁，甚至骤然两目凝视，肢体抽搐，意识丧失，口唇发绀，舌质红，脉浮弦。

辨证要点：惊惕哭闹，睡卧不宁，甚至抽风。

治法：解表兼以清热镇惊。

常用方：在疏风解表的基础上，加用镇惊丸（《直指小儿方》）。

常用药：钩藤、僵蚕、蝉蜕。另服小儿

回春丹或小儿金丹片。

四、其他疗法

（一）中成药

1. 小儿豉翘清热颗粒，用于风热感冒夹滞。

2. 小儿宝泰康颗粒，用于风热感冒。

3. 小儿柴桂退热颗粒，用于风寒感冒。

4. 小儿至宝丸，用于风寒感冒夹滞。

5. 藿香正气水（丸、颗粒），用于暑邪感冒。

6. 蒲地蓝消炎口服液，用于时邪感冒。

7. 小儿回春丹，用于感冒夹惊。

（二）针灸疗法

1. 针刺风池、合谷、大椎、风门、肺俞，中等刺激，不留针，用于风寒感冒。

2. 针刺大椎、曲池、鱼际、外关、少商，中等刺激，不留针，用于风热感冒。

五、预防护理

1. 保持室内空气流通，经常户外活动，呼吸新鲜空气，多晒太阳，注意体格锻炼，增强体质。

2. 避免风邪，随气候变化及时增减衣服。

3. 避免与感冒病人接触，感冒流行期间少去公共场所，避免感染。

4. 按时接种流感疫苗。

5. 居室保持空气流通、新鲜，每天可用食醋 50mL 加水熏蒸 20～30 分钟，进行空气消毒。

6. 患病期间多饮热水，汤药应热服。饮食易消化、清淡，如米粥、新鲜蔬菜、水果等，忌食辛辣、冷饮、油腻食物。

7. 注意观察病情变化。

第二节 咳嗽

咳嗽是儿科最常见的肺系疾病之一。咳以声言，嗽以痰名，有声有痰谓之咳嗽。本病四季均可发生，尤以冬春多见，多数预后良好，部分可反复发作，迁延不愈。外感或内伤所致的多种急慢性疾病都可引起咳嗽。西医学的气管炎、支气管炎可参照本病辨证论治。

一、病因病机

咳嗽病因分外感与内伤，外邪犯肺、痰浊内生、肺气亏虚、肺阴不足等为常见病因。其病位主要在肺，肺失宣降，肺气上逆是本病的基本病机。

1. 外邪犯肺 风为百病之长，小儿肌肤柔弱，寒暖不能自调，最易为风邪所侵，故在外感咳嗽中，寒、热、燥、湿每与风邪相合而感人，邪从皮毛或口鼻而入，肺卫受邪，肺失宣肃，肺气上逆而发为咳嗽。风为阳邪，化热最速，且小儿为纯阳之体，故小儿风寒咳嗽，大多为时短暂，或化热入里，出现热性咳嗽。

2. 痰浊内生 "脾为生痰之源，肺为贮痰之器"，小儿脾常不足，若喂养不当，致脾失健运，水湿内停，酿湿成痰，上渍于肺，肺失宣肃而为咳嗽。小儿肺脏娇嫩，加之外邪干肺，肺不能宣布津液，聚而为痰。《素问·咳论》云："五脏六腑皆令人咳，非独肺也。"若其他脏腑功能失常，也可致咳嗽，如肝火亢盛或木火刑金，则煎液为痰，蕴结于肺而发为咳嗽。

3. 肺气亏虚　小儿肺常不足，肺气不足或久咳耗气伤肺，导致咳嗽经久不愈、咳嗽无力、短气自汗等。

4. 肺阴不足　小儿脏腑娇嫩，若遇外感咳嗽，日久不愈，正虚邪恋，肺热伤津，燥热耗液，肺阴受损，阴虚生热或化燥，伤于肺络，而导致久咳不止、干咳无痰、金破不鸣、声音嘶哑。

二、诊断

（一）诊断要点

1. 本病好发于冬春两季，常因气候变化而发病，病前多有感冒病史。

2. 临床表现：以咳嗽为主症。肺部听诊两肺呼吸音粗糙，或闻及干啰音，或是无固定的干湿性啰音。

3. 辅助检查：①血常规：病毒感染者血白细胞计数正常或偏低；细菌感染者血白细胞计数及中性粒细胞比例增高。②X线检查：胸片显示正常，或肺纹理增粗，肺门阴影增深。③细菌培养、病毒分离、肺炎支原体检测等，可获得相应的病原学诊断。

（二）鉴别诊断

本病主要与肺炎喘嗽、哮喘相鉴别（表6-1）。

表 6-1　咳嗽、肺炎喘嗽及哮喘鉴别表

鉴别要点	咳嗽	肺炎喘嗽	哮喘
病史	可继发于感冒之后	常继发于感冒或其他疾病之后	多有过敏史或家族史，反复发作史
主症	咳嗽	热、咳、痰、喘、扇、（绀）	反复发作性的哮鸣气喘
肺部听诊	肺部听诊可闻及干啰音或不固定的粗湿啰音	肺部听诊可闻及有弥漫性或局限性中细湿啰音	肺部可闻及呼气延长及哮鸣音
胸X线检查	无异常或可见肺纹理增粗	可见小片状、斑片状阴影，或见不均匀的大片阴影	发作期多见肺过度充气，透明度增高，肺纹理可能增多；缓解期大多正常

三、辨证论治

（一）辨证思路

1. 辨外感内伤　起病急，病程短，伴有发热、鼻塞流涕等表证者，为外感咳嗽；起病缓，病程较长，伴有不同程度的脏腑功能失调的证候者，为内伤咳嗽。

2. 辨寒热虚实　结合咳嗽的声音、咳痰性状及咳嗽发作时间、节律等进行辨别。

（1）辨咳嗽声音　咳声洪亮有力，多为实证；咳而声低气怯，多为虚证；咳嗽声重咽痒，多为风寒咳嗽；咳声高亢，或声浊暗哑，多为风热咳嗽；咳嗽痰鸣辘辘，多为痰湿咳嗽；咳声嘶哑，气涌作呛，多为燥热咳嗽；咳声嘶哑，气短声低，多为肺阴不足。

（2）辨咳痰性状　痰白稀薄易咯，多属风寒或痰湿；痰稠色黄，多为风热或痰热；痰少而黏，多为燥热或阴虚。

（3）辨时间、节律　咳嗽昼重夜轻，多

属外感咳嗽；早晨咳嗽，阵发加剧，痰出咳减，多属痰热咳嗽；午后、黄昏加重，或夜间咳嗽，多属肺燥阴虚。

(二) 治疗原则

治疗咳嗽以治肺为主，重在宣肺止咳，取轻可去实之义，气逆者，则宣肃同用。外感咳嗽者，佐以疏风解表；内伤咳嗽者，佐以燥湿，或清热化湿，或养阴润肺等法随证施治。

(三) 分证论治

1. 风寒咳嗽

证候：咳嗽频作，咳痰稀白，咽痒声重，鼻流清涕，或恶寒无汗，头身疼痛，舌苔薄白，脉浮紧。

辨证要点：咳嗽痰稀，鼻流清涕，舌苔薄白，脉浮紧。

治法：疏风散寒，宣肃肺气。

常用方：杏苏散（《温病条辨》）加减。

类方：止嗽散（《医学心悟》）加减。

常用药：苦杏仁、紫苏叶、前胡、半夏、桔梗、陈皮、茯苓、枳壳、甘草、生姜、大枣。

加减：外寒重，加荆芥、防风、麻黄；痰多清稀，加旋覆花、紫苏子；若咽喉肿痛，声音嘶哑，舌质红，风寒化热者，加鱼腥草、黄芩、枇杷叶。

2. 风热咳嗽

证候：咳嗽不爽，痰黄量少，不易咳出，流涕黄稠，或有发热口渴，咽喉疼痛，舌质红，苔薄黄，脉浮数，指纹浮紫。

辨证要点：咳嗽不爽，痰黄，鼻流黄涕，咽痛，舌质红。

治法：疏风清热，宣肃肺气。

常用方：桑菊饮（《温病条辨》）加减。

类方：麻黄杏仁甘草石膏汤（《伤寒论》）加减。

常用药：桑叶、菊花、苦杏仁、连翘、牛蒡子、薄荷、前胡、桔梗、甘草、芦根。

加减：发热甚，加生石膏、知母、黄芩；咳甚痰多，酌加冬瓜仁、贝母、葶苈子；喉核赤肿甚，加射干、牛蒡子、玄参。

3. 痰热咳嗽

证候：咳嗽痰多，色黄黏稠难咯，或伴发热口渴，烦躁不安，小便黄少，大便干燥，舌质红，苔黄腻，脉滑数，指纹青紫。

辨证要点：咳嗽痰多色黄，舌质红，苔黄腻。

治法：清热泻肺，宣肃肺气。

常用方：清金化痰汤（《杂病广要》引《医学统旨》）加减。

类方：上焦宣痹汤（《温病条辨》）加减。

常用药：黄芩、栀子、桑白皮、瓜蒌子、浙贝母、麦冬、橘红、茯苓、桔梗、甘草。

加减：高热，加生石膏、知母；咳痰多，加鱼腥草、葶苈子、鲜竹沥；大便干结，加瓜蒌、大黄或一捻金。

4. 痰湿咳嗽

证候：咳嗽痰多，色白清稀，喉间痰声辘辘，胸闷纳呆，困倦乏力，舌质淡红，苔白滑，脉滑。

辨证要点：咳痰清稀，色白量多，纳呆，舌质淡红，苔白滑。

治法：燥湿化痰，宣肃肺气。

常用方：二陈汤（《太平惠民和剂局方》）加减。

类方：小青龙汤（《伤寒论》）、苓甘五

味姜辛汤（《金匮要略》）加减。

常用药：茯苓、陈皮、半夏、莱菔子、苦杏仁、紫苏子、白芥子、甘草。

加减：胸闷不适，咳痰不爽者，加枳壳、桔梗；寒湿较重，痰白清稀，舌苔白滑者，加干姜、细辛；食少纳呆，加白术、神曲。

5. 阴虚咳嗽

证候：久咳不愈，干咳少痰或痰黏难咳，口咽干燥，声音嘶哑，手足心热或潮热盗汗，唇红，舌质红，苔少或花剥，脉细数，指纹淡紫。

辨证要点：久咳不愈，干咳少痰，舌质红，苔少或花剥，脉细数。

治法：养阴润肺，化痰止咳。

常用方：沙参麦冬汤（《温病条辨》）加减。

类方：清燥救肺汤（《温病条辨》）加减。

常用药：沙参、麦冬、黄精、玉竹、桑叶、白扁豆、天花粉、紫菀、款冬花、枇杷叶。

加减：低热不退，加青蒿、地骨皮、胡黄连；久咳痰黏，重用麦冬，合泻白散；咳痰带血丝，加白茅根、藕节。

四、其他疗法

（一）中成药

1. 杏苏止咳颗粒，用于风寒咳嗽。

2. 急支糖浆，用于风热咳嗽。

3. 肺力咳合剂，用于痰热咳嗽。

4. 橘红丸，用于痰湿咳嗽。

5. 蜜炼川贝枇杷膏，用于阴虚咳嗽。

（二）推拿疗法

两手拇指开天门 20 次；用拇指推脾经、肺经各 100 次；用拇指螺纹面在小儿掌心内八卦处，做旋转运摩，左右手各 1 分钟；用中指在天突和膻中穴上，做顺时针方向旋转揉动各 1 分钟；用拇指点压大椎、肺俞穴各 2 分钟。上述方法每次反复操作两遍，每日 2 次。

（三）敷贴疗法

常用白芥子、延胡索、甘遂、细辛，共研细末，加生姜汁调膏，分别贴在肺俞、心俞、膈俞、膻中穴。每日 1～2 次，每次 5～10 分钟，5 天为 1 个疗程。

五、预防护理

1. 改善居处环境，保持空气流通，注意气候变化，防止感冒。

2. 避免咽喉部受刺激，如过多哭闹、喊叫、烟尘刺激等。

3. 少食生冷瓜果和辛辣香燥的食物。

4. 抱起患儿，用空掌适度拍宝宝的背部，由下至上，左右背部都拍，可促进痰液排出。

第三节 肺炎喘嗽

肺炎喘嗽是以发热、咳嗽、气促、鼻扇、痰壅为主要临床特征的小儿肺系疾病。本病一年四季均可发生，多见于冬春季节；任何年龄均可患病，年龄越小，发病率越高。本病的预后一般与年龄的大小、体质的强弱、受邪的轻重及护理适当与否有密切的关系。若能早期、及时治疗，预后良好；年龄幼小，体质虚弱者常反复发作，迁延难愈；病情较重者容易合并心阳虚衰及邪陷心肝等严重变证。西医学的小儿肺炎可参考本病论治。

一、病因病机

本病的外因责之于感受风邪，内因责之于肺脏娇嫩。当罹患他病影响及肺时，也可发生本病。

肺主气，司呼吸，外合皮毛。风邪无论由皮毛或口鼻而入，皆可内犯于肺。肺气失宣，卫阳郁遏，故初起表现发热、恶寒、咳嗽等。风为百病之长，常夹杂其他邪气致病，故病因有风寒与风热之别。临床上，本病可有风寒闭肺与风热闭肺的不同证候。

若邪在肺卫不解，化热入里，炼液成痰，痰热互结，闭阻肺络，肺气闭塞，本病则出现典型临床表现，如发热、咳嗽、气促、鼻扇、痰鸣等。肺主气而朝百脉，若感邪较重或正不胜邪，病情进展，则可由肺而累及他脏。肺与大肠相表里，肺失肃降，大肠之气不得下行，则出现腹胀、便秘等腑实证候；若邪热炽盛，内陷厥阴，引动肝风，则出现高热、神昏、抽搐等邪陷厥阴之变证；气为血之帅，若肺气郁闭，影响及心，致血行不畅，脉道涩滞，则出现唇甲发绀、舌有瘀斑等气滞血瘀证候，甚或因心失所养，心气不足，心阳虚衰，而出现面白肢冷、呼吸急促、心烦不安、右胁下痞块增大、脉微欲绝等重危之象。病情严重者，可因内闭外脱而死亡。

本病后期可因邪气渐退，正气耗伤，出现正虚邪恋之象。因邪热伤肺，肺阴耗伤，余邪留恋者，则见阴虚肺热之证候；因素体虚弱，或久咳伤肺，肺病及脾者，则见肺脾气虚之证候。

总之，本病的病变部位主要在肺，常累及脾，亦可内窜心肝。痰热既是病理产物，也是重要的致病因素，其病理机制主要是肺气郁闭之演变。

二、诊断
（一）诊断要点

1. 有外感风邪史或传染病史。

2. 临床表现：起病较急，轻者发热咳嗽，喉间痰多，重者呼吸急促，鼻翼扇动，严重者出现烦躁不安，面色苍白、青灰或唇甲青紫，四肢不温或厥冷，短期内肝脏增大；或持续壮热不已，神昏谵语，四肢抽搐。初生儿、素体气阳不足的小婴儿上述部分症状可不典型。肺部听诊可闻及中细湿啰音。

3. 辅助检查

（1）胸部 X 线检查　肺纹理增多、紊乱，可见小片状、斑片状阴影，或见不均匀的大片状阴影。

（2）血常规　细菌性肺炎白细胞总数及中性粒细胞增多；病毒性肺炎白细胞总数正常或降低，淋巴细胞可增多。

（3）病原学检查　细菌培养、病毒分离、肺炎支原体检测等，可获得相应的病原学诊断。

（二）鉴别诊断

本病主要与哮喘及咳嗽相鉴别（表6-1）。

三、辨证论治
（一）辨证思路

1. 辨常证与变证　肺炎喘嗽以发热、咳嗽、气喘为主要表现者，多为常证，如见呼吸困难，张口抬肩，鼻翼扇动，涕泪俱无，为常证中的重证；若在病程中表现有面色苍白或颜面青紫、四肢不温、精神萎靡、神志不清等心阳虚衰证，或狂躁谵妄、呼吸不匀，甚则惊厥抽搐等邪陷心肝证，均为变证。

2. 辨寒热 起病之初发热轻恶寒重、咳痰清稀、唇舌咽色不红者，多为风寒闭肺；若发热重、痰黏黄稠难咯、唇舌咽色红者，为风热闭肺。肺炎喘嗽极期阶段发热、咳嗽、痰壅、气喘、烦躁、便结尿黄、舌红苔黄、脉数者，多为痰热闭肺。

3. 辨虚实 肺炎喘嗽初起或极期阶段，以发热、咳嗽、气喘、痰壅为主症者，为实证；肺炎喘嗽恢复期，咳嗽无力，或干咳少痰，面色少华，自汗纳差，为虚证。

(二) 治疗原则

肺炎喘嗽的治疗以开肺化痰为基本治则，针对病程的不同阶段与不同证候辨证施治。初期疏风解表开闭；极期痰热闭肺治以清热涤痰、开肺定喘；兼气滞血瘀者，佐以活血化瘀。恢复期气阴耗伤者，宜补气养阴。若出现变证，心阳虚衰者，治当温补心阳；邪陷厥阴者，应息风开窍。本病为小儿肺系疾病中之重病，治疗过程中注意病情变化，必要时中西医结合救治。本病除口服药物以外，还可选用药物敷贴等外治疗法。

(三) 分证论治

1. 常证

(1) 风寒闭肺

证候：恶寒发热，无汗、呛咳气急，痰白而稀，口不渴，咽不红，舌质不红，苔薄白或白腻，脉浮紧或指纹浮红。

辨证要点：恶寒发热，无汗，痰白而稀，咽不红。

治法：辛温开闭，宣肺止咳

常用方：华盖散《太平惠民和剂局方》加减。

常用药：麻黄、杏仁、甘草、桑白皮、紫苏子、陈皮、赤茯苓。

加减：痰多苔白腻，加法半夏、莱菔子；身痛无汗，加桂枝；兼发热口渴，面红心烦者，加石膏，或改用大青龙汤。

(2) 风热闭肺

证候：发热，咳嗽，气促，或有鼻扇，痰液黏稠，鼻塞流浊涕，咽红，喉核赤肿，舌质红，苔薄白或薄黄，脉浮数或指纹浮紫。

辨证要点：发热，咳嗽，气促，咽红，舌质红。

治法：宣肺清热，化痰开闭。

常用方：银翘散《温病条辨》合麻黄杏仁甘草石膏汤（《伤寒论》）加减。

常用药：麻黄、杏仁、石膏、甘草、金银花、连翘、鱼腥草、瓜蒌壳、莱菔子、射干。

加减：发热明显，加黄芩、桑白皮；痰多，加全瓜蒌、莱菔子；发热咽痛，加射干、蝉蜕、挂金灯。

(3) 痰热闭肺

证候：咳嗽喘促，气急鼻扇，喉间痰鸣，发热烦躁，口唇发绀，面色红赤，大便干结，小便短黄，舌质红，舌苔黄或黄腻，脉数或滑数，或指纹青紫、显于气关。

辨证要点：壮热，咳嗽，痰鸣，喘促，舌红苔黄腻。

治法：清热涤痰，开肺定喘。

常用方：五虎汤（《证治汇补》）合葶苈大枣泻肺汤（《金匮要略》）加减。

常用药：炙麻黄、杏仁、石膏、甘草、细茶、桑白皮、葶苈子、黄芩。

加减：高热面赤，加鱼腥草、虎杖；痰多气逆，加浙贝母、鲜竹沥、莱菔子；口唇发绀，加丹参、桃仁。

（4）毒热闭肺

证候：高热持续，咳嗽剧烈，气急鼻扇，甚至喘憋，涕泪俱无，鼻孔干燥如煤烟，面赤唇红，烦躁口渴，溲赤便秘，舌质红而干，苔黄而糙，脉滑数。

辨证要点：持续高热，咳嗽剧烈，喘憋鼻扇，舌质红，苔黄糙，脉滑数。

治法：清热解毒，泻肺开闭。

常用方：黄连解毒汤（《肘后方》）合三拗汤（《太平惠民和剂局方》）加减。

常用药：蜜麻黄、苦杏仁、枳壳、黄连、黄芩、栀子、生石膏、知母。

加减：热毒重，加虎杖、蒲公英、重楼；便秘腹胀，加大黄、玄明粉；口干鼻燥，涕泪俱无者，加芦根、玄参、麦冬。

（5）阴虚肺热

证候：病程较长，低热盗汗，干咳少痰，面色潮红，口干便结，舌质红，苔少或花剥，或无苔，脉细数或指纹淡紫。

辨证要点：肺炎后期干咳少痰，舌质红，苔少或花剥。

治法：养阴清热，润肺止咳。

常用方：沙参麦冬汤（《温病条辨》）加减。

常用药：沙参、麦冬、玉竹、桑叶、天花粉、甘草、扁豆、玄参。

加减：肺热未清，加黄芩、地骨皮；低热反复，加青蒿、制鳖甲；盗汗，加浮小麦、煅牡蛎、煅龙骨。

（6）肺脾气虚

证候：病程较长，低热反复，面色少华，多汗易汗，咳嗽无力，纳呆便溏，神疲乏力，舌质偏淡，苔薄白或白腻，脉细无力或指纹淡红。

辨证要点：咳嗽无力，面色少华，自汗纳差，舌质淡，苔薄白。

治法：补肺健脾，益气化痰。

常用方：人参五味子汤（《幼幼集成》）加减。

常用药：党参、白术、茯苓、五味子、麦冬、陈皮、半夏、甘草。

加减：咳嗽重，加款冬花、紫菀；虚汗多，动则尤甚，加煅牡蛎、煅龙骨；汗多不温，加桂枝、白芍、浮小麦；食欲不振，加神曲、谷芽、麦芽；便溏，加山药、煨木香、煨葛根。

2. 变证

（1）心阳虚衰

证候：突然呼吸急促，心慌动悸，烦躁不安，面色苍白或青灰，额汗不温，或精神萎靡，气短息微，四肢厥冷，右胁下肝脏增大，舌质紫暗，苔薄，脉细弱疾数，指纹青紫，可达命关。

辨证要点：突然呼吸急促，心慌动悸，面色苍白或青灰，四肢厥冷，肝脏增大，脉细弱疾数。

治法：益气温阳，救逆固脱。

常用方：参附龙牡救逆汤（验方）加减。

常用药：人参、附子、龙骨、牡蛎、白芍、甘草。

加减：气阳虚衰者，可用独参汤或参附汤少量频服以救急，还可用参附注射液静脉滴注；若气阴两竭，可加用生脉注射液静脉滴注；若出现面色青灰、肝脏增大等血瘀征象者，可加丹参、红花，或加用丹参注射液静脉滴注。

本证为肺炎喘嗽的危急变证，治疗的当务之急是挽救垂危的心阳，必要时配合西医急救治疗。

（2）邪陷心肝

证候：壮热烦躁，四肢抽搐，神昏谵语，颈项强直，两目上视，舌红，苔黄，脉数，指纹青紫，可达命关，或透关射甲。

辨证要点：壮热，神昏，四肢抽搐。

治法：清热泻火，平肝息风。

常用方：羚角钩藤汤（《通俗伤寒论》）合牛黄清心丸（《痘疹世医心法》）加减。

常用药：羚羊角粉、钩藤、茯神、远志、白芍、生地黄、甘草、黄连、黄芩、栀子、郁金，另服牛黄清心丸。

加减：壮热不退，加石膏；四肢抽搐，加僵蚕、全蝎；神昏痰多，加胆南星、石菖蒲、天竺黄。

四、其他疗法

（一）中成药

1. 小儿肺热咳喘口服液，用于风热闭肺证。

2. 金振口服液，用于痰热闭肺证。

3. 猴枣散，用于痰热闭肺证。

4. 参苓白术散，用于肺脾气虚证。

5. 养阴清肺糖浆，用于阴虚肺热证。

（二）敷贴疗法

大黄粉、芒硝粉与蒜泥按重量的 4 : 1 : 4 比例，加清水调成糊状，取大小合适的敷料，将上药调好均匀平摊于敷料上，敷在背部肩胛间区及肺部听诊湿啰音密集处，或 X 线检查改变明显处，敷药时间 15 ～ 30 分钟，每日 1 次，7 天为 1 个疗程，连用 2 个疗程。本法适用于肺炎喘嗽风热闭肺证与痰热闭肺证。

（三）拔罐疗法

拔罐适用于肺炎后期痰多、肺部啰音难消者。

（四）针灸疗法

主穴：尺泽、孔最、合谷、肺俞、足三里。

配穴：痰热闭肺证，取少商、丰隆、曲池、中脘；心阳虚衰证，取气海、关元、百会。

五、预防护理

1. 保持病室环境舒适，空气流通，适宜的温湿度；尽量使患儿安静，并观察治疗效果。

2. 尽量减少到拥挤的公共场所，预防各种感染性疾病。

3. 适当增加户外活动，加强体育锻炼，增强体质。

4. 病后要注意调理，及时恢复健康。

5. 保持呼吸道通畅，帮助患儿取合适体位，抬高床头 30°～ 60°，以利于呼吸运动和呼吸道分泌物排出，指导患儿进行有效咳嗽，定时翻身、拍背及转换体位，以利于排痰。

6. 伴发热的患儿应监测体温，警惕发生高热惊厥。

7. 补充营养及水分。鼓励患儿进高热

量、高蛋白、易消化饮食，并要多饮水。静脉输液时严格控制滴注速度，对重证患儿应记录24小时出入量。

8.密切观察病情，防止发生变证。

六、医案选录

冯某，女，6岁，于1983年4月20日入院。因咳嗽1周，伴发热、气喘1天急诊入院。患儿1周前咳嗽有痰，家属自给"小儿安"服，未效。现症见咳嗽加重，伴发热，气喘逐渐加剧。体温38.3℃，气喘，抬肩呼吸，面色青紫，鼻扇动，口周发绀，唇干，两肺可闻干湿性啰音，心率183次/分，心音低钝，肝肋下2cm，舌苔黄，脉数。X线检查：两肺可见小片状阴影。诊为肺炎（风热闭肺证）急性期合并心力衰竭（心气不足）。治以清热宣肺，止咳平喘。

药用：①麻杏甘石汤加味：麻黄6g，杏仁6g，生石膏30g，金银花、连翘各9g，水煎服，日1剂。②鱼腥草注射液肌肉注射，每次2mL，每日2次。③参麦注射液4mL加10%葡萄糖注射液20mL，静脉注射，每日1次。经上处理2日后，体温正常，鼻扇及口周发绀消失，咳嗽、气喘减轻，心率130次/分，两肺仍闻湿性啰音。病情好转，守上法，停用参麦注射液。继续治疗2天，病情继续好转，改用泻白散加味：桑白皮9g，地骨皮、桔梗、浙贝母各6g，每日1剂，水煎服。再治5天后，除仍时有咳嗽伴盗汗、两肺仍闻少许湿性啰音以外，其余症状消失。按恢复期肺脾气虚治疗，改用六君子汤加

味调理：党参、茯苓、白术各9g，法半夏、白芥子各6g，陈皮3g，甘草4.5g，日1剂，水煎服。并用伤湿止痛膏贴敷两侧肺俞穴2天。症状完全消失，两肺未闻及啰音，X线复查：两肺纹理粗，无实质性炎症改变。［玉振熹，何梅燕.小儿肺炎中医治疗规律探讨（附163例疗效分析）.广西中医药，1989，12（2）：1］

第四节　哮喘

哮喘是一种反复发作的哮鸣气喘性肺系疾病。发作时喘促气急，喉间痰鸣，呼气延长，严重者呼吸困难，不能平卧，张口抬肩，口唇青紫。本病有明显的季节性，冬春季节及气候骤变时易发作，常在清晨或夜间发作或加剧。本病有明显的遗传倾向，发病年龄以1～6岁多见。经规范治疗和调护后，本病多可逐渐痊愈；若失于防治，喘息持续，反复发作，可遗患终身。西医学的喘息性支气管炎、支气管哮喘可参照本病治疗。

一、病因病机

本病的发病，内因为肺、脾、肾不足，痰饮内伏，以及先天禀赋遗传因素，为哮喘的夙根。感受外邪、接触异物、饮食不慎、情志失调及劳倦过度等，是其诱发因素。本病病位主要在肺，基本病机为痰饮内伏，遇外因感触而发。

小儿脏腑娇嫩，形气未充，素体肺气不足，津液不能正常宣散敷布，留滞肺络则为痰；脾气不足，运化失司，则聚湿生痰；肾气不足，不能温煦气化水液，水湿停聚，凝

而成痰。因此，肺脾肾不足，津液调节失常，聚湿生痰，痰饮内伏，遇外因诱发，发生哮喘。哮喘反复发作，肺气耗散，久而不复，肺虚则脾气亦虚，表现为肺脾气虚；肺脾久虚，又可导致肾气虚弱，或患儿先天肾气未充，均可表现为脾肾阳虚；另有少数患儿素体阴虚或哮喘迁延日久耗伤肺肾之阴，表现为肺肾阴虚。

总之，哮喘发作期以邪实为主，内有壅塞之气，外有非时之感，膈有胶固之痰，三者相合，闭阻气道，搏击有声，发为哮喘；缓解期以正虚为主，主要表现为肺、脾、肾虚损的不同证候。由于本病伏痰难去，外邪难防，发物难明，患儿体质难调，致使哮喘缠绵，难以根治。若痰气交阻气道加重，导致肺气闭阻，气滞血瘀，心血瘀阻，出现口唇、指端发绀。如邪盛正衰，阳气外脱，则出现面色苍白、头额冷汗、肢冷脉微等喘脱危象。

二、诊断

（一）诊断要点

1.本病多有婴儿期湿疹等过敏史、家族史。

2.临床表现：常突然发作，发作前多有喷嚏、咳嗽等先兆症状。发作时喘促、气急、哮鸣、咳嗽，甚至不能平卧、烦躁不安、口唇青紫。发作时两肺可闻及哮鸣音，以呼气时明显，呼气延长。如继发感染，可闻及中细湿啰音。

3.辅助检查

（1）血常规　白细胞总数正常，嗜酸性粒细胞可增高。伴有细菌感染时，白细胞总数及中性粒细胞均可增高。

（2）肺功能测定：第一秒用力呼气容积（FEV_1）是评价气道阻塞情况和哮喘严重程度最好的单项指标。计算呼气峰流速（PEF）一天的变异率，是判断哮喘亚临床型的良好指标。

（3）影像学检查　胸部 X 线检查，发作期多数患儿见肺过度充气，透明度增高，肺纹理可能增多；缓解期大多正常。胸片 X 线和 CT 检查用于鉴别诊断和发现有无并发症。

（二）鉴别要点

本病主要与肺炎喘嗽相鉴别，可根据病史、病程、体征及伴随症状鉴别（表 6-1）。

三、辨证论治

（一）辨证思路

哮喘临床分发作期和缓解期，辨证时主要从寒热、虚实和肺、脾、肾三脏入手。发作期喉间痰鸣，气急喘息，以邪实为主，根据症状、舌脉及二便进一步辨寒热：咳喘痰黄，身热面赤，口干舌红，大便干燥，脉数，为热性哮喘；咳喘畏寒，痰多清稀，大便溏薄，唇、舌、咽色淡，舌苔白滑，为寒性哮喘；外寒内热者可见外感风寒、内有里热之证；肺实肾虚者，病程长，喘促重，舌淡脉弱。缓解期哮喘已平，以正虚为主，辨其肺、脾、肾三脏不足：自汗出，反复感冒，痰多，便溏，属肺脾气虚；食少便溏，动则气短，面色㿠白，夜尿增多，形寒肢冷，则属脾肾阳虚；面色潮红，消瘦气短，干咳少痰，舌红少苔，脉细数，属肺肾阴虚。

辨轻重险逆：发时哮鸣，呼吸困难，短期内即逐渐平复，其证多轻。哮喘久发不已，咳嗽喘鸣气促，不能平卧，则属重证。

若哮发急剧，张口抬肩，面色青灰，面目浮肿，肢静身冷，则为险逆之候。

（二）治疗原则

哮喘应坚持长期、规范、个体化的治疗原则。发作期当攻邪以治其标，分辨寒热、虚实而随证施治。缓解期当扶正以治其本，以培补肺、脾、肾为主，调整脏腑功能，去除生痰之因。哮喘重、危症应中西医结合治疗。哮喘属于顽疾，宜采用多种疗法综合治疗。

（三）分证论治

1. 发作期

（1）寒性哮喘

证候：咳嗽气促，喉间哮鸣，咳痰清稀，鼻流清涕，鼻塞喷嚏，形寒无汗，面白肢冷，小便清长，大便溏薄，咽不红，舌淡，苔白，脉浮紧，指纹红。

辨证要点：喉间哮鸣，痰白清稀，舌淡苔白，脉浮紧或指纹红。

治法：温肺散寒，化痰定喘。

常用方：小青龙汤（《伤寒论》）加减。

类方：射干麻黄汤（《金匮要略》）加减。

风寒束表，寒痰阻肺，表寒较重者，用小青龙汤加减；表寒不甚者，用射干麻黄汤。

常用药：炙麻黄、桂枝、细辛、干姜、半夏、五味子、白芍、炙甘草。

加减：痰壅气促，加紫苏子、白芥子、莱菔子；咳甚，加紫菀、款冬花、旋覆花；哮吼甚，加射干、地龙；喘促甚，加葶苈子。

（2）热性哮喘

证候：咳嗽喘促，喉间痰吼哮鸣，咳痰黄稠，发热面红，烦躁口渴，大便干结，小便黄少，咽红，舌质红，苔黄或黄腻，脉滑数，指纹紫。

辨证要点：喉间痰吼哮鸣，咳痰黄稠，舌红苔黄或黄腻，脉滑数，指纹紫。

治法：清肺化痰，止咳平喘。

常用方：定喘汤（《摄生众妙方》）加减。

常用药：炙麻黄、石膏、苦杏仁、桑白皮、黄芩、半夏、葶苈子、紫苏子、射干、瓜蒌、炙甘草。

加减：喘急，加地龙、僵蚕；痰多者，加胆南星、竹沥；咳甚，加百部、款冬花。

（3）外寒内热

证候：喘促气急，咳嗽哮鸣，鼻塞喷嚏，流清涕，或恶寒发热，咳痰黏稠色黄，口渴，小便黄赤，大便干结，咽红，舌质红，苔薄白或薄黄，脉滑数或浮紧，指纹浮红或沉紫。

辨证要点：喘促气急，咳嗽哮鸣，鼻塞流清涕，或恶寒发热，咳痰黏稠色黄，小便黄赤，大便干结。

治法：散寒清里，降气平喘。

常用方：大青龙汤（《伤寒论》）加减。

常用药：麻黄、桂枝、白芍、细辛、五味子、半夏、石膏、黄芩、葶苈子、紫苏子。

加减：热重，加栀子、鱼腥草、虎杖；咳重，加桑白皮、前胡、紫菀；喘甚，加射干、桑白皮。

（4）肺实肾虚

证候：病程较长，哮喘持续不已，喘促胸闷，动则喘甚，咳嗽痰多，喉中痰吼，面色少华，畏寒肢冷，神疲纳呆，小便清长，舌质淡，苔薄白或白腻，脉细弱，指纹淡滞。

辨证要点：哮喘持续不已，喘促胸闷，动则喘甚，咳嗽痰多，喉中痰吼，神疲纳呆，舌质淡，苔薄白或白腻，脉细弱。

治法：泻肺平喘，补肾纳气。

常用方：苏子降气汤（《丹溪心法》）加减。

类方　都气丸（《症因脉治》）合射干麻黄汤（《金匮要略》）加减。

偏于肺实者，用苏子降气汤；偏于肾虚者用都气丸合射干麻黄汤。

常用药：苏子、半夏、前胡、肉桂、厚朴、苦杏仁、紫菀、款冬花、陈皮。

加减：动则气短难续，加紫石英、诃子；畏寒肢冷，加制附子、淫羊藿；痰多色白，屡吐不绝，加白果、芡实。

2. 缓解期

（1）肺脾气虚

证候：面白少华，气短自汗，咳嗽无力，神疲懒言，形瘦纳差，大便溏薄，易于感冒，舌质淡，苔薄白，脉细软，指纹淡。

辨证要点：自汗易感，纳差溏薄，舌质淡，苔薄白，脉细软。

治法：补肺健脾，止咳化痰。

常用方：人参五味子汤（《幼幼集成》）加减。

常用药：党参、白术、茯苓、五味子、麦冬、陈皮、半夏、紫菀、橘红、炙甘草。

加减：气虚，加太子参、黄精；汗多，加煅龙骨、煅牡蛎、糯稻根；纳少，加砂仁、山楂；便溏，加山药、扁豆。

（2）脾肾阳虚

证候：面色苍白，形寒肢冷，动则喘促

咳嗽，气短心悸，脚软无力，腹胀纳差，大便溏泄，小便频多，舌质淡，苔薄白，脉细弱，指纹淡。

辨证要点：形寒肢冷，动则喘促，腹胀纳差，大便溏泄，舌质淡，苔薄白，脉细弱。

治法：温补脾肾，纳气培元。

常用方：肾气丸（《金匮要略》）加减。

常用药：附子、肉桂、山茱萸、熟地黄、山药、淫羊藿、茯苓、白术、核桃仁、五味子。

加减：虚喘，加蛤蚧、冬虫夏草；咳甚，加款冬花、紫菀；夜尿多，加益智仁、菟丝子、补骨脂。

（3）肺肾阴虚

证候：面色潮红，夜间盗汗，消瘦气短，手足心热，干咳少痰，喘促乏力，舌质红，苔花剥，脉细数，指纹淡红。

辨证要点：干咳少痰，夜间盗汗，消瘦气短，舌质红，苔花剥，脉细数。

治法：补肾敛肺，养阴纳气。

常用方：麦味地黄丸（《寿世保元》）加减。

常用药：麦冬、五味子、熟地黄、山茱萸、山药、枸杞子、百合、北沙参、紫河车、牡丹皮。

加减：盗汗，加知母、黄柏；呛咳不爽，加百部、款冬花；潮热，加鳖甲、地骨皮。

四、其他疗法

（一）中成药

1. 小青龙合剂（颗粒），用于寒性哮喘。

2. 小儿咳喘灵口服液（颗粒），用于热

性哮喘。

3. 苏子降气丸，用于肺实肾虚证。

4. 玉屏风口服液（颗粒），用于肺脾气虚证。

5. 固本咳喘片，用于脾肾阳虚证。

6. 蛤蚧定喘丸（胶囊），用于肺肾阴虚证。

（二）敷贴疗法

《张氏医通》方：白芥子 30g，延胡索 30g，甘遂 15g，细辛 15g。共研细末，分成 3 份，每隔 10 天使用 1 份。用时取药末 1 份，加生姜汁调稠如硬币大，分别贴在百劳、肺俞、膏肓穴上，贴 2～4 小时揭去。若贴后皮肤发红，局部出现小疱疹，可提前揭去。贴药时间为每年夏天的初伏、中伏、末伏共 3 次，连用 3 年。此法适用于哮喘缓解期。

（三）推拿疗法

分推坎宫，推太阳，揉天突，按揉膻中、乳根、乳旁，揉脐，补脾土，清肺经，运八卦，掐四横纹，揉板门，掐精宁，掐五指节，掐、揉、拿双侧承山穴，揉仆参，按揉大椎、定喘、肺俞，分推肩胛骨，拿肩井。

随证加减：寒性哮喘，加推三关，按揉风池；热性哮喘，加清大肠，退下六腑，分推膻中，揉丰隆，推天柱穴，推脊；肾虚喘鸣，加补肾经、肺经，摩中脘，揉丹田，按揉足三里，按揉脾俞、肺俞、肾俞。

（四）针灸疗法

3 个月以内的婴儿不宜针刺；婴幼儿易少刺，不予留针；较大儿童一般留针 20 分钟；体内有重要脏器的胸背部体表穴位不易深刺。

1. 体针

（1）发作期　主穴：大椎、风门、肺俞。配穴：外感配合谷；痰壅气逆配天突、膻中；痰多配中脘、足三里。留针 20 分钟左右，用提插捻转，平补平泻手法，行针 2～3 次。起针后于大椎和肺俞之间或双侧肺俞处拔火罐，留罐 10 分钟左右。

（2）缓解期　主穴：风池、内关、列缺、足三里、膻中。配穴：肺气虚，加太渊、太白；脾气虚，加太白、三阴交；肾气虚，加太溪或照海。行针用补法，留针 20 分钟左右。

2. 耳穴贴压　取穴气管、肺、肾上腺、风溪、内分泌、神门、对屏尖。耳郭常规消毒后，将备制的粘有王不留行子的小方块胶布，贴压于耳穴上。如局部皮肤出现粟粒样丘疹，并伴有痒感时应停用。嘱患儿每天自行按压数次，发作时可连续按压。两耳交替。10 次为 1 个疗程。

3. 艾卷灸　取穴大椎、肺俞、风门、膏肓俞、肾俞、气海、太渊、膻中、足三里。每次 4～5 穴，每穴灸 10～20 分钟，隔日 1 次，连灸 20～30 次。本法适用于缓解期或冬病夏治的辅助治疗。

五、预防护理

1. 宣传全球哮喘防治的创议（GINA 方案）知识，提高公众对哮喘的认识，本着"医者精治，患家细防"原则，提高预防和管理哮喘水平。

2. 针对家族中具有过敏体质的遗传基因，应采取筛查、饮食环境等早期干预措施。

3. 避免受凉，防止感冒，在气候多变时，注意预防呼吸道感染。积极治疗和清除感染病灶，如及时治疗鼻窦炎、鼻息肉、扁桃体炎、龋齿等。

4.避免接触过敏源，如花粉、含添加剂的食物等；避免各种诱发因素，如被动吸烟、漆味，饮用冰冷饮料等。

5.避免剧烈运动、过劳及精神情绪方面的刺激。

6.居室宜空气流通，保证适宜温度，阳光充足。冬季要保暖，夏季要凉爽通风。

7.饮食宜清淡而富有营养，忌食生冷、油腻、辛辣、过酸、过甜，以及鱼虾等海鲜食物。

8.注意观察呼吸、脉象变化，监测哮喘的发作。

六、医案选录

高某，女，3.5岁，1991年8月4日就诊。患儿素有食积，此次发病3天，症见身热，干咳，无痰，夜间喉出哮鸣，睡眠不安，大便干，小便黄。查体：体温37.6℃；神乏，面红，唇干；舌苔白厚、舌质红；心音纯，肺部可闻及水泡音及哮鸣音；腹软，肝脾未触及；脉数有力。查血常规：白细胞计数 $8×10^9/L$，中性粒细胞50%，淋巴细胞50%；肺部X线检查：肺纹理稍强。诊断为支气管哮喘发作期（热性哮喘）。治法：清肺解热，止哮平喘。

处方：桑白皮7.5g，黄芩7.5g，苦参3g，枳实7.5g，射干7.5g，苏子7.5g，地龙7.5g，白屈菜7.5g，侧柏叶7.5g。水煎服。合用小儿哮咳喘胶囊，每次0.5g，每日3次。经治2天，热降，咳嗽、哮鸣均轻，大便不干。连服8天，不咳，未呃，一般状态如常，临证缓解。

按：哮喘的热型临床多见，尤其年幼儿患哮喘多为热哮。本例选用小儿哮喘重在治标，用于止咳平喘。汤剂中桑白皮、黄芩、苦参、射干为组以清肺除热为主；苏子、地龙、白屈菜、侧柏叶止咳平喘，枳实去滞利大肠。（王烈.婴童病案.长春：吉林科学技术出版社，2000）

第五节　反复呼吸道感染

一年内发生上、下呼吸道感染的次数超出正常范围，即称为反复呼吸道感染。上呼吸道感染包括鼻炎、咽炎、扁桃体炎；下呼吸道感染包括支气管炎、毛细支气管炎及肺炎等疾病。

本病多见于6个月～6岁的小儿，其中1～3岁的幼儿发病率最高。本病冬春气温变化剧烈时尤易发病，夏季有自然缓解的趋势，一般学龄期前后感染次数明显减少。反复呼吸道感染日久不愈，易发生慢性鼻炎、慢性咳嗽及肾炎、风湿病等疾患，严重影响小儿的生长发育与身心健康。本病属中医学"自汗易感"等范畴，此类患儿常称为"易感儿"或"复感儿"。

一、病因病机

反复呼吸道感染病因包括禀赋不足、喂养不当、调护失宜、素禀体热、用药不当等，病位在肺、脾、肾，病机责之于虚实两端：虚为正气不足，卫外不固；实为邪热内伏，遇感乃发。若久病不愈，正气愈损，患儿抵抗力更加下降，则易变生他病。

1.禀赋不足，体质柔弱　如父母体弱多病或妊娠时罹患各种疾病，或早产、多胎，胎气孱弱，生后腠理疏松，肌肤娇嫩，不耐四时邪气，感邪即病。

2.喂养不当，脾胃受损 母乳不足或人工喂养、换乳不慎、辅食添加不当或偏食、厌食，饮食精微摄取不足，脾胃虚弱，土不生金，肺脾气虚，易遭外邪侵袭；或恣食生冷寒凉、肥甘厚腻之品，伤其脾胃，损伤正气，致外邪易侵。

3.调护失宜，不耐寒热 患儿缺乏户外活动，日照不足，肌肤柔弱，卫外不固，一旦气候突变，感冒随即发生。此外，家长未能根据天气变化或季节交替，为患儿及时添减衣被，尤其婴幼儿自身产热及散热能力均较差，衣被过薄易感风寒；衣被过厚，汗出当风，亦致外感。

4.素禀体热，遇感乃发 平素嗜食肥甘厚腻、辛辣炙煿之品，致肺胃蕴热或胃肠积热，或热病后余邪未清，亦有久居湿地，湿热内蕴者。患儿素体热盛，一旦外邪侵袭，新感易受，留邪内发。

5.用药不当，损伤正气 感冒过服解表之剂，损伤卫阳，以致卫表失司，易遭外邪侵袭。

二、诊断

（一）诊断要点

根据年龄、潜在的原因及部位不同，反复呼吸道感染分为反复上呼吸道感染和反复下呼吸道感染，后者又可分为反复气管支气管炎和反复肺炎。2007 年，中华医学会儿科学分会呼吸学组制定了反复呼吸道感染判断条件（表6-2）。

表 6-2　反复呼吸道感染判断条件

年龄（岁）	反复上呼吸道感染（次／年）	反复下呼吸道感染（次／年）	
		反复气管支气管炎	反复肺炎
0～2 岁	7	3	2
2⁺～5 岁	6	2	2
5⁺～14 岁	5	2	2

注：①两次感染间隔时间至少 7 天以上。②若上呼吸道感染次数不够，可以将上、下呼吸道感染次数相加，反之则不能。但若反复感染是以下呼吸道为主，则应定义为反复下呼吸道感染。③确定次数需连续观察 1 年。④反复肺炎是指 1 年内反复患肺炎 2 次，肺炎需由肺部体征和影像学证实，两次肺炎诊断期间肺炎体征和影像学改变应完全消失。

（二）鉴别诊断

鼻鼽 西医学称"变应性鼻炎"或"过敏性鼻炎"，临床以突然和反复发作的鼻痒、喷嚏频频、流清涕、鼻塞为主要特征，与感冒相似，可伴眼痒等眼部过敏现象；与接触蒿草及花粉等有关；患儿常有过敏体质及变应性鼻炎家族史。

三、辨证论治

（一）辨证思路

1. 辨虚实　若患儿形体瘦弱，常见多汗、气短、倦怠、乏力、纳差、生长发育迟缓等症者，多属虚证；若体质壮实，平素嗜食肥甘厚腻，常见咽微红、口臭或口舌易生疮、大便偏干者，多属实证。

2. 辨脏腑　正虚者，以肺、脾、肾之气阴虚损为主。若自汗、气弱、气短懒言者，多为肺虚；面黄少华、厌食少食、倦怠乏力者，多属脾虚；生长发育迟缓、骨骼不坚甚至畸形者，常为肾虚。偏气虚者，面色苍白，气短懒言，语声低微，舌淡嫩，边有齿痕，脉细无力。偏阴虚者，手足心热或低热，盗汗，咽干，舌红，少苔，脉细数。邪实者，以肺胃实热证居多，常见咽微红、口臭或口舌易生疮、大便干等症状；若口臭、便干、腹胀、苔厚者，多属胃肠积热。

（二）治疗原则

本病以虚证为主，故治疗以补虚为要，关键要抓住用药的时机，或健脾补肺，或益气养阴，使"正气存内，邪不可干"。若属实证者，宜清泻肺胃为主。

（三）分证论治

1. 肺脾气虚

证候：反复外感，气短，多汗，唇口色淡，面黄少华，纳呆食少，大便不调，舌质淡红，脉细无力，指纹淡。

辨证要点：反复外感，多汗，少气懒言，纳呆食少，舌质淡红。

治法：健脾补肺。

常用方：玉屏风散（《医方类聚》）加减。

常用药：黄芪、白术、防风、党参、山

药、煅牡蛎、陈皮。

加减：汗多，加五味子、浮小麦、麻黄根；纳呆食少，加鸡内金、焦麦芽、焦山楂；大便溏，加薏苡仁、茯苓。

2. 气阴两虚

证候：反复外感，手足心热，或低热，盗汗，口干，神疲乏力，纳呆食少，大便偏干，舌质红，苔少或花剥，脉细无力，指纹淡红。

辨证要点：反复外感，手足心热，盗汗神疲，纳呆便干，舌质红，苔少或花剥。

治法：益气养阴。

常用方：生脉散（《医学启源》）加减。

常用药：太子参、麦冬、五味子、白术、茯苓、牡蛎、鸡内金。

加减：偏气虚，加黄芪；纳呆，加砂仁、炒谷芽；汗多，加浮小麦、麻黄根；口干，加天花粉、石斛；手足心灼热或低热，加地骨皮、牡丹皮；大便偏干，加麻子仁、柏子仁、瓜蒌子。

3. 肺胃实热

证候：反复外感，咽微红，口臭，口舌易生疮，汗多而黏，夜寐欠安，大便干，舌质红，苔黄，脉滑数。

辨证要点：反复外感，汗多而黏，咽微红，口臭，大便干，舌质红。

治法：清泻肺胃。

常用方：凉膈散（《太平惠民和剂局方》）加减。

常用药：连翘、淡豆豉、黄芩、牛蒡子、薄荷、生石膏、大黄、淡竹叶、芦根、甘草。

加减：咽微红，加胖大海、金果榄；扁桃体肿大，加浙贝母、赤芍、玄参；口舌生疮，加栀子、通草；舌苔厚，加焦山楂、鸡内金。

四、其他疗法

（一）中成药

1.童康片，用于肺脾气虚证。

2.玉屏风颗粒，用于肺脾气虚证。

3.槐杞黄颗粒，用于气阴两虚证。

4.防感口服液，用于气阴两虚证。

5.清降片，用于肺胃实热证。

（二）捏脊疗法

捏脊疗法具有调阴阳、理气血、和脏腑、通经络的作用，可提高患儿免疫力，增强体质，防治反复呼吸道感染。每日1次，每周治疗5天，4周为1个疗程。

（三）敷贴疗法

每年三伏、三九期间，采用甘遂、细辛、白芥子、延胡索、生姜等药研末，用姜汁（或凡士林）调膏，以无菌敷料贴敷于肺俞、膏肓、膻中、天突等穴，每次贴敷2～4小时。

五、预防护理

1.注意环境及个人卫生，室内空气要流通，经常户外活动，随时更换衣服，逐渐适应气候变化，避免过冷过热。

2.感冒流行期间不去公共场所。家中有感冒病人时可用食醋熏蒸室内：每立方米空间用食醋2～5mL，加水1～2倍，置容器内，加热至全部气化。每日1次，连用3～5天。

3.积极防治各种慢性病，如维生素D缺乏性佝偻病、营养不良、贫血等。

4.按时预防接种，增强机体抗病能力。

5.出汗较多时，用干毛巾擦干，勿吹风着凉，洗澡时尤应注意。

6.养成良好的生活习惯，保证充足的睡眠，少量多餐，给以易消化、高营养的饮食。

【思考题】

1.小儿感冒为何易出现兼夹证？为何以风热感冒最常见？

2.如何结合咳嗽的声音、痰的性状和咳嗽发作时间、节律进行辨治？

3.肺炎喘嗽的病位在肺，为什么会出现心阳虚衰的变证？

4.小儿哮喘为何多自幼发病，却缠绵难愈？

5.如何预防反复呼吸道感染？

第七章

脾系病证

第一节　呕吐

呕吐是指胃中乳食从口而出的一种病证。古代医家认为有物有声谓之呕，有物无声谓之吐。因呕与吐常同时发生，故称之呕吐。本病发生无季节和年龄限制，以夏秋季和婴幼儿多见。呕吐若治疗及时，一般预后良好；但若长期呕吐或呕吐严重，可致脾胃虚损，气血化源不足，影响小儿的生长发育。呕吐是儿科常见症状，如常见的小儿哺乳后"溢乳"，也可在多种急慢性疾病的发生发展过程出现，故对呕吐要注意辨别。西医学消化道功能紊乱症出现的呕吐可参照本病治疗。

一、病因病机

呕吐以乳食不节、脾胃寒滞、感受外邪为主要病因。本病病位在胃，与肝脾相关；病机为胃失和降，胃气上逆所致。

小儿脾常不足，乳食不知自节，若小儿喂养不当，乳食过多，或进食太急，或恣食厚味、油腻等不易消化食物，致中焦壅塞，脾胃气机升降失调，胃气上逆而呕吐。若小儿脾胃虚弱，中阳不振，或恣食生冷瓜果之品，寒滞中脘，胃气失于和降而呕吐。若乳

母过食炙煿辛辣之物，或感受夏秋湿热，或较大儿童过食辛热之品，热积中脘，胃气失于和降而呕吐。此外，尚有小儿因环境不适，所欲不遂，或被打骂，可致肝气不疏，横逆犯胃，胃气上逆呕吐。

二、诊断
（一）诊断要点

1. 患儿有乳食不节、饮食不洁、腹部受寒、情志不畅史。
2. 临床以呕吐乳食、恶心纳呆、嗳腐食臭、胃脘胀闷为主要表现。

（二）鉴别诊断

1. 溢乳　为小儿哺乳后，乳汁自口角溢出，多为哺乳过急或过量所致，并非病态。

2. 其他疾病引起的呕吐　各种急腹症、颅脑疾病、药物中毒、消化道畸形等多种疾病过程中可以出现呕吐，应注意鉴别。上述疾病应及时诊断，予以相应的病因治疗。

三、辨证论治
（一）辨证思路

1. 辨病因　有饮食不节制、不清洁或暴饮暴食史；伴不思食、嗳腐食臭，多为乳食积滞；有受寒史，伴吐物清冷淡白，多为脾胃虚寒；过食辛热之物，吐物气热臭秽，多为胃热气逆所致；有情志不畅史，伴嗳气频

频，多为肝气犯胃所致。

2. 辨虚实 起病急，病程短，呕吐次频量多，多为实证，为外邪、饮食、情志所致；起病缓，病程长，呕吐时作时止，多为脾胃虚寒所致。

（二）治疗原则

和胃降逆为本病基本治则。乳食积滞者宜消食导滞，胃热者宜清热和胃，胃寒者宜温中散寒，肝气犯胃者宜疏肝降气。

（三）分证论治

1. 乳食积滞

证候：呕吐乳食，吐物为不消化乳食或酸臭乳块，不思乳食，口气臭秽，脘腹胀痛，吐后觉舒，大便秘结或泻下酸臭，舌质红，苔厚腻，脉弦滑或指纹紫滞。

辨证要点：有伤乳伤食史，呕吐不消化乳食或酸臭乳块，脘腹胀痛，苔厚腻。

治法：消食导滞，和胃止呕。

常用方：保和丸（《丹溪心法》）加减。

类方：消乳丸（《证治准绳》）加减。

小儿以饮食停滞为主者，选用保和丸；以乳食停滞为主者，选用消乳丸。

常用药：神曲、莱菔子、半夏、陈皮、连翘、茯苓、山楂、麦芽、谷芽、香附。

加减：呕吐频繁，可加生姜汁少许或藿香；大便秘结不通，加大黄、枳实；脘腹胀痛，加厚朴、香附；大便稀，泻下酸臭者，加大腹皮；口气臭秽，舌苔黄厚腻者，加胡黄连、竹茹。

2. 脾胃虚寒

证候：呕吐乳食，吐物清冷色白，时吐时止，腹痛喜按，得热则缓，食少便溏，或面白神倦，四肢欠温，或流涕、恶寒发热、恶心欲吐，大便未解或便稀不化，舌质淡，苔白，脉细无力或指纹淡红。

辨证要点：吐物清稀色淡无臭，腹痛喜热，伴四肢欠温或外感表证。

治法：温中散寒，和胃降逆。

常用方：丁萸理中汤（《医宗金鉴》）加减。

类方：藿香正气散（《太平惠民和剂局方》）加减。

脾胃虚寒呕吐，用丁萸理中汤；外感风寒呕吐，用藿香正气散。

常用药：党参、白术、干姜、丁香、吴茱萸、竹茹、藿香、紫苏叶、白芷、半夏、陈皮、茯苓、厚朴、大腹皮。

加减：腹痛绵绵，四肢欠温者，加附子、肉桂、白芍。恶寒、涕清，加荆芥、防风；发热，加金银花、连翘。

3. 胃热气逆

证候：食入即吐，呕吐频繁，吐物气热，量多秽臭，口渴多饮，面赤唇红，烦躁少寐，舌红苔黄，脉滑数或指纹紫滞。

辨证要点：吐物气热，量多秽臭，呕吐频繁，食入即吐，口渴多饮。

治法：清热泻火，和胃降逆。

常用方：黄连温胆汤（《六因条辨》）加减。

常用药：黄连、陈皮、枳实、半夏、竹茹、茯苓、甘草。

加减：口渴多饮，加麦冬、天花粉；呕吐频繁，加生代赭石（先煎）；食积，加神曲、山楂、麦芽；大便干结、舌红少津者，加石斛、玄参；烦躁少寐，加地骨皮、竹叶或用竹叶石膏汤。

4. 肝气犯胃

证候：呕吐吞酸，嗳气频作，烦躁易

怒，每因情志不遂而加重，舌红苔薄腻，脉弦或指纹紫。

辨证要点：呕吐吞酸，嗳气频作，烦躁易怒，遇情志刺激加重。

治法：疏肝理气，和胃降逆。

常用方：四逆散（《伤寒论》）合半夏厚朴汤（《金匮要略》）加减。

常用药：柴胡、半夏、厚朴、白芍、枳壳、紫苏梗、茯苓、甘草。

加减：大便秘结，加大黄；呕吐黄苦水，加黄芩、竹茹；口干便秘，加北沙参、石斛；胸胁胀痛，加川楝子、郁金。

四、其他疗法

（一）中成药

1.藿香正气水，用于外感风寒呕吐。

2.保和丸，用于乳食积滞呕吐。

3.四磨汤口服液，用于乳食积滞呕吐。

4.香砂养胃丸，用于脾胃虚寒呕吐。

（二）敷贴疗法

1.大蒜5个，去皮捣烂，吴茱萸（研末）10g。共拌匀，揉成直径1cm大小的药饼，外敷双足心，每日1次。本法用于脾胃虚寒证呕吐。

2.吴茱萸30g，生姜、葱各少许，捣烂后拌匀蒸熟，揉成直径1cm大小的药饼贴脐2～4小时，用一次性胶布固定，每日1次。本法用于寒性呕吐。

（三）推拿疗法

1.伤食呕吐 按揉合谷，清大肠，横纹推向板门，运内八卦，分腹阴阳，顺时针摩腹，揉天枢。

2.实热呕吐 清胃，清大肠，掐合谷，退六腑，运内八卦，清天河水，分腹阴阳。

五、预防护理

1.提倡母乳喂养，适量添加辅食，合理喂养，乳食勿过饱，勿进难消化食物，勿贪食冷饮。

2.加强婴幼儿的卫生管理，饭前便后要洗手，做好奶瓶和餐具的消毒。

3.讲究饮食卫生，不吃变质食物，生吃瓜果要洗净。

4.呕吐较重时应暂禁食4～8小时，可适当饮生姜水或米汤，必要时静脉输液。

5.呕吐期间宜食用清淡易消化的食物，注意量宜少，多饮水，食物种类不宜杂乱。

6.加强护理，保持安静，注意体位，防止呕吐物吸入气管。

第二节 泄泻

泄泻是以大便次数增多、粪质稀薄或如水样为特征的小儿常见病。本病一年四季均可发病，尤以夏秋两季为多。本病发病年龄以婴幼儿为主，其中6个月～2岁的小儿发病率最高。本病轻者预后良好，重者极易伤津耗液，导致气阴两伤，甚至出现阴竭阳脱之危候；若久泻迁延不愈者，常可导致疳证，或慢惊风。西医学腹泻可参照本病治疗。

一、病因病机

小儿泄泻的常见病因有感受外邪、内伤饮食、脾胃虚弱等，病位主要在脾，湿浊为主要病理因素，病机关键为脾困湿盛。

小儿脏腑娇嫩，脾常不足，寒暖不能自调，乳食不能自节，一旦寒温失调，或乳食失节，均易损伤脾胃，致升降失司，水谷不化，清浊不分，合污而下，而成泄泻。若小儿素体脾虚，或久病迁延不愈，或用药攻伐过度，均可致脾胃虚弱，渐伤脾阳，日久及肾，造成脾肾阳虚泻。

由于小儿稚阳未充、稚阴未长，泄泻后较成人更易损阴伤阳，发生变证。若泻下过度，易伤阴耗气，甚则阴伤及阳，出现阴竭阳脱之危重变证。若久泻不止，脾气虚弱，肝旺生风，可成慢惊风；生化乏源，气血不足，脏腑失养，久则易成疳证。

二、诊断

（一）诊断要点

1.患儿有乳食不节、饮食不洁，或感受外邪史。

2.临床表现：大便次数和量较平时明显增多。粪便呈淡黄色、黄绿色或褐色；清水样，或夹奶块、不消化物，或呈蛋花汤、稀溏或糊状，或夹少量黏液；大便臭。可伴有恶心呕吐、腹痛、发热、纳差、口渴、小便少等症。严重者可出现小便短少、高热、烦渴、精神萎靡、皮肤干瘪、囟门凹陷、目眶下陷、啼哭无泪、口唇樱红、呼吸深长、腹胀等气阴两伤或阴竭阳脱的表现。

3.辅助检查

（1）大便镜检　稀薄，可有脂肪球，或少量白细胞、红细胞。

（2）大便病原学检查　可有轮状病毒等检测阳性，或致病性大肠杆菌等细菌培养阳性。

（二）鉴别诊断

痢疾　起病急，病程短，大便次频量少，有黏液脓血或血便，腹痛、里急后重明显。粪常规检查中白细胞≥15个/高倍视野，可见红细胞和吞噬细胞；大便培养有痢疾杆菌生长。而泄泻以大便次频量多、稀水便为特征，无里急后重；大便镜检可有脂肪球，或少量白细胞、红细胞；病原学检查可见轮状病毒检测阳性或致病性大肠杆菌等培养阳性。

三、辨证论治

（一）辨证思路

1.辨寒热、虚实　可根据患儿病史、大便性状及伴随症状辨识。有着凉饮冷史，大便清稀多泡沫，伴腹痛肠鸣，属寒；冒受暑湿或饮食不洁，大便量多次频，水便秽臭有黏液，舌苔黄腻，属热；素体虚弱或病久，便溏不臭或完谷不化，伴

纳呆神疲者或形寒肢冷，属虚；有伤乳食史，大便酸臭泻后腹痛减，舌苔白厚，属实。

2.辨轻重　可从大便、小便、精神、饮食及体征辨识。大便每日次数少于10次，尿量不少，精神尚可，目眶无凹陷，啼哭有泪，为轻证；大便每日次数多于10次，稀水量多，小便短少，神萎嗜睡，皮肤干瘪，目眶凹陷，啼哭无泪，多为重证。

（二）治疗原则

本病以运脾化湿为基本治则。针对病因不同，实证可给予清热利湿、消食导滞、疏风散寒等法；根据脏腑虚损的不同，虚证可采用健脾益气、温补脾肾、固涩止泻等方法治疗。泄泻重证应中西医结合治疗。本病除口服药物外，还可选用推拿、敷贴等疗法。

（三）分证论治

1.常证

（1）伤食泻

证候：大便次数增多，夹有乳块或不消化的食物残渣，气味酸臭或如败卵，便前腹痛，泻后痛减，脘腹胀满，嗳气酸馊，矢气频频臭秽，食少或拒食，夜寐欠安，舌苔厚腻或黄垢，脉滑数，指纹紫滞。

辨证要点：有内伤乳食史。大便酸臭或如败卵，腹痛欲泻，泻后痛减。

治法：消食化滞，运脾和胃。

常用方：保和丸（《丹溪心法》）加减。

类方：消乳丸（《证治准绳》）加减。

小儿以饮食停滞为主者，选用保和丸；以乳食停滞为主者，选用消乳丸。

常用药：六神曲、山楂、焦麦芽、莱菔子、半夏、茯苓、陈皮、连翘、鸡内金。

加减：呕吐，加竹茹、砂仁；大便稀水样，加苍术、车前子；大便不爽，加厚朴、枳壳；腹痛较重，加白芍、木香。

（2）风寒泻

证候：大便清稀，色淡夹泡沫，臭味不甚，便前腹痛肠鸣，常伴恶寒发热、鼻塞流涕，舌淡红苔白，脉浮，指纹淡红。

辨证要点：常有着凉受寒史。大便清稀夹有泡沫，臭味不甚，肠鸣腹痛。

治法：疏风散寒，化湿和中。

常用方：藿香正气散（《太平惠民和剂局方》）加减。

类方：不换金正气散（《太平惠民和剂局方》）加减。

表寒甚者，选用藿香正气散；湿浊重者，选用不换金正气散。

常用药：藿香、葛根、紫苏叶、白芷、半夏、陈皮、茯苓、苍术、厚朴、大腹皮、甘草。

加减：腹胀，加木香、枳壳；腹痛，加

白芍、延胡索；纳呆食少，加六神曲、山楂；尿少，加车前子、泽泻。

（3）湿热泻

证候：大便水样，泻势急迫，量多次频，气味秽臭，或大便夹有黏液，肛门红赤，腹痛阵作，恶心呕吐，发热烦渴，小便短黄，舌质红，苔黄腻，脉滑数，指纹紫。

辨证要点：常有外感暑湿，或饮食不洁史。泻下急迫，便稀味臭，量多次频，舌质红，苔黄腻。

治法：清肠解热，化湿止泻。

常用方：葛根黄芩黄连汤（《伤寒论》）加味。

常用药：葛根、黄芩、黄连、马齿苋、地锦草、白芍、甘草。

加减：热重于湿，加白头翁、连翘；湿重于热，加薏苡仁、车前子；腹胀满，加厚朴、木香；呕吐，加藿香、半夏。

（4）脾虚泻

证候：大便稀溏，色淡不臭，多于食后作泻，时轻时重，反复发作，食欲不振，面色萎黄，神疲倦怠，舌淡苔白，脉细弱，指纹淡。

辨证要点：反复发作，食后作泻，面色萎黄，神疲纳呆。

治法：健脾益气，助运止泻。

常用方：七味白术散（《小儿药证直诀》）加减。

类方：参苓白术散（《太平惠民和剂局方》）加减。

脾胃久虚、津液内耗者，宜七味白术散加味；脾胃气虚夹湿者，选用参苓白术散。

常用药：党参、茯苓、白术、藿香、木香、葛根、山药、甘草。

加减：苔腻，加佩兰、薏苡仁；食少，加六神曲、麦芽；腹胀，加木香、乌药；腹冷舌淡，加炮姜、煨益智仁。

（5）脾肾阳虚泻

证候：久泻不愈，大便清稀，澄澈清冷，完谷不化，或有五更作泻，伴脱肛，形寒，肢冷，面白无华，精神萎靡，睡时露睛，舌淡苔白，脉沉细，指纹色淡。

辨证要点：久泻不愈，大便清稀、完谷不化，形寒肢冷。

治法：健脾温肾，固涩止泻。

常用方：附子理中汤（《太平惠民和剂局方》）加减。

类方：四神丸（《内科摘要》）、真人养脏汤（《太平惠民和剂局方》）加减。

若以脾阳虚为主，脘腹冷痛泄泻者，选附子理中汤；若以肾阳虚为主，五更泄泻者，选用四神丸加味；若以脾阳虚为主，久泻滑脱不禁者选用真人养脏汤。

常用药：制附子、人参、炮姜、补骨脂、肉豆蔻、白术、白芍、石榴皮、甘草。

加减：脱肛，加黄芪、升麻；久泻不止，加赤石脂、禹余粮。

2. 变证

（1）气阴两伤

证候：泻下无度，神萎不振或心烦不安，四肢乏力，口渴引饮，小便短少，甚则无尿，眼眶、囟门凹陷，啼哭无泪，唇红而干，皮肤干燥，舌红少津，苔少或无苔，脉细数。

辨证要点：泻下无度，神萎不振，眼眶、囟门凹陷，口渴尿少。

治法：健脾益气，酸甘敛阴。

常用方：人参乌梅汤（《温病条辨》）加减。

常用药：人参、乌梅、茯苓、莲子、山药、白芍、甘草。

加减：久泻不止，加诃子、禹余粮；口渴引饮，加天花粉、石斛。

（2）阴竭阳脱

证候：泻下不止，便稀如水，次频量多，精神萎靡，表情淡漠，面色青灰或苍白，四肢厥冷，哭声微弱，气息低微，舌淡，苔薄白，脉细微欲绝。

辨证要点：泻下不止，精神萎靡，四肢厥冷，脉细微欲绝。

治法：挽阴回阳，救逆固脱。

常用方：生脉散（《医学启源》）合参附龙牡救逆汤（验方）加减。

常用药：人参、麦冬、五味子、附子、龙骨、牡蛎、白芍、白术、甘草。

加减：四肢厥冷，大汗淋漓，即予参附注射液静脉滴注。本证病情危重，应中西医结合治疗。

四、其他疗法

（一）中成药

1. 藿香正气水，用于风寒泻。

2. 苍苓止泻口服液，用于湿热泻。

3. 胃肠安丸，用于伤食泻。

4. 婴儿健脾散，用于脾虚泻。

5. 附子理中丸，用于脾肾阳虚泻。

（二）敷贴疗法

1. 用五倍子、干姜各 10g，吴茱萸、丁香各 5g，共研细末，用白酒调和，贴敷神阙穴，纱布敷盖固定。本法用于虚寒泄泻。

2. 丁香 1 份，肉桂 2 份，共研细末。每次 1～2g，姜汁调成糊状，敷于神阙穴，外用胶布固定。本法用于风寒泻、脾虚泻、脾肾阳虚泻。

（三）推拿疗法

1.伤食泻　运板门，运内八卦，补脾经，清大肠，揉中院，摩腹，揉天枢，揉龟尾。

2.风寒泻　补脾经，推三关，补大肠，揉外劳，揉脐，推上七节骨，揉龟尾，按揉足三里。若肠鸣腹痛者，加揉一窝风、拿肚角；体虚，加捏脊；惊惕不安，加掐揉五指节、清肝经、开天门等。

3.湿热泻　清脾经，清大肠，清小肠，退六腑，揉天枢，推上七节骨，揉龟尾。

4.脾虚泻　补脾经，补大肠，推三关，摩腹，揉脐，推上七节骨，揉龟尾，捏脊。久泻不止者，加按揉百会；腹胀，加运内八卦；肾阳虚者，加补肾经、揉外劳。

（四）针灸疗法

风寒泻、脾虚泻、脾肾阳虚泻宜健脾益肾、温化寒湿，针、灸均可，或并用针灸，虚补实泻；伤食泻、湿热泻宜行气化滞、通调腑气，只针不灸，以泻法为主。

主穴：神阙、天枢、大肠俞、上巨虚、三阴交。

配穴：风寒泻，加脾俞、阴陵泉；湿热泻，加合谷、下巨虚；伤食泻，加中院、建里；脾虚泻，加脾俞、足三里；脾肾阳虚泻，加肾俞、命门、关元。

操作：诸穴均常规针刺，神阙穴用隔盐灸或隔姜灸，脾肾阳虚泻可用隔附子饼灸。急性泄泻每日治疗 1～2 次，慢性泄泻每日或隔日治疗 1 次。

五、预防护理

1. 提倡母乳喂养，适量添加辅食，合理喂养，乳食勿过饱，勿进难消化食物。

2. 加强婴幼儿的卫生管理，饭前便后要洗手，做好奶瓶和餐具的消毒。

3. 讲究饮食卫生，不吃变质食物，生吃瓜果要洗净。

4. 控制饮食，适当减少乳食，若伴频繁呕吐者应暂时禁食，随病情好转，逐渐恢复少量易消化的食物。初愈后应注意调摄饮食，忌油腻、生冷、辛辣及不消化食物。

5. 注意观察大便次数与性状的改变，注意尿量、皮肤弹性、精神状态等情况的变化，预防脱水的发生。

6. 保持皮肤清洁干燥，勤换尿布。每次大便后，要用温水清洗臀部，并扑上爽身粉，防止发生红臀。

7. 可给予米汤电解质溶液预防或治疗轻中度脱水。配制方法：米汤 500mL（约 5% 浓度）加入食盐 1.75g。

六、医案选录

王某，男，13 个月。2004 年 12 月 5 日就诊。1 天前患儿发热，体温波动在 38～39℃，偶咳。今晨起，患儿呕吐 2 次，为胃内容物。便稀，水样便，已 7 次。诊时，患儿发热，不咳，稀水样便，少尿。查体：体温 38.3℃，精神稍差，咽充血，心肺未闻明显异常，皮肤弹性尚好，舌质红、苔薄黄。查血常规：白细胞计数 9.8×10⁹/L，中性粒细胞 48%，淋巴细胞 44%。便常规：稀水便，白细胞 0～1 个/高倍视野。尿常规：尿酮体（+++）。

轮状病毒检测：阳性。诊断为泄泻（湿热泻）。治法：清热利湿。处方：葛根5g，黄芩5g，川黄连1.5g，木香3g，清半夏5g，甘草3g，泽泻5g。2剂，水煎100mL，分服。配合输电解质液以纠正水电解质平衡。12月7日：患儿昨天热退，无吐，尚见腹泻，腹胀，水样便稍见转稠，日6～8次，未见黏液便，尿量增。舌质红，苔薄。中药拟健脾止泻法。处方：藿香5g，葛根5g，木香3g，党参5g，白术5g，云苓5g，甘草3g，川黄连1g。服药2剂，患儿便常，纳增，精神活泼，舌质偏红，苔薄白。腹泻病愈，予"保和散"调治脾胃。

第三节　便秘

便秘是大便秘结不通，排便间隔时间延长，或虽有便意但排出困难的一种病证。便秘可引起患儿食欲不振，睡眠不实，或肛裂、脱肛和痔疮等。西医学功能性便秘可参照本病治疗。

一、病因病机

本病病位在大肠，病机是大肠传导失常，主要病因有饮食失调、情志失调、燥热内结、气血亏虚。

小儿脾常不足，若饮食失调，损伤脾胃，致运化失常，食积蕴热而津伤肠燥，引起便秘；小儿肝常有余，肝气郁结，木旺乘土，肺金不降，中土不运，气机郁滞，肠腑通降失常，糟粕内停而致便秘；小儿过食辛热厚味，或胎热素盛，或外感热病后，余热下移肠腑，均可致胃肠积热，传导不利而为便秘；小儿久病、大病后，或误汗、误下、误温针后，致气血亏虚，气虚则肠腑推动无力，血虚津枯，则肠燥大便难行，发为便秘。

二、诊断

（一）诊断要点

1. 有排便疼痛或费力史。

2. 大便干燥坚硬，秘结不通，或虽有便意但排出困难。

3. 排便时间间隔延长，每周排便≤2次。

4. 直肠内存在大量粪便团块，或有大量粪便潴留史或有大块粪便阻塞厕所史。

至少出现上述2条以上症状，持续1个月以上，方可诊断。

（二）鉴别诊断

1. 先天性巨结肠　属先天性肠道畸形，主要表现为胎粪排出延迟、顽固性便秘和腹胀，呈进行性加重；常有呕吐、营养不良和发育迟缓；直肠指检有空虚感或裹手感；腹部立位X线平片显示低位不完全性肠梗阻，近端结肠扩张，盆腔无气体或少量气体；钡剂灌肠显示近直肠–乙状结肠处狭窄，上段结肠异常扩大，呈"漏斗状"改变。

2. 肛裂　肛管皮肤破裂形成菱形裂口或溃疡，以排便时异常疼痛、便时出血为特点，反复发作，患儿因疼痛长期忍便，就会形成便秘。

三、辨证论治

（一）辨证思路

1. 辨虚实　实证多为乳食积滞、燥热内结、气机郁滞所致，病程较短，粪质干燥坚硬，常伴腹胀拒按、口苦口臭、口腔溃疡、睡眠不安等症状。虚证多因气血亏虚，失于濡养，传导无力所致，病程较长，可由实证转变而来，欲便不出或便出不畅，常伴神疲乏力、面色无华等症状。

2. 辨寒热　热证多有面赤身热、口干尿黄、腹胀腹痛、舌红苔黄等症状。寒证常见四肢不温、面白无华、喜温恶寒、小便清长、舌淡苔白等表现。

（二）治疗原则

本病实证以疏导通利为主，常用通腑清热、疏肝理气、消积导滞之法；虚证以扶正为先，常用健脾益气、滋阴养血、润肠通便、温阳益肾等法。本法还可以配合推拿、针灸等进行治疗；同时强调注意合理饮食，培养良好的排便习惯。

（三）分证论治

1. 乳食积滞

证候：大便干结，排便困难，腹胀满疼痛，不思乳食，伴恶心呕吐，手足心热，心烦，睡眠不安，小便短黄，舌红苔黄腻，脉沉有力，指纹紫滞。

辨证要点：有伤乳、伤食史，便秘腹胀，舌红苔腻。

治法：消积导滞，清热通便。

常用方：枳实导滞丸（《内外伤辨惑论》）加减。

常用药：大黄、枳实、黄芩、黄连、神曲、白术、茯苓、莱菔子。

加减：腹胀痛，加厚朴、槟榔；积滞化热，加连翘、胡黄连；伤乳，加麦芽；呕吐，加藿香。

2. 燥热内结

证候：大便干硬，排出困难，甚至秘结不通，面红身热，口干口臭，或口舌生疮，腹胀腹痛，小便短赤，舌质红，苔黄燥，脉滑数，指纹紫滞。

辨证要点：大便干硬，排出困难，口臭，舌质红，苔黄燥。

治法：清热导滞，润肠通便。

常用方：麻子仁丸（《伤寒论》）加减。

常用药：麻子仁、大黄、枳实、厚朴、杏仁、白芍。

加减：口干舌燥，加生地黄、玄参；口舌生疮，加胡黄连、淡竹叶；腹胀痛，加槟榔、木香。

3. 气机郁滞

证候：大便闭涩，嗳气频作，肠鸣矢气，胸胁痞闷，腹中胀痛，舌质红，苔薄白，脉弦，指纹滞。

辨证要点：情志不畅或久坐少动，大便闭涩，胸胁痞闷。

治法：疏肝理气，导滞通便。

常用方：六磨汤（《证治准绳》）加减。

常用药：木香、乌药、沉香、大黄、槟榔、枳实、郁金。

加减：气郁日久化火，口苦咽干者，加黄芩、栀子、龙胆草；嗳气频作，加旋覆花、紫苏子；恶心呕吐，去槟榔，加厚朴、半夏；胸胁痞满，加瓜蒌、香附；腹胀腹痛，加青皮、莱菔子；气郁寡言，加柴胡、香附、合欢皮。

4. 气血亏虚

证候：粪质干结，或并不干硬，虽有便意，但努挣乏力，难于排出，汗出气短，便后疲乏，神倦懒言，面色无华，唇甲色淡，头晕心悸，夜寐多梦，舌淡苔白，脉弱，指纹淡。

辨证要点：虽有便意，排出困难，神倦懒言，面色无华。

治法：补气养血，润肠通便。

常用方：黄芪汤（《太平惠民和剂局方》）合润肠丸（《沈氏尊生书》）加减。

常用药：黄芪、陈皮、火麻仁、党参、白术、当归、生地黄、桃仁、枳壳、蜂蜜。

加减：气虚较甚，加人参；气虚下陷脱肛，重用黄芪，加升麻、柴胡，或用补中益气汤；面白唇淡，加何首乌、枸杞子、阿胶；心悸健忘，加酸枣仁、柏子仁。

四、其他治法

（一）中成药
1. 保赤丹，用于乳食积滞证。
2. 麻仁丸，用于燥热内结证。
3. 逍遥丸，用于气机郁滞证。
4. 润肠丸，用于气血亏虚证。

（二）针灸疗法
1. 体针　主穴取大肠俞、天枢、支沟、上巨虚。燥热内结，加合谷、曲池；气机郁滞，加中脘、行间；气血虚，加脾俞、胃俞。实证用泻法，虚证用补法。

2. 耳穴贴压　常用穴为直肠下段、大肠、便秘点。

（三）推拿疗法
推脾经、推大肠、推下七节骨、揉龟尾、摩肚脐、掐揉足三里。实证用泻法，加退六腑；虚证用补法，加揉二马、补肾经。

（四）敷贴疗法
大黄细末，每次 3g，陈醋调成饼状敷于脐部神阙穴，用于实证便秘。

五、预防护理

1. 注意饮食结构合理，纠正不良的进食习惯。婴儿应适时添加辅食，幼儿应多吃蔬菜。

2. 避免情志刺激，不应在孩子进食时训斥打骂。

3. 培养良好的排便习惯，避免反复使用开塞露通便，排便时不看书、不玩玩具。

第四节　腹痛

腹痛是以腹部疼痛症状命名的病证，是指以疼痛发生在胃脘部以下、耻骨联合以上的部位而言。若脐周部位疼痛为脐腹痛，若小腹两侧或一侧疼痛为少腹痛，若脐下腹部正中疼痛为小腹痛。腹痛可发生于任何年龄，无明显季节性。婴幼儿出现腹痛时常不能语言表达，极易造成漏诊、误诊，应力争确诊原发疾病，及时防治急腹症的发生。

一、病因病机

小儿腹痛的常见病因有感受寒邪、乳食积滞、脏腑虚冷、气滞血瘀等，病机关键为气机不利。

小儿寒温不能自调，若护理喂养不当，或感受寒邪；或过食生冷瓜果，或乳哺不节，或暴饮暴食，或过食不易消化的食物，损伤脾胃，运化失常，壅塞气机，腑气不通则痛。若先天禀赋不足，素体阳虚，或病后体质虚弱，中阳不足，脏腑虚冷，以致寒湿内停；或因跌打损伤，或手术后腹内经脉损伤，瘀血内留；或久病不愈，瘀阻脉络，导致气机不利，气滞血瘀而致腹痛。

二、诊断

（一）诊断要点

1.患儿常有腹部着凉、饮食不洁，或喂养不慎史。

2.临床以胃脘以下、脐之四旁及耻骨以上部位发生疼痛为主要表现，可急骤或缓慢起病，也可表现为呈阵发性或持续性疼痛，可伴有发热、黄疸、血尿、呕吐、腹泻、便血等症状。

3.辅助检查：造成腹痛的原发性疾病很多，可根据病情做血常规、大便常规、血尿淀粉酶、X线腹部平片、腹部B超及大便潜血等检查，以尽快明确造成腹痛的原发性疾病的诊断。

（二）鉴别诊断

1.胃脘痛　疼痛部位在胃脘近心窝处，可在背部胃俞穴或脾俞穴触及压痛点，常兼见有恶心、呕吐、泛酸、嗳气呃逆、嘈杂等症。

2.胁肋痛　疼痛部位在两胁肋，可在背部肝俞穴或胆俞穴触及压痛点，常兼见胁肋胀满不适。

三、辨证论治

（一）辨证思路

1.辨病因　可根据腹痛的部位、疼痛的特点及伴随症状辨别。有着凉饮冷史，腹部疼痛，得温则减，肠鸣腹泻或呕吐者，为腹部中寒；痛无定处，腹部胀满者，属气滞；有外伤或手术史，痛有定处，夜间为甚，或可触及包块者，属瘀血；右侧少腹疼痛，灼热拒按者，为肠痈；有暴饮暴食史，脘腹疼痛，食则更甚者，属食积。

2.辨虚实　可根据疼痛轻重和喜按与否辨别。腹痛阵发，得温则减，多属寒属实；胀满疼痛，按之痛甚，多属乳食积滞；腹痛绵绵，多为脏腑虚冷；痛如针刺，胀满不适，则多为气滞血瘀，属实。

（二）治疗原则

本病以调理气机、疏通经脉为基本治则，根据不同的病因分别采取温经散寒、消食导滞、扶正补虚、活血化瘀等方法。除口服药物治疗以外，还可结合针灸、推拿和敷贴等疗法。

（三）分证论治

1.乳食积滞

证候：腹部胀满疼痛，按之痛甚，嗳哕酸腐，不思饮食，时转矢气，粪便臭秽，泻后痛减，夜卧不安，时时啼叫，舌苔厚腻或黄腻，脉滑数有力，指纹紫滞。

辨证要点：有内伤乳食史。腹痛拒按，嗳哕酸腐，泻后痛减。

治法：消食导滞，理气止痛。

常用方：保和丸（《丹溪心法》）加减。

类方：消乳丸（《证治准绳》）加减。

小儿以饮食停滞为主者，选用保和丸；以乳食停滞为主者，选用消乳丸。

常用药：六神曲、山楂、焦麦芽、莱菔子、半夏、茯苓、陈皮、连翘、鸡内金。

加减：大便溏泄，加薏苡仁、白术；呕吐，加竹茹、砂仁；腹部胀气，加厚朴、枳壳；腹痛较重，加木香、延胡索。

2.腹部中寒

证候：腹部疼痛，阵阵发作，得温痛减，面色苍白，痛甚时额出冷汗，甚则唇色紫暗，肢冷，或呕吐，腹泻，小便清长，舌苔多白滑，脉缓沉弦，指纹紫滞。

辨证要点：有着凉饮冷史，腹痛阵作，

得温痛减。

治法：温中散寒，理气止痛。

常用方：养脏汤（《普济方》）加减。

类方：大建中汤（《金匮要略》）加减。

小儿以寒凝气滞为主者，选用养脏汤；以脾胃虚弱，腹部中寒为主者，选用大建中汤。

常用药：木香、丁香、沉香、当归、白芍、川芎、肉桂、延胡索、乌药。

加减：恶心呕吐，加竹茹、藿香；大便稀，加肉豆蔻、诃子。

3. 脏腑虚冷

证候：腹痛绵绵，时作时止，痛时喜按，得温痛减，得食则痛缓，面色苍白，精神倦怠，四肢清冷，饮食减少，或食后作胀，大便稀溏，舌淡苔白，脉缓沉细，指纹淡红。

辨证要点：腹痛绵绵，喜温喜按。

治法：温中补虚，理气止痛。

常用方：小建中汤（《伤寒论》）加减。

类方：理中汤（《伤寒论》）加减。

腹痛以脾胃虚弱为主者，选用小建中汤；腹痛脾胃虚弱，兼见腹泻者，选用理中汤。

常用药：桂枝、白芍、甘草、饴糖、大枣、生姜、党参、白术、干姜。

加减：气虚不足，加黄芪；血虚不足，加当归；肾阳不足，加附子、肉桂；腹寒痛甚，加吴茱萸。

4. 气滞血瘀

证候：腹痛拒按，或痛如针刺，痛有定处，固定不移，或触及包块，推之不移，按之痛剧，面无光泽，口唇色晦，舌紫暗或有瘀点，脉沉涩，指纹青紫。

辨证要点：腹痛痛有定处，痛如针刺，拒按或腹部包块。

治法：活血化瘀，理气止痛。

常用方：少腹逐瘀汤（《医林改错》）加减。

类方：金铃子散（《素问病机气宜保命集》）加减。

寒凝气滞血瘀为主者，选用少腹逐瘀汤；肝郁化火，气滞血瘀为主者，选用金铃子散。

常用药：肉桂、干姜、小茴香、蒲黄、五灵脂、赤芍、当归、川芎、延胡索、没药。

加减：胀痛，加川楝子、乌药；若有包块，加三棱、莪术。

四、其他疗法

（一）中成药

1. 藿香正气水，用于腹部中寒腹痛。

2. 附子理中丸，用于脏腑虚冷腹痛。

3. 宝宝乐，用于脏腑虚冷腹痛。

4. 保儿安颗粒，用于乳食积滞腹痛。

（二）敷贴疗法

1. 生葱头250g捣烂炒熟，敷肚脐，用于虚寒腹痛。

2. 淡豆豉、生姜、葱白切细，加青盐炒烫，装入布袋热熨肚腹疼痛处，每日1～2次，每次20分钟。本法用于虚寒腹痛。

（三）推拿疗法

1. 中寒腹痛 揉一窝风，揉外劳宫，揉一窝风，拿肚角。

2. 食积腹痛 清脾胃，清大肠，顺运八卦，推四横纹，清板门，揉中脘，摩腹。

3. 脏腑虚冷 补脾经，补肾经，揉外劳，补大肠，推三关，摩腹，揉脐，推上七节骨，揉龟尾，捏脊。

4. 瘀血腹痛 揉膈俞，揉血海，揉一窝风，揉外劳宫，拿肚角。

（四）针灸疗法

腹部中寒腹痛、脏腑虚冷腹痛宜健脾温中、理气止痛，针、灸均可，或并用针灸，虚补实泻；伤食腹痛、瘀血腹痛宜行气化滞、通调腑气，针、灸均可，以泻法为主。

主穴：天枢、大肠俞、中脘、足三里。

配穴：乳食积滞，加建里、梁门；腹部中寒，加神阙、气海；脏腑虚冷，加脾俞、胃俞；气滞血瘀，加合谷、膈俞。

操作：诸穴均常规针刺，神阙穴用隔盐灸或隔姜灸，腹部受寒和脏腑虚冷可用隔姜灸或隔附子饼灸。急性腹痛每日治疗 1～2次，慢性腹痛每日或隔日治疗 1次。

五、预防护理

1. 逐步添加辅食，合理喂养，乳食勿过饱，勿进低温冰冻食物。不生吃瓜果、油腻食物。

2. 避免感受风寒，注意腹部保暖。

3. 培养多食蔬菜、水果的生活习惯。

4. 腹痛初愈后应注意饮食调摄，忌生冷、油腻及不易消化食物。

5. 密切注意腹部是否有包块，以及肠型、肌紧张、压痛反跳痛、排便排气情况，以便尽快排除是否有外科急腹症情况。

第五节 厌食

厌食是以小儿较长时期食欲不振，食量减少，但精神尚好为特征的常见病证。本病四季均可发生，而夏季暑湿当令之时，症状更为明显。本病发病年龄以 1～6 岁多见，患儿除食欲不振以外，一般无特殊不适，预后良好；但长期不愈者，可使气血生化乏源，抗病能力下降，而易罹患他病，甚或日渐消瘦，转为疳证。西医学消化功能紊乱中的厌食症状可参照本病治疗。

一、病因病机

厌食的常见病因有喂养不当、病后失调、先天禀赋不足、情志失调等，其中喂养不当为主要原因。本病病位在脾胃，病机关键为脾运失健。

小儿脾常不足，且乳食不知自制，若哺喂不当，或患他病过于用药，或病后失于调养，均可使脾胃受纳运化失常，而致厌恶进食。若小儿先天禀赋不足，脾胃尤显薄弱，则生后即表现食欲欠佳，不思乳食。若小儿长期情志不遂，也可致肝气不疏而乘脾犯胃，造成厌食。

本病初起多为脾胃失和之轻证，病久因气血化生乏源而影响小儿生长发育，可转为疳证。

二、诊断

（一）诊断要点

1. 患儿有喂养不当、病后失调、先天不足或情志失调史。

2. 临床表现：较长时期食欲不振，食量明显少于正常同龄儿童，可伴面色少华、形体偏瘦，但精神尚好，活动如常；病程多超过 2 个月，除外其他外感、内伤疾病所致的厌食症状。

（二）鉴别诊断

1. 疰夏 为季节性疾病，有"春夏剧、秋冬瘥"的特点，除以食欲不振为主以外，同时还见全身倦怠、大便不调或发热等症。

2. 积滞、疳证 本病与积滞、疳证的鉴别见表 7-1。

表 7-1 积滞、厌食、疳证的鉴别

病证	积滞	厌食	疳证
病史	伤乳、伤食史	有喂养不当、病后失调、先天不足或情志失调史	有喂养不当、疾病影响、禀赋不足或长期消瘦史
临床特征	不思乳食，食而不化，脘腹胀满，嗳气酸腐，大便溏薄或秘结酸臭	长期食欲不振，厌恶进食，食量减少，形体偏瘦，面色少华	形体消瘦，面色无华，毛发干枯，嗜食异物，大便干稀不调，腹大肢细
精神及行为	可伴烦躁不安、夜间哭闹	精神尚好，活动如常	精神萎靡或烦躁易怒，或喜揉眉擦眼、吮指磨牙等
特殊检查	大便检查可见不消化食物残渣、脂肪滴	可做微量元素检测	贫血者，血红蛋白及红细胞减少；水肿者，血清总蛋白及白蛋白降低

三、辨证论治

（一）辨证思路

本病主要辨虚实，可根据病程和临床表现辨识。凡病程短，仅表现纳呆食少，食而乏味，形体尚可，舌脉正常，少有其他表现，为脾失健运，属实证。病程长，除食欲不振、食量减少以外，尚伴面色少华、形体偏瘦、大便不调者，为虚证。面色萎黄，大便溏薄，舌淡苔薄，多属脾胃气虚；口舌干燥，大便秘结，舌红少津，苔少或剥脱，多属脾胃阴虚。

（二）治疗原则

本病以运脾开胃为基本原则，根据临床表现分别治以运脾和胃、健脾益气、滋养胃阴等法。同时，应注意患儿的饮食调养，纠正不良饮食习惯，方能取效。本病除口服药物以外，还可选用推拿、针灸、敷贴等疗法。

（三）分证论治

1. 脾失健运

证候：食欲不振，食量减少，食而乏味，形体正常，精神如常，舌淡红，苔薄白或薄腻，脉和缓或指纹淡紫。

辨证要点：食欲不振，食量减少，形体、精神如常。

治法：运脾开胃。

常用方：不换金正气散（《太平惠民和剂局方》）加减。

类方：曲麦枳术丸（《医学正传》）加减。

脾运失健夹湿者，选用不换金正气散；脾运失健夹滞者，选用曲麦枳术丸。

常用药：苍术、厚朴、陈皮、藿香、甘草。

加减：食后脘腹饱胀明显者，加木香、莱菔子；嗳气泛恶，加竹茹、半夏；大便偏稀，加山药、薏苡仁；大便偏干，加枳实、槟榔。

2.脾胃气虚

证候：不思乳食，食量减少，面色少华，形体偏瘦，肢倦乏力，大便溏薄，夹有不消化食物残渣，舌质淡，苔薄白，脉缓无力或指纹淡红。

辨证要点：不思乳食，食量减少，面色少华，肢倦乏力。

治法：健脾益气。

常用方：异功散（《小儿药证直诀》）加减。

类方：参苓白术散（《太平惠民和剂局方》）、运脾散（《奇效良方》）加减。

脾胃气虚者，选用异功散；气虚夹湿者，选用参苓白术散；气虚夹滞者，用运脾散。

常用药：党参、白术、茯苓、陈皮、甘草。

加减：大便稀溏者，去白术加苍术、薏苡仁、山药；饮食不化、大便夹不消化食物残渣者，加焦山楂、炒谷芽、炒麦芽；汗多易感，加黄芪、防风、牡蛎；情志抑郁，加柴胡、佛手。

3.脾胃阴虚

证候：不思进食，食量减少，口干饮多，形体偏瘦，大便偏干，或烦躁少寐，舌红少津，苔少或剥脱，脉细数或指纹偏紫。

辨证要点：食少饮多，大便偏干，舌红苔少或剥脱。

治法：养阴和胃。

常用方：养胃增液汤（验方）加减。

常用药：沙参、麦冬、石斛、玉竹、白芍、乌梅、甘草。

加减：口干唇赤，加芦根、天花粉；烦躁少寐，加胡黄连、酸枣仁；手足发热、盗汗，加牡丹皮、地骨皮；大便秘结，加火麻仁、郁李仁。

四、其他疗法

（一）中成药

1.小儿喜食糖浆，用于脾运失健证。

2.小儿健脾丸，用于脾胃气虚证。

3.儿康宁糖浆，用于脾胃气虚证。

4.儿宝颗粒，用于脾胃阴虚证。

5.小儿健胃糖浆，用于脾胃阴虚证。

（二）推拿疗法

本病各证型均可采用补脾经、运内八卦、推四横纹、摩腹、分腹阴阳、揉足三里等法，配合或单独应用捏脊疗法，对增进和改善食欲也有帮助。

（三）针灸疗法

本病取足三里、三阴交、脾俞、胃俞为主穴，脾失健运者平补平泻；脾胃气虚者用补法；脾胃阴虚者，加阴陵泉、内关，用补法。还可配合耳穴贴压法，主取脾、胃、神门、皮质下。

（四）敷贴疗法

1.高良姜、青皮、陈皮、荜茇、荜澄茄、苍术、薄荷、蜀椒各等量，研为细末，做成香袋，佩戴于胸前。

2.丁香、吴茱萸各30g，肉桂、细辛、木香各10g，白术、五倍子各20g，共研末，取药粉5～10g，用酒或生姜汁调糊状，外敷神阙穴，用于脾失健运、脾胃气虚证。

五、预防护理

1.科学育儿，合理喂养，不偏食，不嗜食，养成良好的饮食习惯。

2. 及时纠正不良饮食习惯，减少零食，避免餐前或进餐中大量饮水。

3. 对病后胃气刚刚恢复者，要逐渐增加饮食，切勿暴饮暴食而致脾胃复伤。

4. 注意精神调护，营造良好的进食环境；变换生活环境要逐步适应，防止情志损伤

5. 遵循"胃以喜为补"的原则，先从患儿喜爱的食物诱导开胃，暂不需要考虑其营养价值，待食欲增进后，再按需要补给。

第六节　积滞

积滞是以不思乳食、脘腹胀满、嗳气酸腐，甚至吐泻酸臭乳食或便秘、舌苔厚腻为特征的小儿常见病证。本病一年四季均可发生，尤以夏秋两季为多。本病发病年龄以婴幼儿为多，既可单独发生，也可兼夹于感冒、泄泻、疳证等其他疾病中，多数预后良好，但若迁延失治，则影响小儿营养和生长发育，而转化成疳证。西医学消化功能紊乱、功能性消化不良可参照本病治疗。

一、病因病机

积滞的主要病因是喂养不当，病位在脾胃，病机关键为乳食停聚中焦，积而不化，气滞不行。

小儿脾常不足，若喂养不当，或饮食不节，而影响脾胃的腐熟运化功能，脾胃运化失常，导致乳食不消，停聚中脘，而成本病；若小儿禀赋不足，脾胃素虚；或病后失调，脾胃虚弱，稍有乳食增加，或喂养失宜，即致食而不化，而成积滞。积滞日久，水谷精微不能化生气血，则可转化成疳证，

故有"积为疳之母，无积不成疳"之说。

二、诊断

（一）诊断要点

1. 患儿有伤乳、伤食史。

2. 临床表现以不思乳食、脘腹胀满、嗳气酸腐、大便不调、舌苔厚腻为特征。可伴有烦躁不安、夜间哭闹或呕吐等症。

3. 辅助检查：大便镜检可见不消化食物残渣、脂肪滴。

（二）鉴别诊断

本病主要与厌食、疳证相鉴别（表7-1）。

三、辨证论治

（一）辨证思路

本病为乳食停积之症，病性属实，但也有虚实夹杂之证，可根据病史、病程、伴随症状辨别虚实。

一般初起多实，积久多虚实夹杂。有明确伤乳、伤食史，病程短，腹胀明显者，为实证；素体脾胃虚弱，无明显过度乳食史，病程相对较长，腹胀喜按者，为虚中夹实证。

（二）治疗原则

本病以消食导滞为基本治则。实证以消为主，虚实夹杂者，宜消补兼施。除内治法以外，还可配合推拿、针灸、敷贴等疗法。

（三）分证论治

1. 乳食内积

证候：不思乳食，嗳腐酸馊，或呕吐食物、乳片，脘腹胀满，疼痛拒按，烦躁哭闹，夜寐不安，大便酸臭，舌红苔厚，脉弦滑，指纹紫滞。

辨证要点：有伤乳、伤食史。不思乳食，脘腹胀痛，嗳气酸腐，大便酸臭。

治法：消食化积，导滞和中。

常用方：保和丸（《丹溪心法》）加减。

类方：消乳丸（《证治准绳》）加减。

小儿以饮食积滞为主者，选用保和丸；以乳食积滞为主者，选用消乳丸。

常用药：山楂、神曲、莱菔子、半夏、陈皮、茯苓、连翘、甘草。

加减：腹胀明显，加厚朴、枳实；腹痛甚，加槟榔、木香；大便秘结，加大黄、番泻叶；大便稀溏，加车前子、薏苡仁；恶心呕吐，加生姜、竹茹。

2.脾虚夹积

证候：不思乳食，稍食即饱，腹满喜按或喜伏卧，大便溏薄酸臭或夹有不消化食物残渣，面黄神疲，形体偏瘦，舌淡苔白，脉无力，指纹淡滞。

辨证要点：不思乳食，腹满喜按，面黄神疲，大便酸臭。

治法：健脾助运，消食化积。

常用方：健脾丸（《医方集解》）加减。

常用药：人参、白术、陈皮、神曲、麦芽、山楂、枳实。

加减：呕吐，加半夏、丁香、生姜；腹痛喜按，加芍药、木香、乌药；大便稀溏，加苍术、薏苡仁、炮姜；舌苔白腻，加藿香、佩兰。

四、其他疗法

（一）中成药

1.保和丸，用于乳食内积证。

2.小儿消食片，用于乳食内积证。

3.枳术丸，用于脾虚夹积证。

4.小儿胃宝丸，用于脾虚夹积证。

（二）推拿疗法

1.乳食内积　清胃经，揉板门，运内八卦，推四横纹，揉按中脘、足三里，推下七节骨，分腹阴阳。若积滞化热，加清天河水，清大肠，揉曲池。

2.脾虚夹积　补脾经，运内八卦，清补大肠，揉按中脘、足三里。

以上各证均可配合捏脊疗法。

（三）针灸疗法

1.体针　取足三里、中脘、梁门。乳食内积，加内庭、天枢；脾虚夹积，加四缝、脾俞、胃俞、气海。

2.耳穴贴压　取胃、大肠、神门、交感、脾俞。用王不留行子贴压，用于积滞各证。

（四）敷贴疗法

1.神曲、麦芽、山楂各30g，芒硝20g，槟榔、大黄各10g，共研细末，以麻油调药，敷于中脘、神阙穴，用于乳食内积，腹胀腹痛明显者。

2.复方丁香开胃贴，置药丸于胶布护圈中，药芯敷于神阙穴，用于脾虚夹积证。

五、预防护理

1.合理喂养，乳食宜定时定量，富含营养，易于消化，忌暴饮暴食及过食肥甘、生冷之物。

2.暂时控制患儿乳食，病愈后再逐渐恢复正常饮食。

3.注意病情变化，给予适当处理。呕吐者，除暂停进食以外，可用生姜汁数滴加少许糖水服用；腹胀痛时，加揉摩脐部；便秘者，予蜂蜜10～20mL冲服，严重者可予开塞露通便。

第七节　疳证

疳证是以形体消瘦、面色无华、毛发干枯、精神萎靡或烦躁不安、饮食异常为特征的小儿脾胃病。本病发病无明显季节性，5岁以下，尤其是婴幼儿多见。西医学的蛋白质－能量营养不良、维生素营养障碍、微量元素缺乏等疾病可参照本病治疗。

一、病因病机

疳证的常见病因有喂养不当、疾病影响、先天禀赋不足等，病位在脾胃，病机为脾胃虚损，气血津液亏耗。

小儿时期，"脾常不足"，因乳食不足者，则气血生化乏源而不能濡养全身；过度哺喂者，则致脾胃受损，纳化失健，水谷精微不能化生气血，而成疳证。疳证日久，气血虚衰，全身失养，则累及其他脏腑而出现诸多兼证。例如，脾病及肝，肝血不足，而兼"眼疳"；脾病及肺，肺气受损，可兼"肺疳"；脾病及肾，肾精不足，可兼"骨疳"；脾病及心，可兼"口疳"；脾病日久，水湿泛溢，可兼"疳肿胀"；脾虚气不摄血，皮肤可见紫斑瘀点；甚则脾气衰败，元气耗竭，可致阴阳离绝之危候。

二、诊断
（一）诊断要点

1. 患儿有先天禀赋不足、长期喂养不当，或病后失调，或长期消瘦史。
2. 临床表现：形体明显消瘦，体重低于正常同龄儿平均值15%以上，伴有面色不华、毛发稀疏枯黄、饮食异常、大便干稀不调，或脘腹膨胀、烦躁易怒，或精神不振，或喜揉眉擦眼，或吮指磨牙等症。

3. 辅助检查：血常规示血红蛋白及红细胞减少；出现肢体浮肿，属于疳肿胀（营养性水肿）者，血清总蛋白大多在45g/L以下，血清白蛋白常在20g/L以下。

病情分级：轻度（即Ⅰ度营养不良），体重低于正常值15%～25%；中度（即Ⅱ度营养不良），体重低于正常值25%～40%；重度（即Ⅲ度营养不良），体重低于正常值40%以上。

（二）鉴别诊断

本病主要与厌食、积滞相鉴别（表7-1）。

三、辨证论治
（一）辨证思路

1. 辨病因　本病病因有乳食喂养不当、疾病影响、先天禀赋不足等，可通过询问病史加以判断。

2. 辨轻重　可根据病程长短、有无兼证辨别。一般病程短，病证较轻；病程长，病情较重，而且常伴有多种兼证。初期病尚轻浅，症见面黄发疏、食欲欠佳、形体略瘦、大便不调、易发脾气，称为疳气；病情进展至中期，虚实夹杂，形体明显消瘦，肚腹膨隆，烦躁多啼，夜卧不宁，称为疳积；疳证后期，形体极度消瘦，貌似老人，杳不思食，腹凹如舟，精神萎靡，此期极易发生脱证，危及生命，称为干疳。

3. 辨脏腑　主要根据兼证进行辨证。兼证常在干疳或疳积重证阶段出现，伴见口舌生疮、五心烦热，或吐舌弄舌等症者，称为心疳；伴见目生云翳、干涩夜盲、畏光流泪、目赤多眵等症者，称为肝疳；伴见潮热咳嗽、气喘痰鸣、久咳不愈等症者，称为肺疳；伴见发育迟缓、鸡胸龟背、解颅肢软等症者，称为肾疳。

（二）治疗原则

本病以健运脾胃为治则，并根据不同阶段，采取不同的治法。疳气以和为主；疳积以消为主，或消补兼施；干疳以补为主。出现兼证者，则应结合主证，随证治之。此外，合理补充营养，纠正不良饮食习惯，积极治疗原发疾病，对本病康复也至关重要。

（三）分证论治

1. 主证

（1）疳气

证候：形体略瘦，面色少华，毛发稀疏，食欲不振，或消谷善饥，精神欠佳，急躁易怒，大便或溏或秘，舌淡，苔薄微腻，脉细尚有力或指纹淡紫。

辨证要点：形体略瘦，食欲不振，急躁易怒，大便或溏或秘。

治法：启脾助运，化湿和中。

常用方：资生健脾丸（《先醒斋医学广笔记》）加减。

常用药：人参、白术、茯苓、山药、薏苡仁、藿香、陈皮、砂仁、黄连、山楂。

加减：腹胀明显，加枳实、木香；性情急躁，夜卧不宁者，加莲子心、胡黄连；大便稀溏，加炮姜、肉豆蔻；大便秘结，加火麻仁、决明子。

（2）疳积

证候：形体明显消瘦，面色萎黄无华，肚腹膨胀，甚则青筋暴露，毛发稀疏如穗，精神不振或易烦躁激动，夜卧不宁，或伴吮

指磨牙，揉眉挖鼻，食欲不振或多食多便，大便酸臭，舌淡苔腻，脉沉细而滑或指纹紫滞。

辨证要点：形体明显消瘦，四肢枯细，肚腹膨胀，烦躁不宁。

治法：消积理脾，消食导滞。

常用方：肥儿丸（《医宗金鉴》）加减。

常用药：人参、茯苓、白术、胡黄连、黄连、麦芽、神曲、山楂、芦荟、使君子。

加减：腹胀明显，加枳实、木香；大便秘结，加火麻仁、郁李仁；烦躁不安，加栀子、莲子心；多食易饥，加连翘、黄芩；口渴喜饮，加石斛、天花粉；嗜食异物，揉眉挖鼻，或吮指磨牙，或大便下虫者，加苦楝根皮、榧子；腹部青筋暴露，胁下痞块者，加丹参、穿山甲。

（3）干疳

证候：形体极度消瘦，面呈老人貌，皮肤干瘪起皱，面色无华，毛发干枯，精神萎靡，啼哭无力，腹凹如舟，杳不思食，大便稀溏或便秘，舌淡嫩苔少，脉细弱或指纹淡红。

辨证要点：形体极度消瘦，精神萎靡，杳不思食。

治法：补益气血，以复化源。

常用方：八珍汤（《正体类要》）加减。

常用药：当归、川芎、熟地黄、白芍、人参、白术、茯苓、甘草。

加减：面色㿠白，四肢欠温，大便溏薄者，去熟地黄、当归，加肉桂、炮姜；夜寐不安，加五味子、首乌藤；舌红干红无苔，加乌梅、石斛；杳不思食，加陈皮、砂仁；皮肤瘀点，加旱莲草、黄芪；面色苍白、呼吸微弱、四肢厥冷、脉微欲绝者，应急服参附

龙牡救逆汤，并配合西药抢救。

2.兼证 兼证常发生在干疳或疳积重证阶段，除主证治疗以外，还应随兼证治之。

（1）眼疳

证候：两目干涩，畏光羞明，眼角赤烂，目睛失泽，甚至黑睛混浊，白睛生翳，夜间视物不清。

辨证要点：形体消瘦，兼见上述眼部症状。

治法：养血柔肝，滋阴明目。

常用方：石斛夜光丸（《原机启微》）加减。

常用药：石斛、人参、茯苓、麦冬、熟地黄、生地黄、枸杞子、菟丝子、菊花、决明子。

加减：夜盲者，加服羊肝丸（《证治准绳》）。

（2）口疳

证候：口舌生疮，甚或口腔糜烂，秽臭难闻，面赤唇红，烦躁哭闹，惊惕不安，夜卧不宁，小便短黄，或吐舌、弄舌。

辨证要点：形体消瘦，兼见口舌生疮。

治法：清心泻火，滋阴生津。

常用方：泻心导赤散（《医宗金鉴》）加减。

常用药：黄连、木通、生地黄、甘草。

加减：小便短黄，加滑石、竹叶；口渴，加玉竹、石斛。除内服药以外，可加冰硼散涂擦患处。

（3）疳肿胀

证候：足踝浮肿，甚则全身浮肿，按之凹陷难起，四肢欠温，小便不利。

辨证要点：形体消瘦，兼见浮肿，按之凹陷难起。

治法：温阳运脾，利水消肿。

常用方：真武汤（《伤寒论》）加减。

常用药：附子、白术、茯苓、白芍、生姜。

加减：水肿明显，加防己、泽泻、黄芪。必要时可输注白蛋白。

四、其他疗法

（一）中成药

1.健儿素颗粒，用于疳气证。

2.疳积散，用于疳积证。

3.十全大补丸，用于干疳证。

（二）敷贴疗法

1.芒硝、大黄、栀子、杏仁、桃仁各6g。共为细末，加面粉适量，用鸡蛋清、葱白汁、醋、白酒各少许，调成糊状，敷于脐部，用于疳积证。

2.莱菔子适量研末，用水调和，外敷于神阙穴，用于疳积证。

（三）推拿疗法

1.补脾经，补肾经，运八卦，揉板门、足三里、胃俞，摩腹，用于疳气证。

2.补脾经，清胃经、心经、肝经，捣小天心，揉中脘，分推手阴阳，用于疳积证。

3.补脾经、肾经，揉板门，推四横纹，揉中脘，摩腹，揉二马，按揉足三里，用于干疳证。

另外，疳气、疳积证，可配合捏脊疗法。

（四）针灸疗法

1.体针 主穴取中脘、足三里、四缝；配穴取脾俞、胃俞。脘腹胀满，加刺四缝；烦躁不安，夜眠不宁，加神门、内关。本法用于疳气证、疳积轻证。

刺四缝疗法：四缝穴位于食、中、无名及小指四指中节，局部消毒后，用三棱针或粗毫针针刺四缝穴约一分深，刺后用手挤出黄白色黏液，每日 1 次，直到针刺后不再有黄白色黏液挤出为止。本法用于疳气证、疳积证。

2.耳穴贴压 取胃、脾、小肠、三焦、神门，用于疳气证及疳积证。

五、预防护理

1.提倡母乳喂养，对母乳不足或不宜母乳喂养者，应采取合理喂养方法，并及时添加辅食，以满足小儿生长发育的需求。

2.纠正不良饮食习惯，注意营养平衡及饮食卫生。

3.合理安排小儿生活起居，保证充足睡眠，坚持户外活动。

4.定期测量体重，如发现体重增长缓慢、不增或减轻，应尽快查明原因，及时予以纠正。

5.加强患儿的饮食调护，食物要富含营养、易于消化。

6.病情较重的患儿要加强全身护理，防止压疮、口疮、眼疳等并发症的发生。

7.对重证疳证患儿要注意观察面色、精神、饮食、二便、哭声等情况，防止发生危症。

【思考题】

1.小儿脾常不足，你是如何理解脾气宜升，胃气宜降的？

2.小儿呕吐与哪些病因有关？各证型呕吐有何特点？

3.小儿泄泻的病因病机是什么？临床辨证思路为何？

4.小儿便秘常见病因有哪些？如何理解气血亏虚所致便秘？

5.如何判断小儿寒热虚实之腹痛？

6.厌食、积滞、疳证病证之间有何相互关系？如何鉴别？

第八章

心肝系病证

第一节 夜啼

夜啼是指小儿入夜啼哭不安，时哭时止，或每夜定时啼哭，甚至通宵达旦，但昼能安静入睡的一种病证。本病多见于新生儿及 6 个月内的婴儿。婴儿哭闹是表达要求或痛苦的一种方式，应密切观察，正确处理，切勿因大意而耽误病情。

一、病因病机

小儿夜啼的常见病因有脾虚中寒、心经蕴热及暴受惊恐，病位主要在心、脾。

小儿脏腑娇嫩，脾常不足，心常有余。孕母素体虚寒，或过食生冷，导致胎儿胎禀不足，脾寒内生；或护理不当，腹部受凉，致寒邪犯脾，寒主凝滞，气机不畅，不通则痛，因痛作啼，夜属阴，脾为太阴，为阴中之至阴，入夜后脾寒更甚，故而因腹痛而啼哭不止。若孕母素体内热，或喜食辛辣香燥，导致火热内蕴，遗热于胎儿；或产后乳母过食辛热，儿食其奶，致火热内盛，内踞心经，心主火属阳，主神志，心经火旺，阳气亢盛，致夜间阳不入阴，而不能寐，热扰心神，则啼哭叫扰。此外，小儿神气怯弱，乍见异物、忽闻异声，暴受惊恐，惊则气乱，恐则气下，则扰动神明，魂魄不安，而惊惕叫扰，啼哭不止。

二、诊断

（一）诊断要点

1. 临床表现 婴儿难以查明原因的入夜啼哭不安，时哭时止，或每夜定时啼哭，甚则通宵达旦，而白天如常。

2. 辅助检查 必要时辅以腹部 B 超等相关检查，排除其他疾病引起的啼哭。

（二）鉴别诊断

1. 生理性啼哭 小儿夜间若哺食不足或过食、尿布潮湿未及时更换、环境及衣被过冷或过热、襁褓中夹有硬件异物等，均可引起不适而啼哭，采取相应措施后则婴儿啼哭即止。这类啼哭均为生理性哭闹，哭时声调一致，余无其他症状。

2. 病理性啼哭 中枢神经系统疾病，如新生儿中枢神经系统感染或颅内出血，常有音调高、哭声急的"脑性尖叫"声；消化系统疾病，如各种肠道感染或消化不良时，可由肠痉挛引发腹部阵痛，哭声呈阵发性，时发时止，昼夜无明显差异；脱水时哭声无力或嘶哑；急腹症时（如肠套叠）可引起突然嚎叫不安，伴面色苍白、出汗等症状；佝偻病及手足搐搦症患儿常好哭、烦闹不安；营养不良小儿常好哭，但哭声无力；其他常见病如感冒鼻塞、重舌、疝气、口腔炎、疱疹性咽峡炎、中耳炎、皮肤感染、蛲虫感染等，都可伴有夜间哭闹。

三、辨证论治

（一）辨证思路

夜啼的辨证重在辨别寒热、虚实，从哭声的强弱、持续时间、兼症的属性来辨别。哭声响亮而长为实；哭声低弱而短为虚。哭声绵长、时缓时急，面白肢冷，睡卧蜷曲，腹喜摩按，舌淡苔白，为寒；面赤身热，烦躁不安，舌红苔黄，为热。

（二）治疗原则

夜啼以温脾、清心和镇惊为主要治疗原则。

（三）分证论治

1. 脾虚中寒

证候：夜间啼哭，时哭时止，哭声低微，口唇色淡，面色无华，睡喜蜷卧，腹喜摩按，四肢欠温，吮乳无力，大便溏薄，小便色清，舌质淡白，舌苔薄白，指纹淡红。

辨证要点：哭声低微，面色无华，腹喜摩按，四肢欠温，大便溏薄。

治法：温脾散寒，理气止痛。

常用方：乌药散（《太平圣惠方》）合匀气散（《医宗金鉴》）加减。

常用药：乌梅、细辛、干姜、黄连、当归、附子、桂枝、陈皮、桔梗、炮姜、砂仁、木香、炙甘草、红枣。

加减：大便稀者，加太子参、茯苓、白术。

2. 热扰心经

证候：夜间啼哭，见光尤甚，哭声响亮，面赤唇红，烦躁不安，身腹俱暖，大便干结，小便短赤，舌尖红，苔薄黄，指纹紫滞。

辨证要点：哭声洪亮，面赤唇红，身腹俱暖，大便干结。

治法：清心导赤，泻火除烦。

常用方：导赤散（《小儿药证直诀》）加减。

常用药：生地黄、木通、竹叶、甘草。

加减：大便秘结而烦躁不安者，加生大黄；热盛烦闹，加黄连、连翘、栀子；腹部胀满而乳食不化者，加麦芽、莱菔子、焦山楂。

3. 暴受惊恐

证候：夜间突然啼哭，哭声尖厉，面色乍青乍白，表情恐惧，惊惕惊乍，指纹青紫。

辨证要点：有受惊吓史，哭声尖厉，面色乍青乍白，表情恐惧。

治法：镇惊安神。

常用方：远志丸（《圣济总录》）加减。

常用药：远志、麦冬、人参、熟地黄、地榆、甘草。

加减：睡中时时惊惕者，加钩藤、菊花；喉有痰鸣，加僵蚕、郁金，也可用琥珀抱龙丸。

四、其他疗法

（一）中成药

1. 琥珀抱龙丸，用于暴受惊恐证。
2. 金黄抱龙丸，用于热扰心经证。
3. 小儿七星茶颗粒，用于积滞化热证。
4. 理中丸，用于脾虚中寒证。

（二）针灸疗法

1. 针刺　取穴中冲，不留针，浅刺出血，用于热扰心经证。

2. 灸法　将艾条燃着后在神阙穴周围温灸，不触到皮肤，以皮肤潮红为度。每日1次，连灸7天，用于脾虚中寒证。

（三）推拿疗法

分阴阳，运八卦，平肝木，揉百会、安眠（翳风与风池连线之中点）。脾虚中寒者，补脾土，揉足三里、关元；热扰心热经者，泻小肠，揉小天心、内关、神门；暴受惊恐者，清肺金，揉印堂、太冲、内关。

（四）敷贴疗法

将淡豆豉、生姜、葱白切细，与盐共炒热，布包熨脐腹部，适用于脾虚中寒证。

五、预防护理

1. 要注意防寒保暖，但勿衣被过暖。

2. 孕妇及乳母不可过食寒凉及辛辣热性食物。

3. 勿受惊吓，睡眠前勿看电视、听音响，不要大声喧哗。

4. 不要将婴儿抱在怀中睡眠，不通宵开启灯具，减少夜间哺乳次数，养成良好的睡眠习惯。

5. 注意保持周围环境安静祥和，检查衣服、被褥有无异物，以免刺伤皮肤。

6. 婴儿啼哭不止，要注意寻找原因，若能除外饥饿、过饱、闷热、寒冷、虫咬、尿布浸渍、衣被刺激等，则要进一步做系统检查，以尽早明确诊断。

第二节　病毒性心肌炎

病毒性心肌炎（viral myocarditis）是病毒侵犯心脏引起的一种心肌局灶性或弥漫性炎性病变，部分患儿可伴有心包或心内膜炎症改变。本病发病年龄以3～10岁多见，其临床表现轻重不一，轻者可无明显的自觉症状，仅表现心电图改变；重者出现心律失常、心脏扩大，少数发生心源性休克或急性心力衰竭，甚至猝死。本病如能及早诊断及治疗，预后大多良好，部分患儿因治疗不及时或病后失于调养，可迁延不愈致顽固性心律失常或扩张性心肌病。

一、病因病机

小儿病毒性心肌炎的发病内因为正气亏虚，外因为感受风热或湿热邪毒。其病位主要在心，瘀血、痰浊为主要病理因素。

小儿肺常不足，脾常虚，易受风热或湿热之邪侵袭。风热、湿热之邪多从鼻咽、口鼻而入，由表入里，内舍于心，导致心脉痹阻，或邪毒化热，耗伤气阴，皆可致心失所养，出现心悸不宁。若患儿素体阳虚，或气损及阳，可导致心阳受损，心脉失于温养，造成心阳虚弱。若素体肺脾气虚，或久病伤及肺脾，常致病情迁延，肺脾失司，致痰湿内生，与瘀血互结，阻滞脉络，可出现痰瘀阻络证。少数患儿也可因正气不足，感邪较重，正不胜邪，出现心阳虚衰，甚则心阳暴脱而发生猝死。

二、诊断

（一）诊断要点

1. 患儿病初多有呼吸道或胃肠道感染病史。

2. 临床表现：表现轻重不一，主要表现为明显乏力、食欲不振、面色苍白、多汗、心悸、气短、善太息、头晕、手足凉等；部分病人起病隐匿，仅有乏力；少数重证病人可发生心力衰竭并发严重心律失常、心源性休克，甚至猝死。新生儿常见高热、反应低下、呼吸困难和发绀，常有神经、肝脏和肺的并发症。查体见心尖区第一心音低钝，心动过速，或过缓，或有心律失常，部分病人有奔马律，心脏扩大。危重病例可见脉搏微弱及血压下降，两肺出现湿啰音及肝、脾肿大。

3. 辅助检查

（1）血清酶的测定　血清谷草转氨酶（GOT）、乳酸脱氢酶（LDH）、α-羟丁酸脱氢酶（α-HBDH）、肌酸磷酸激酶（CK）及同工酶（CK-MB）在急性期均可升高。

（2）肌钙蛋白（Tn）　对心肌炎诊断的特异性强。

（3）病毒病原学检测　病毒分离、病毒抗体检测及病毒核酸检测均有利于病毒病原学诊断。

（4）心电图　常见 ST-T 段改变，T 波低平、双向或倒置；Q-T 间期延长；各种心律失常，如窦房、房室、室内传导阻滞，各种期前收缩，阵发性心动过速及心房扑动或颤动等。

（二）鉴别诊断

风湿性心肌炎　亦可有发热、心悸、头晕、心律失常表现，但病前 1～3 周多有链球菌感染史，风湿活动期表现有发热、关节炎、皮下结节、环行红斑、血沉增快、抗链球菌溶血素 "O" > 500U，心电图 P-R 间期增长，病原学检测有助于鉴别。

三、辨证论治

（一）辨证思路

1. 辨虚实　病程短暂，见胸闷叹气或胸痛、气短多痰，或恶心呕吐、腹痛腹泻，舌红，苔黄，属实证；病程长达数月，见心悸气短，胸闷叹气，神疲乏力，面白多汗，舌淡或偏红，舌光少苔，属虚证。

2. 辨轻重　神志清楚，神态自如，面色红润，脉实有力者，病情轻；烦躁不安，面色苍白，口唇青紫，气急喘息，四肢厥冷，脉微欲绝或频繁结代者，病情危重。

（二）治疗原则

本病以调和气血、扶正祛邪为基本原则，分别给予清热解毒、清热化湿、豁痰化瘀、温振心阳、益气养阴等治疗方法。本病的危重证候应采用中西医结合治疗。

（三）分证论治

1. 风热犯心

证候：心悸，胸闷胸痛，发热，鼻塞流涕，咽红肿痛，咳嗽，肌肉酸楚疼痛，舌红苔薄，脉数或结代。

辨证要点：有外感病史。发热，鼻塞，流涕，咽红，心悸，胸闷胸痛。

治法：疏风清热，宁心安神。

常用方：银翘散（《温病条辨》）加减。

常用药：金银花、连翘、竹叶、荆芥、牛蒡子、薄荷、淡豆豉、甘草、桔梗、芦根。

加减：邪毒炽盛，加黄芩、生石膏；胸闷胸痛，加丹参、红花、郁金；心悸、脉结代者，加五味子、柏子仁。

2. 湿热侵心

证候：心慌胸闷，寒热起伏，腹痛腹泻，全身肌肉酸痛，肢体乏力，舌红，苔黄腻，脉濡数或结代。

辨证要点：有饮食不洁史。腹痛腹泻，心慌胸闷，肢体乏力。

治法：清热化湿，宁心安神。

常用方：葛根黄芩黄连汤（《伤寒论》）加减。

常用药：葛根、黄芩、黄连、瓜蒌、薤白、丹参。

加减：肢体酸痛，加独活、羌活；心慌、脉结代，加珍珠母、龙骨；恶心呕吐，加生姜、半夏；腹痛腹泻，加木香、扁豆、车前子。

3. 痰瘀阻络

证候：心悸不宁，胸闷憋气，善太息，心前区痛如针刺，脘闷呕恶，舌体胖，舌质紫暗，或舌边尖见有瘀点，舌苔腻，脉滑或结代。

辨证要点：病程迁延。心悸不宁，胸闷憋气，心前区刺痛。

治法：豁痰化瘀，宁心通络。

常用方：瓜蒌薤白半夏汤（《金匮要略》）合失笑散（《太平惠民和剂局方》）加减。

常用药：瓜蒌实、薤白、半夏、白酒、五灵脂、蒲黄。

加减：心前区痛甚，加丹参、郁金、赤芍；咳嗽痰多，加白前、款冬花；夜寐不宁，加远志、酸枣仁。

4. 气阴亏虚

证候：心悸不宁，活动后尤甚，少气懒言，神疲倦怠，头晕目眩，五心烦热，夜寐不安，舌光红少苔，脉细数或促或结代。

辨证要点：病程长。心悸气短，五心烦热，舌红少苔。

治法：益气养阴，宁心复脉。

常用方：炙甘草汤（《伤寒论》）合生脉散（《医学启源》）加减。

常用药：炙甘草、生姜、人参、生地黄、桂枝、阿胶、麦冬、火麻仁、大枣、五味子。

加减：心脉不整，加磁石、珍珠母；便秘者重用火麻仁，加瓜蒌仁、柏子仁、桑椹；夜寐不安，加柏子仁、酸枣仁。

5. 心阳虚弱

证候：心悸怔忡，神疲乏力，畏寒肢冷，面色苍白，头晕多汗，甚则肢体浮肿，呼吸急促，舌质淡胖或淡紫，脉缓无力或结代。

辨证要点：病久或素体阳虚。心悸怔忡，畏寒肢冷，脉缓无力。

治法：温振心阳，养心复脉。

常用方：桂枝甘草龙骨牡蛎汤（《伤寒论》）加减。

常用药：桂枝、甘草、龙骨、牡蛎、干姜、麦冬。

加减：神疲乏力，加人参、黄芪；形寒肢冷，加熟附子；头晕失眠，加酸枣仁、五味子；阳气暴脱，加人参、熟附子、五味子。

四、其他疗法
（一）中成药

1. 银翘解毒颗粒，用于风热犯心证。
2. 生脉饮口服液，用于气阴两虚证。
3. 荣心丸，用于气阴两虚证。
4. 血府逐瘀丸，用于痰瘀阻络证。

（二）针灸疗法

1. 体针　主穴取心俞、巨阙、间使、神门、血海，配穴取大陵、膏肓、丰隆、内关。用补法，得气后留针。

2. 耳穴贴压 取心、交感、神门、皮质下，或用王不留行子压穴，用胶布固定，每日按压。

五、预防护理

1. 积极预防呼吸道、肠道病毒感染。

2. 积极锻炼身体，增强体质，避免过度劳累，肺脾心气虚者给予药物调理。

3. 急性期应卧床休息，一般需休息3～6周。重证患儿应卧床休息，以减轻心脏负担及减少耗氧量。心脏扩大及并发心力衰竭者，应延长卧床时间，至少3～6个月。待体温稳定3～4周后，心衰得到控制，心律失常好转，心电图改变好转时，患儿可逐渐增加活动量。

4. 患儿烦躁不安时，给予镇静剂，尽量保持安静，以减轻心肌负担，减少耗氧量。饮食宜营养丰富而易消化，少量多餐。忌食过于肥甘厚腻或辛辣之品，不饮浓茶。

5. 密切观察患儿病情变化，一旦发现患儿心率明显增快或减慢，严重心律失常、呼吸急促、面色青紫，应立即采取各种抢救措施。

第三节 儿童多动症

儿童多动症又称儿童多动综合征，简称多动症，是一种较常见的儿童神经发育障碍性疾病。临床以活动过度、冲动任性、注意力不集中、自我控制能力差、情绪不稳、伴有不同程度的学习困难、但智力正常为主要特征。西医学之为注意缺陷多动障碍。

本病男孩明显多于女孩，为（4～9）∶1，其症状多在学龄前期出现，但在学龄期最为突出。本病发病与遗传、环境、教育、产伤等有一定关系，近年来有发病增多的趋势，严重影响儿童的身心健康成长。本病积极治疗，一般预后良好，绝大多数患儿到青春期症状会明显好转，少数人注意力不集中、性格异常可持续存在，甚者延长至成人。

一、病因病机

多动症的病因，主要为先天禀赋不足，或后天失于护养，教育不当，环境影响，其他如外伤瘀滞、情志失调等也可引发。本病病位主要责之于心、肝、脾、肾，病机关键在于脏腑功能失常，阴阳平衡失调。

1. 心肝火旺 小儿"心常有余""肝常有余"，若教育失当，心理失和；或情志失调，五志化火；或素体热盛，喜食油煎辛辣之品，助热生火，扰动心肝，即可见多动冲动，烦躁不安。

2. 痰火内扰 小儿素体肥胖，痰湿内停，平素喜食肥甘厚味之品，或偏食辛辣香燥之物，导致痰火内生，扰动心神，则见狂躁不安、冲动任性。

3. 肝肾阴虚 小儿稚阴稚阳之体，若先天禀赋不足，肾阴亏虚，水不涵木，肝阳亢盛，则表现为多动难静、神思涣散。

4. 心脾两虚 若心气不足，心失所养可致心神失守而精神涣散，注意力不集中；小儿脾常不足，若脾虚失养，则静谧不足，兴趣多变，言语冒失，健忘；心脾两虚，则神思不定，反复无常，不能自制。

本病乃精神、思维、情志兼病。人的精神、情志活动与内脏有着密切的关系，必须以五脏精气作为物质基础。若五脏功能失常，必然影响人的精神、志活动，使其失常。阴主静、阳主动，人体阴阳平衡，才能动静协调，如《素问·生气通天论》指出："阴平阳秘，精神乃治。"由于心常有余而肾常不足，肝常有余而脾常不足，阳常有余而阴常不足，若稍有感触，导致阴阳失衡，即可表现为其神飞扬不定，其志存变无恒，其情反复无常，其性急躁不耐等神、志、情、性的四类见症。

二、诊断

（一）诊断要点

1. 多动不安，活动过度，不能安静地参加各种活动。

2. 神思涣散，上课注意力不集中，常做小动作，作业不能按时完成，学习成绩差，作业拖拉，但智力正常。

3. 情绪不稳，冲动任性，做事莽撞，好惹扰人。

4. 体格检查动作不协调，翻手试验、对指试验、指鼻试验、指指试验可呈阳性。注意力测试常呈阳性。

5. 通常于7岁前起病，其表现与同年龄儿童发育水平不相称，病程持续6个月以上。

6. 多动冲动、神思涣散，存在于两种或两种以上的场合（如在家里、学校和其他场所，与朋友或亲戚相处时，从事其他活动时）。

（二）鉴别诊断

1. 正常顽皮儿童 虽有时出现注意力不集中，但大部分时间仍能集中注意力，正常学习，为了贪玩，常草率地迅速完成作业，

并不拖拉，能遵守纪律，上课一旦出现小动作，经指出即能自我制约而停止。多动症患儿常作业拖拉，不能遵守纪律，自我控制力差。

2. 儿童抽动症 主要表现为头面部、四肢或躯干肌群不自主的快速、短暂、不规则抽动，如挤眉眨眼、点头、耸肩、挥手、蹬足等，或有不自主的发声抽动，如喉咙吭吭、吼叫声或秽语等。多动症患儿无以上抽动症状。

此外，本病还应与智力低下，或视、听感觉功能障碍所致的注意力涣散与学习障碍相区别。

三、辨证论治

（一）辨证思路

1. 辨脏腑 病在心者，注意力不集中，情绪不稳定，多梦烦躁；病在肝者，易于冲动，好动难静，容易发怒，常不能自控；病在脾者，兴趣多变，做事有头无尾，记忆力差；病在肾者，脑失精明，学习成绩低下，记忆力欠佳，或有遗尿、腰酸乏力等。

2. 辨虚实 本病一般初起多实证，以心肝火旺、痰火内扰为多，且以多动冲动为主；病久多虚证，以肝肾阴虚、心脾两虚为多，心脾两虚者以注意力缺陷为主。同时，由于本病病因复杂，病程较长，故常虚实夹杂或本虚标实。

3. 辨阴阳 阴静不足，表现为注意力不集中，自我控制差，情绪不稳，神思涣散；阳亢躁动，表现为多动不安，说话过多，冲动任性，急躁易怒。

（二）治疗原则

本病以泻实补虚、调和脏腑、平衡阴

阳为基本治则。心肝火旺者，治以清心平肝；痰火内扰者，治以泻火豁痰；肝肾阴虚者，治以滋阴潜阳；心脾两虚者，治以补益心脾。由于本病病程较长，故需要较长时间的药物治疗，可配合针灸、心理疏导等综合措施。

（三）分证论治

1. 心肝火旺

证候：多动多语，冲动任性，急躁易怒，做事莽撞，好惹扰人，常与人打闹，注意力不集中，或面赤烦躁，大便秘结，小便色黄，舌质红或舌尖红，苔薄或薄黄，脉弦或弦数。

辨证要点：多动多语，冲动任性，急躁易怒，大便秘结，舌质红，脉弦。

治法：清心平肝，安神定志。

常用方：安神定志灵（《儿童多动症临床治疗学》）加减。

类方：导赤散《小儿药证直诀》或龙胆泻肝丸《太平惠民和剂局方》加减。

心火亢者，予导赤散；肝火旺多动冲动明显者，予龙胆泻肝丸。

常用药：柴胡、黄芩、决明子、连翘、天竺黄、天麻、石菖蒲、郁金、当归、益智仁、远志。

加减：急躁易怒，加钩藤、夏枯草、珍珠母；冲动任性、烦躁不安者，加栀子、礞石；大便干结、数日一行者，加大黄、枳实、槟榔。

2. 痰火内扰

证候：狂躁不宁，冲动任性，多语难静，兴趣多变，胸中烦热，坐卧不安，难以入睡，口苦纳呆，便秘尿赤，舌质红，苔黄腻，脉滑数。

辨证要点：狂躁不宁，冲动任性，多动多语，口苦心烦，舌质红，苔黄腻，脉滑数。

治法：清热泻火，豁痰宁心。

常用方：黄连温胆汤（《六因条辨》）加减。

常用药：黄连、陈皮、半夏、胆南星、天竺黄、全瓜蒌、枳实、石菖蒲、茯苓、珍珠母。

加减：烦躁易怒，加钩藤、夏枯草、礞石；大便秘结，加决明子、生大黄；食滞纳呆，加莱菔子、槟榔、谷芽；狂躁不宁，加礞石滚痰丸。

3. 肝肾阴虚

证候：多动难静，急躁易怒，冲动任性，神思涣散，难以静坐，学习成绩低下，五心烦热，盗汗，口干咽燥，或有遗尿，大便秘结，舌质红，苔少，脉细弦。

辨证要点：多动难静，急躁易怒，神思涣散，五心烦热，舌红苔少，脉细弦。

治法：滋阴潜阳，宁神益智。

常用方：杞菊地黄丸（《医级》）加减。

类方：知柏地黄丸（《医方考》）加减。

阴虚为主者，选用杞菊地黄丸；阴虚火旺者，选用知柏地黄丸。

常用药：枸杞子、熟地黄、山茱萸、山药、茯苓、菊花、牡丹皮、泽泻、龙齿、龟甲。

加减：注意力不集中，加益智仁、炙远志；夜寐不安，加酸枣仁、五味子；盗汗，加浮小麦、煅龙骨、煅牡蛎；大便秘结，加火麻仁、郁李仁、当归；若急躁易怒、冲动任性明显者，加石决明、夏枯草，或改用知柏地黄丸加减。

4.心脾两虚

证候：神思涣散，精力难以集中，神疲乏力，形体消瘦或虚胖，多动而不暴躁，做事有头无尾，言语冒失，睡眠不实，记忆力差，伴自汗盗汗，纳呆食少，面色无华，舌质淡，苔薄白，脉细弱。

辨证要点：神思涣散，精力难以集中，记忆力差，神疲乏力，舌淡，脉细弱。

治法：养心安神，健脾益智。

常用方：归脾汤（《正体类要》）合甘草小麦大枣汤（《金匮要略》）加减。

常用药：党参、黄芪、白术、大枣、炙甘草、茯神、远志、酸枣仁、龙眼肉、当归、小麦。

加减：精力难以集中严重者，加益智仁、龙骨；睡眠不实，加五味子、首乌藤；记忆力差，动作笨拙，加何首乌、石菖蒲、郁金；舌苔腻，加薏苡仁、草豆蔻、藿香。

若食欲不振，兴趣多变，烦躁不宁，情绪不稳，辨证为脾虚肝亢者，改用逍遥散加减。

四、其他疗法
（一）中成药

1. 静灵口服液，用于肝肾阴虚证。

2. 杞菊地黄丸，用于肝肾阴虚证。

3. 知柏地黄丸，用于肝肾阴虚证兼虚火上炎，或肾虚肝亢证。

4. 小儿智力糖浆，用于心肾不足或肝肾阴虚证。

5. 小儿黄龙颗粒，用于阴虚阳亢证、肝肾阴虚证。

6. 归脾丸，用于心脾两虚证。

（二）针灸疗法

1.体针 主穴：四神聪、神门、合谷、三阴交、阳陵泉。配穴：心肝火旺者，加劳宫、太冲；痰火内扰者，加丰隆；心脾两虚者，加内关、足三里；脾虚肝亢者，加足三里、行间；肝肾阴虚者，加肾俞、肝俞。留针 20～30 分钟，10～15 分钟行针 1 次。隔日 1 次，15 次为 1 个疗程。

2.耳穴贴压 取穴心、肝、脾、肾、神门、交感、脑干、脑点、皮质下、枕、额、肾上腺、三焦、肝阳。上述耳穴用王不留行子贴压，随证取穴 6～8 个，隔日 1 次，15 次为 1 个疗程。

五、预防护理

1. 孕妇应保持心情愉快，营养均衡，避免早产、难产及新生儿窒息。

2. 注意防止小儿脑外伤、中毒及中枢神经系统感染。

3. 进行个性化教育，注重激励，配合心理疏导，对动作笨拙的儿童可进行感觉综合训练。

4. 关心体谅患儿，对其行为及学习进行耐心的帮助与训练，要循序渐进，不责骂不体罚，稍有进步，给予表扬和鼓励。

5. 训练患儿有规律地生活，不要过于迁就。加强管理，防止攻击性、破坏性及危险性行为发生。

6. 保证患儿合理营养，避免食用有兴奋性和刺激性的饮料和食物。

第四节　儿童抽动症

儿童抽动症是起病于儿童时期的一种复

杂的、慢性神经精神障碍性疾病，临床常见以表情肌、颈肌或四肢、腹部肌肉迅速、反复、不规则地运动性抽动、发声性抽动起病，患儿智力不受影响。本病发病无季节性，多发年龄在4～12岁之间，男孩发病率较女孩约高3倍。

本病西医学病名为抽动障碍，属中医学"肝风证""慢惊风""抽搐""瘛疭""筋惕肉𥆨"等范畴。

一、病因病机

本病的病因与先天禀赋不足、产伤、窒息、感受外邪、情志失调等因素有关，多由五志过极，风痰内蕴而引发。其病位主要在肝，与心、脾、肾密切相关。肝风内动是本病的主要病理特征。因肝体阴而用阳，为风木之脏，主藏血，喜条达而主疏泄，其声为呼，其变动为握，开窍于目，故肝风妄动之不由自主动作，如挤眼、噘嘴、皱眉、摇头、仰颈、耸肩及怪声秽语等，均与肝病有关。

1.风邪犯肺　小儿肺常不足，且居位最高，为五脏之华盖，不耐寒热，易为外邪所侵。肺为邪侵，易致传变，肺金有病，无力克木，肝木有余，出现面部抽动为主，常因感冒而加重或反复，鼻塞不通，流涕喷嚏，咽痒，清嗓子，眼睛发痒或常揉眼睛，舌质红，苔薄黄或薄白，脉浮。

2.肝亢风动　小儿肝常有余，感受六淫之邪，木失条达，郁结不展，化火生风，出现抽动频繁有力，喊叫声音高亢；肝气上逆，肝阳上亢，则见烦躁易怒，头晕头痛；肝失疏泄，气机郁滞，故胁下胀满。

3.痰火扰神　素体肺、脾、肾三脏虚弱

或功能失调，水液代谢失常，痰浊内生，流窜全身，则抽动发作频繁，喉中痰鸣。痰阻经络，郁而化热化火，上扰心神，心神不宁，故口出异声秽语。

4.脾虚痰聚　禀赋不足或病后失养，损伤脾胃，脾虚不运，水湿潴留，聚液成痰，痰气互结，壅塞胸中，心神被蒙，则胸闷易怒，脾气乖戾，喉发怪声；脾主肌肉四肢，脾虚则肝旺，肝风夹痰上扰走窜，故头项、四肢、肌肉抽动。

5.脾虚肝亢　脾胃素虚，或久病之后，损伤脾胃，脾胃虚弱，胃弱则腐熟无能，脾虚则运化失职，出现健忘，食欲不振，便溏；土虚木亢，肝风内扰，则抽动明显，性情急躁，手脚多动。

6.阴虚风动　素体真阴不足，或热病伤阴，或肝病及肾，肾阴虚亏，水不涵木，虚风内动，故头摇肢搐；阴虚则火旺，木火刑金，肺阴受损，金鸣异常，故喉发异声。

二、诊断

（一）诊断要点

1.本病多2～12岁起病，可有疾病后及情志失调的诱因或有家族史。

2.临床表现为不自主地肌肉抽动，包括挤眉、眨眼、咧嘴、耸鼻、面肌抽动，以及仰颈、扭肩、甩手、鼓腹等重复动作，以后症状加重，出现四肢及躯体的爆发性动作，如踢腿、跺脚等；可出现异常的发音，如喉中怪声、吭吭、呻吟声或粗言秽语；抽动反复发作，可受意志的暂时控制；有的还有性格障碍，如急躁、胆小、任性、自伤或伤人、强迫症，在学习方面自控力差、注意力不集中、学习成绩不稳定等。

3.辅助检查

（1）脑电图检查：部分患儿会出现异常的脑电图，非特异性，主要为背景脑波慢波化，并见棘慢波综合波及锐波，或如基本节律紊乱，弥漫性慢波，有尖波、棘波、棘慢波综合波等。

（2）抗链球菌溶血素"O"试验、微量元素、血铅增高，与本病有一定的关系。

（二）鉴别诊断

1.风湿性舞蹈症　常表现为面部及四肢各种异常动作，通常也多发生于5～15岁，但其有舞蹈样异常运动伴有肌张力减低等风湿热体征，有血沉增快、抗链球菌溶血素"O"及黏蛋白测定结果增高。其病程呈自限性，无发声抽动，抗风湿治疗可有效。

2.癫痫肌阵挛　是癫痫发作的一个类型，表现为全身肌肉或局部肌肉突然、短暂、触电样收缩，可一次或多次发作。若摔倒，则表现为用力快速地砸向地面。每次发作持续时间短暂，常伴有意识障碍。其发作时的脑电图可见多棘慢波、棘慢波或尖慢波，抗癫痫药物治疗可控制发作。

3.儿童多动症　多发性抽动症部分患儿可伴有注意力不集中、多动等类似抽动症的表现，但多动症患儿无抽动、异常发声等表现。临床上这两种疾病也可以伴发。

4.习惯性抽搐　4～6岁多见，往往只有一组肌肉抽搐，如眨眼、皱眉、龇牙或咳嗽，发病前常有某些诱因，此症一般轻，预后较好。但此症与多发性抽动症并无严格的界限，有些患儿能发展为多发性抽动症。

三、辨证论治

（一）辨证思路

本病以八纲辨证为主，重在辨阴阳、虚实。本病其标在风火痰湿，其本在肝、脾、肾三脏，尤与肝最为密切，往往三脏合病，虚实并见，风火痰湿并存，变异多端。风邪犯肺者，属实证，其以面部抽动为主，常因感冒而加重或反复，舌质红，苔薄黄或薄白，脉浮；肝亢风动者，为实证，其抽动频繁有力，声音高亢，伴烦躁易怒、头晕头痛，或胁下胀满，舌红，苔白或薄黄，脉弦有力；痰火扰神者，为实证，发作频繁，喉中痰鸣，舌红苔黄腻，脉数；脾虚痰聚者，为本虚标实，虚实夹杂，其抽动日久，发作无常，形体虚胖或面黄体瘦，食欲不振，健忘，舌淡红，苔白腻，脉沉滑；脾虚肝亢者，为虚实夹杂，腹部抽动明显，性情急躁，伴目赤口苦、叹息胁胀，舌淡红，苔薄白，脉细弦。

（二）治疗原则

本病治疗以平肝息风为基本原则，应根据疾病的不同证候和阶段，分清正虚与邪实的关系，对症论治，若痰甚者，须化痰息风；火盛者，须清热泻火；脾虚者，须健脾益气；肝亢者，须平肝潜阳；阴虚者，须滋阴潜阳。

（三）分证论治

1.风邪犯肺

证候：面部抽动为主，常因感冒而加重或反复，鼻塞不通，流涕喷嚏，咽痒，清嗓子，眼睛发痒或常揉眼睛，舌质红，苔薄黄或薄白，脉浮。

辨证要点：有外感风邪史。抽动因感冒而加重或反复。

治法：宣肺解表，平肝息风。

常用方：银翘散（《温病条辨》）加减。

常用药：金银花、连翘、牛蒡子、薄荷、桔梗、枳壳、黄芩、荆芥穗、木瓜、伸筋草、天麻、全蝎。

加减：清嗓子明显者，加金果榄、胖大海、玄参；眨眼明显，加菊花、决明子；吸鼻明显，加辛夷、苍耳子、白芷；肢体抽动，加蜈蚣；口角抽动，加黄连、白附子。

2. 肝亢风动

证候：抽动频繁有力，多动难静，面部抽动明显，不时喊叫，声音高亢，任性，自控力差，甚至自伤自残，伴烦躁易怒，头晕头痛，或胁下胀满，舌红，苔白或薄黄，脉弦有力。

辨证要点：抽动频繁有力，声音高亢，烦躁易怒，胁下胀满。

治法：平肝潜阳，息风止痉。

常用方：天麻钩藤饮（《杂病证治新义》）加减。

类方：羚角钩藤汤（《通俗伤寒论》）加减。

肝阳偏亢者，选用天麻钩藤饮；热象重者，选用羚角钩藤汤。

常用药：天麻、钩藤、石决明、栀子、黄芩、益母草、茯神。

加减：肝气郁滞，加柴胡、枳壳；头痛头晕者，加川芎、菊花；头部抽动，加葛根、天麻、蔓荆子；肢体抽动明显，加鸡血藤、木瓜、伸筋草；口角抽动，加黄连、白附子；眨眼明显，加菊花、谷精草、木贼。

3. 痰火扰神

证候：抽动有力，发作频繁，喉中痰鸣，口出异声秽语，偶有眩晕，多梦，喜食肥甘，烦躁易怒，大便秘结，小便短赤，舌红，苔黄腻，脉数。

辨证要点：抽动有力，喉中痰鸣，烦躁易怒，小便短赤，舌红，苔黄腻，脉数。

治法：清热化痰，宁心安神。

常用方：黄连温胆汤（《六因条辨》）加减。

类方：半夏白术天麻汤（《医学心悟》）加减。

常用药：黄连、半夏、陈皮、枳实、竹茹、茯苓、瓜蒌、胆南星、石菖蒲。

加减：烦躁易怒，加钩藤、柴胡；大便秘结，加大黄、芒硝；吸鼻明显，加辛夷、苍耳子、白芷；喉部异常发声者，加射干、青果、锦灯笼。

4. 脾虚痰聚

证候：面黄体瘦，精神不振，脾气乖戾，胸闷作咳，喉中声响，皱眉眨眼，嘴角、四肢、腹肌抽动，秽语不由自主，纳少厌食，舌质淡，苔白或腻，脉沉滑或沉缓。

辨证要点：面黄体瘦，精神不振，胸闷纳少，喉响秽语，舌淡苔白或腻，脉滑。

治法：健脾柔肝，行气化痰。

常用方：十味温胆汤（《世医得效方》）加减。

类方：六君子汤（《医学正传》）加减。

常用药：陈皮、半夏、枳实、茯苓、酸枣仁、五味子、熟地黄、白术、太子参、党参等。

加减：痰热，加黄连、胆南星、瓜蒌；肝郁气滞，加柴胡、郁金、白芍；纳少，加焦神曲、炒麦芽。

5. 脾虚肝亢

证候：腹部抽动明显，性情急躁，烦

躁易怒，注意力不集中，手脚多动，难于静坐，睡眠不安，多梦，目赤口苦，叹息胁胀，健忘，食欲不振，便溏，舌淡红，苔薄白，脉细弦。

辨证要点：腹部抽动明显，烦躁易怒，目赤口苦，叹息胁胀，食欲不振，便溏。

治法：缓肝理脾，息风止抽。

常用方：缓肝理脾汤（《医宗金鉴》）加减。

常用药：党参、茯苓、白芍、炒白术、天麻、钩藤、陈皮、炒山药、炒扁豆、炙甘草。

加减：食欲不振，加焦三仙、鸡内金、麦芽；睡眠不安，加珍珠母、石决明。

6. 阴虚风动

证候：形体消瘦，两颧潮红，性情急躁，口出秽语，摇头耸肩，挤眉眨眼，肢体震颤，睡眠不宁，五心烦热，大便干结，舌红绛，苔光剥，脉细数。

辨证要点：形体消瘦，两颧潮红，五心烦热，震颤抽动，舌红绛，苔光剥，脉细数。

治法：滋阴养血，柔肝息风。

常用方：大定风珠（《温病条辨》）加减。

类方：阿胶鸡子黄汤（《温病条辨》）加减。

常用药：龟甲、鳖甲、生牡蛎、生地黄、阿胶、鸡子黄、麦冬、白芍、甘草等。

加减：血虚失养，加何首乌、玉竹、沙苑子；心神不宁，加茯神、钩藤、炒酸枣仁；多动，加石决明、煅磁石；失眠明显，加酸枣仁；注意力不集中、学习困难明显者，加石菖蒲、远志、益智仁；病久，加丹参、红花。

四、其他疗法

（一）中成药

1. 菖麻息风片，用于肝亢风动证。

2. 礞石滚痰丸，用于痰火扰神证。

3. 九味息风颗粒，肾阴亏虚、肝风内动证。

4. 六味地黄丸，用于阴虚风动证。

（二）针灸疗法

1. 针刺 取穴百会、四神聪、神庭、上星、头维、印堂、曲池、合谷、阳陵泉、三阴交、太冲穴。眨眼和耸鼻者，加攒竹、迎香；口角抽动者，加地仓、颊车；喉出怪声者，加上廉泉、列缺。以提插捻转法施以平补平泻，得气后留针3分钟。隔日1次，1个月为1个疗程。

2. 耳穴贴压 取穴皮质下，神门、心、肝、肾、脾、脑干、交感、眼。上述耳穴用王不留行子贴压，随证取穴6～8个，隔日1次，15次为1个疗程。

（三）推拿疗法

补脾经300次，补肾经300次，捣小天心50次，清心经100次，清肝经100次，手分阴阳300次，揉内关200次，揉二马200次，推上三关100次，揉涌泉100次，足三里100次。

五、预防护理

1. 平时注意合理的教育，并重视儿童的心理状态，保证儿童有规律性的生活，培养良好的生活习惯。

2. 关怀和爱护患儿，耐心讲清病情，给予安慰和鼓励，不在精神上施加压力，不责骂或体罚。

3.饮食宜清淡，不进食兴奋性、刺激性的饮料。

4.注意休息，不看紧张、惊险、刺激的影视节目，不宜长时间看电视、玩电脑和游戏机。

第五节　自闭症

自闭症（孤独症谱系障碍）是一类起病于发育早期，以社会交往障碍、交流障碍、兴趣狭窄和行为方式刻板为特征，多数伴有智力发育迟缓的神经发育障碍性疾病，临床是以性格孤僻、自我封闭、交流交往障碍、少语、无语、喃喃自语、动作刻板重复、兴趣狭窄为主要表现的一组症候群。

中医古籍未见本病之病名，但综观古代医家的各种描述，当属"语迟""清狂""无慧""胎弱""视无情"等范畴。

一、病因病机

本病的病因复杂，有先天因素和后天因素。前者有孕母调摄失宜，精血亏虚，孕胎禀赋不足；后者有分娩难产或胎吸、产钳等工具使用不当，直接损伤元神之府。或喂养不当，长期营养不良，或缺乏教养，或外界环境影响等。本病位在脑，同心、肝、脾、肾四脏有密切联系。由于先天禀赋不足造成肾精亏虚，不能充髓养脑以至精明之府失于聪慧。小儿脏腑娇嫩，脾常不足，化源匮乏，心血不足，则心神失养，神明拂乱；且脾虚失运，痰浊内生，痰浊蒙蔽清窍，脑神失养，亦可导致脑髓失聪。若心肝有余化火，煎熬成痰，则上蒙清窍，扰乱神明。

二、诊断

（一）诊断要点

1.家族史：就诊时，询问是否存在以下家族史：精神病史，智残病史，其他精神神经病史，父母或其他亲属中有无性格怪僻、冷淡、刻板、敏感、焦虑、固执、缺乏语言交流、社会交往障碍或言语发育障碍者。个人史：就诊时，应详细询问其母亲是否为高龄产，生产时是否是早产、难产，有无窒息史、重大心理创伤和惊吓及严重的躯体疾病，生长发育如竖头、会笑、翻身、独坐、站立及行走、出牙时间等是否落后。

2.临床表现

（1）社会交往障碍：目光回避，呼之不应，孤僻不合群，缺乏主动与同龄儿童交往或玩耍的兴趣，不善于和同龄儿童交往。

（2）交流障碍：不能以语言和行动表达自己的意愿，常以哭闹或尖叫表达他们的不舒适或需要；面部表情呆板、淡漠，很少或不能用言语交流，语言理解能力和表达能力差，言语发育迟缓，常常只会简单模仿、喃喃自语、刻板重复；语法结构、人称代词常错用，不会与人进行交谈。

（3）兴趣狭窄及刻板重复的行为方式：对一般儿童所喜爱的玩具和游戏缺乏兴趣，而对一些通常不作为玩具的物品却特别感兴趣；行为方式刻板，常出现刻板重复的动作和奇特怪异的行为，迷恋物品、行为定式、感觉异常。

（4）其他症状：30%～50%患儿存在智力发育障碍，1/4～1/3患儿合并癫痫。

3.辅助检查：临床医师可根据患儿病情有选择性地进行以下辅助检查：脑电图、诱发电位、头颅CT或磁共振、染色体核型分析、脆性X染色体检查、遗传、代谢病筛查等。

（二）鉴别要点

1. 阿斯伯格综合征（AS） 鉴别要点是高功能孤独症儿童存在语言发育迟缓，而AS儿童没有明显的语言发育落后现象。

2. Rett综合征 仅见于女孩，患儿在后期有较为明显的神经系统症状和体征。

3. 儿童精神发育迟缓（MR） 可以根据孤独症儿童的社交障碍、行为特征及部分特别认知能力加以鉴别。

三、辨证论治

（一）辨证思路

本病主要辨虚实，可根据患儿病史及伴随症状辨识。若患儿时有尖叫，声音高亢，伴急躁易怒，便秘溲黄，舌质红，苔薄黄，脉弦或数，指纹紫滞者，为实；若少语或不语，伴神疲乏力，少气懒言，面色少华，舌淡，脉细弱者，为虚；或语言发育迟缓，伴身材矮小，筋骨痿软，舌淡红，脉细弱者，为虚。

（二）治疗原则

本平邮治疗以调补心肝脾肾、醒脑开窍为基本原则。若偏于心肝火旺者，治宜清心平肝；偏于心脾两虚者，治宜健脾养心；偏于肾精不足者，治宜滋补肝肾；偏于痰蒙心窍者，治宜豁痰开窍。在应用中医药的同时，配合康复训练与特殊教育等综合措施提高疗效。本病治疗时间较长，以3个月为1个疗程，每年2～3疗程。

（三）分证论治

1. 心肝火旺

证候：不语或少语，时有尖叫，声音高亢，动作刻板，目光回避，伴有急躁易怒，多动、注意力不集中，情绪不宁，跑跳无常，少寐，或夜寐不安，时有便秘溲黄，舌质红或舌边尖红，苔薄黄，脉弦或数，指纹紫滞。

辨证要点：时有尖叫，声音高亢，急躁易怒，多动、情绪不宁，便秘溲黄，舌红，苔薄黄，脉弦数。

治法：清心平肝，安神定志。

常用方：龙胆泻肝丸（《医学心悟》）加减。

类方：安神定志丸（《医学心悟》）加减。

常用药：龙胆草、栀子、当归、生地黄、黄连、柴胡、石菖蒲、龙齿、远志、茯神等。

加减：不易入睡、夜眠不安者，加酸枣仁、首乌藤、五味子；便秘加大黄、枳实；伴癫痫发作者，加钩藤、全蝎、羚羊角。

2. 痰蒙心窍

证候：喃喃自语，行为孤僻，目不视人，伴有表情淡漠，神情呆滞，对指令充耳不闻，舌质淡，舌体胖大，苔腻，脉滑，指纹淡紫。

辨证要点：喃喃自语，表情淡漠，神情呆滞，舌淡，胖大，苔腻，脉滑。

治法：豁痰宁心，醒脑开窍。

常用方：涤痰汤（《奇效良方》）加减。

类方：温胆汤（《三因极一病证方论》）加减。

常用药：半夏、陈皮、茯苓、竹茹、胆南星、石菖蒲、白术、远志、礞石、瓜蒌、苏合香等。

加减：抽动，加全蝎、僵蚕；纳呆便

秘，加枳实、连翘；精神抑郁，加柴胡、合欢皮。

3. 心脾两虚

证候：少语或不语，语言重复，行为孤僻，伴神疲乏力，少气懒言，胆怯易惊，夜寐易醒，肢冷或有自汗，面色少华，纳差，舌淡，苔薄白，脉细弱，指纹色淡。

辨证要点：神疲乏力，少气懒言，胆怯易惊，肢冷或自汗，面色少华，纳差，舌淡，苔薄白。

治法：健脾益气，养心安神。

常用方：归脾汤（《正体类要》）加减。

类方：养心汤（《古今医统》）加减。

常用药：龙眼肉、人参、山药、白术、酸枣仁、黄芪、茯神、远志、当归、五味子。

加减：闷闷不乐、沉默少语者，加川楝子、柴胡；食少纳呆，加茯苓、生麦芽、厚朴；泄泻，加炮姜炭、煨葛根；四肢不温，加肉桂、熟附子、煨姜；久病气血亏虚者，加黄芪、当归、熟地黄。

4. 肾精不足

证候：语言发育迟缓，少语，行为孤僻，反应迟钝，刻板动作，伴有运动发育迟缓，身材矮小，筋骨痿软，动作笨拙。舌淡红，脉细弱，指纹沉而色淡。

辨证要点：语言、运动发育迟缓，身材矮小，筋骨痿软，舌淡红，脉细弱。

治法：滋补肝肾，填精益髓。

常用方：六味地黄丸（《小儿药证直诀》）合菖蒲丸（《普济方》）加减。

常用药：山药、熟地黄、牡丹皮、茯苓、泽泻、山茱萸、龟甲、鳖甲、益智仁、石菖蒲。

加减：形寒肢冷，加熟附子、肉桂；身材矮小，加骨碎补、杜仲；智力明显落后，加远志、茯神；四肢萎软无力，加杜仲、当归、熟地黄；发迟难长，加何首乌、肉苁蓉。

四、其他疗法

（一）中成药

1. 龙胆泻肝丸，用于心肝火旺证。
2. 六味地黄丸，用于肾精不足证。
3. 左归丸，用于肾精不足证。
4. 归脾丸，用于心脾两虚证。

（二）针灸疗法

1. 头针　取穴：百会、脑户、语言一区、语言二区、语言三区。刺法：毫针平刺进针，沿皮刺入帽状腱膜下 1～1.5 寸。百会、语言二区、语言三区由前向后沿皮刺入，语言一区由下向上沿皮刺入，紧贴骨膜行针，针深近 25mm，以抽气法运针 10 次，行强刺激，以针下有向内吸附感为度，留针 2 小时，留针期间坚持带针功能训练，行针 3 次，每周 5 次，3 个月 1 个疗程。

2. 体针　主穴：内关、神门、涌泉、悬钟。辨证取穴：心肝火旺证，加心俞、肝俞、风池、太冲、少府、行间；痰蒙心窍证，加脾俞、足三里、丰隆、劳宫、内关、大陵；心脾两虚证，加心俞、脾俞、三阴交、足三里；肾精不足证，加肝俞、肾俞、太溪、三阴交、足三里。对症取穴：构音困难、发音不清，加舌针、廉泉。刺法：常规刺法，舌针毫针点刺不留针，每周 5 次，3 个月为 1 个疗程。

3. 靳三针　取穴：四神针（百会前后左右各 1.5 寸，针尖向外刺）、定神针（印堂、阳白穴上各 5 分，向下刺)、颞三针 (耳尖直上 2 寸，其前后各 1 寸，向下刺)、颞上三针 (耳尖直上 3 寸，前后各 1 寸，向下刺)、智三针 (神庭、双本神，常规手法)、脑三针 (脑户、双脑空，向下刺)、舌三针 (上廉泉及左右各旁开 0.8 寸，用手法刺激不留针)、醒神针 (人中、少商、隐白，常规操作)、手智针 (内关、神门、劳宫，常规操作)、足智针 (涌泉、泉中、泉中外，常规操作)。每周 5 次，3 个月为 1 个疗程。

4. 耳穴贴压　耳屏上选取心、肝、肾、脑点、交感、神门穴，用王不留行子贴压，每周更换 2 次，每日手按压 3 次，每次 3 分钟。

（三）推拿疗法

1. 头面部　施开天门手法，分推额阴阳，叩击语言一区、语言二区、语言三区各 1 分钟，对口周和头面部穴位水沟、地仓、翳风、颊车、大椎进行顺时针方向按揉，每穴 1 分钟。

2. 四肢部　根据辨证选用清肝木、清心火、补脾土、补肾水、清天河水各 1 分钟；按揉少海、血海、足三里、丰隆穴各 1 分钟；揉双合谷、双太冲各 1 分钟。

3. 背部　顺经推膀胱经第一线、第二线各 5 次，顺经推督脉 5 次，叩击华佗夹脊 5 次，捏脊 5 次；从第 2 次开始，术者根据患儿出现的不同症状，采用重提的手法，有针对性地刺激某些背俞穴，加强治疗。捏脊结束后，术者用双手拇指指腹，采用按揉肾俞穴 5 分钟。每周 3 ~ 5 次，3 个月为 1 个疗程。

（四）物理因子治疗

选择应用脑电生物反馈、经颅磁刺激、经络导平治疗。经络导平根据体针，辨证取穴，实证用泻法，泻法将"主穴"置负极，相应配穴置正极；虚证用补法，补法将"主穴"置正极，相应配穴置负极。每周治疗 5 次，3 个月 1 个疗程。

（五）康复训练及特殊教育

1. 应用行为分析疗法（ABA）。

2. 孤独症及相关障碍患儿治疗教育课程（TEACCH）　该方法主要针对自闭症儿童在语言、交流以及感知觉运动等各方面所存在的缺陷有针对性地进行教育，核心是增进自闭症儿童对环境、教育和训练内容的理解和服从。该课程根据自闭症儿童能力和行为的特点设计个体化的训练内容。

现代可考虑日常生活活动、自理能力、独立学习能力的提高，考虑患儿的病情、时间及经济的因素，选择性地做地板时光、社交故事、游戏治疗、听觉综合训练、感觉综合训练、心理疗法、音乐疗法、动物伴侣疗法等辅助性治疗措施。

五、预防护理

1. 孕期调护　女性怀孕早期，即胚胎神经管形成和发育期，应避免滥用药物，特别是抗癫痫类药物；避免病毒性感染；避开冷热温差变化较大的环境及污染因素；避免受重大精神刺激和创伤，孕母保持心情舒畅。

2. 情志调护　主动关心患儿，维持家庭良好氛围；增加家长对患儿的信心与耐心。

3. 健康教育　做到早期发现，早期疗育。采用治疗和教育训练相结合的办法，减少其不适应、破坏性行为的出现，并使其潜能得以充分发挥，预后可以有显著的改善。训练应以家庭为中心，特别注意父母的作用，让患儿家属了解本病病程长，非进行性发展的特点，对治疗树立信心，做到坚持性和长期性。在教育或训练过程中，对孩子的行为多一些宽容和理解，注意异常行为的改变和变更，特别能力的发现、培养和转化。

4. 安全管理 清除患儿周围环境中的危险因素，防止自伤现象的发生。

第六节 惊风

惊风是小儿常见的一种急重病证，临床以抽搐、昏迷为主要症状。惊风又是一种证候，可发生于多种疾病之中。惊风的证候可概括为四证八候，四证即痰、热、惊、风；八候指搐、搦、掣、颤、反、引、窜、视。惊风发作时，往往痰、热、风、惊四证混同出现，难以截然分开；八候的出现表示惊风已在发作，但惊风发作时，不一定八候全都出现。惊风分为急惊风和慢惊风两大类。凡起病急暴，八候表现急速强劲，病性属实属阳属热者，为急惊风；起病缓，病久正虚，八候表现迟缓无力，病性属虚属阴属寒者，为慢惊风。慢惊风中若出现纯阴无阳的危重证候，称为慢脾风。本病西医学称为小儿惊厥，无明显季节性，1～5岁儿童多见，可发生于高热、中毒性细菌性疾病、乙型脑炎、脑膜炎、原发性癫痫等多种疾病中。

急惊风

急惊风来势急骤，以高热、抽风、昏迷为主要表现，痰、热、惊、风四证具备。

一、病因病机

本病病因主要包括外感风热、感受疫毒及暴受惊恐，病位主要在心肝，病机关键为邪陷厥阴，蒙蔽心窍，引动肝风。

1. 外感风热 小儿肌肤薄弱，卫外不固，若冬春之季，寒温不调，气候骤变，风热之邪从口鼻或皮毛而入，易于传变，热极生风，或热盛生痰，痰盛动风，发生急惊风。

2. 感受疫毒 冬春季节感受温热疫毒，不能及时清解，内陷厥阴；或夏季感受暑热疫毒，邪炽气营，蒙蔽清窍，引动肝风；或饮食秽毒，湿热疫毒蕴结肠腑，内陷心肝，扰乱神明，均可发为惊风。

3. 暴受惊恐 小儿元气未充，神气怯弱，若乍见异物、卒闻异声，或不慎跌仆，暴受惊恐，致气机逆乱，心神失主，痰升风动，发为惊风。

二、诊断
（一）诊断要点

1. 本病患病年龄以3岁以下婴幼儿为多，5岁以上逐渐减少；常有感受风热、疫毒之邪或暴受惊恐史。

2. 临床以高热、抽风、昏迷为主要表现；同时伴有原发疾病的表现，如感冒、肺炎喘嗽、中毒性细菌性痢疾、流行性腮腺炎、流行性乙型脑炎等。中枢神经系统感染者，神经系统查体可出现病理反射阳性体征。

3. 辅助检查：必要时可行大便常规、大便培养、血培养及脑脊液、脑电图、脑CT等检查，以协助诊断。

（二）鉴别诊断

癫痫 各个年龄阶段均可发病，发作表现多种多样。典型的症状为神昏、抽搐，与急惊风相似，但尚有口吐白沫、喉中异声等特征表现，发作时无发热，具有突发突止、醒后如常、反复发作的特点，脑电图可见棘波、尖波、棘-慢波等痫性放电。

三、辨证论治

（一）辨证思路

1. 辨轻重 惊风发作次数较少，持续时间较短，发作后无神志、感觉、运动障碍者，属轻证；若发作次数较多，或持续时间较长，发作后神志不清，甚至有感觉、运动障碍者，属重证。

2. 辨病邪 主要根据发病季节、年龄、病史、致病特点、原发病表现等辨别。外感风热者，冬春好发，常见于3岁以下小儿，表现为高热惊厥，多伴风热表证；温热疫毒所致者亦冬春好发，多有麻疹、流行性腮腺炎等疫病接触史及特征表现，惊风属于该类疾病的变证；暑热疫毒引起者好发于盛夏，易见邪炽气营表现，常见于流行性乙型脑炎；湿热疫毒多见于夏秋，易阻滞肠腑，直中厥阴，出现神昏抽搐、大便异常，多见于中毒性细菌性痢疾；因于惊恐者，常有惊吓史，以及惊惕不安、惊叫急啼、胆怯易惊等临床表现。

（二）治疗原则

急惊风的主证是痰、热、风、惊，故豁痰、清热、息风、镇惊为其基本治则。然痰有痰火、痰浊，热有表热、里热，风有外风、内风，惊有实证、虚证。因此，豁痰有泻心涤痰、豁痰开窍的区别；清热有解肌透表、苦寒泄热的差异；治风有疏风和息风的不同；镇惊有平肝镇惊、养血安神的区分。治疗中既要重视息风镇惊，又不可忽视原发

疾病的处理，分清标本缓急，辨证结合辨病施治，必要时中西医结合救治。

（三）分证论治

1. 外感风热

证候：起病急骤，发热，鼻塞，流涕，咽赤，咳嗽，头痛，烦躁，神昏，抽搐，舌质红，苔薄黄，脉浮数，指纹青紫。

辨证要点：发热，神昏，抽搐，咽赤，脉浮数。

治法：疏风清热，息风镇惊。

常用方：银翘散（《温病条辨》）加减。

常用药：金银花、连翘、薄荷、荆芥穗、防风、牛蒡子、钩藤、僵蚕、蝉蜕。

加减：高热不退，加生石膏、羚羊角（研末冲服）；喉间痰鸣，加天竺黄、胆南星；咽喉肿痛，大便秘结者，加黄芩、大黄；抽搐较重，加水牛角、全蝎、蜈蚣。

2. 温热疫毒

证候：麻疹、流行性腮腺炎等疫病过程中，出现高热不退，神昏，四肢抽搐，头痛呕吐，烦躁口渴，舌质红，苔黄，脉数。

辨证要点：高热不退，神昏，四肢抽搐，头痛呕吐，舌质红，苔黄。

治法：平肝息风，清心开窍。

常用方：羚角钩藤汤（《通俗伤寒论》）加减。

常用药：羚羊角、钩藤、石菖蒲、川贝母、桑叶、菊花、白芍、僵蚕、栀子。

加减：热重，加紫雪丹；昏迷狂躁，加安宫牛黄丸；痰盛，加天竺黄、胆南星；大便秘结，加大黄；抽搐频繁，加全蝎、蜈蚣。

3. 暑热疫毒

证候：起病急骤，持续高热，神昏

谵语，反复抽搐，头痛项强，呕吐，或嗜睡，或皮肤出疹发斑，口渴便秘，舌质红，苔黄，脉弦数。严重者可发生呼吸困难等危象。

辨证要点：持续高热，神昏谵语，反复抽搐，头痛项强，呕吐。

治法：清热祛暑，开窍息风。

常用方：清瘟败毒饮（《疫疹一得》）加减。

常用药：生石膏、生地黄、黄连、水牛角、栀子、黄芩、知母、赤芍、玄参、连翘、牡丹皮、羚羊角（研末冲服）、钩藤、僵蚕。

加减：昏迷较甚者，可选用牛黄清心丸、安宫牛黄丸或紫雪丹；大便秘结，加大黄、玄明粉；呕吐，加半夏、竹茹；皮肤瘀斑，加大青叶、丹参、紫草。

4. 湿热疫毒

证候：持续高热，频繁抽搐，昏迷，谵妄烦躁，腹痛呕吐，大便黏腻或夹脓血，舌质红，苔黄腻，脉滑数。

辨证要点：夏秋季节，急起高热，反复惊厥，腹痛呕吐，黏液脓血便。

治法：清热化湿，解毒息风。

常用方：黄连解毒汤（《肘后方》）合白头翁汤（《伤寒论》）加减。

常用药：黄连、黄柏、栀子、黄芩、白头翁、秦皮、钩藤、全蝎、赤芍。

加减：呕吐腹痛明显，加玉枢丹；大便脓血较重者，可用大黄水煎灌肠；昏迷不醒、反复抽搐者，选用紫雪丹、至宝丹。若出现内闭外脱者，改用参附龙牡救逆汤灌服。

5. 暴受惊恐

证候：平素情绪紧张，胆小易惊，暴受惊恐后出现惊惕不安，身体战栗，喜投母怀，面色乍青乍白，甚则抽搐、神志不清，大便色青，脉律不整，指纹紫滞。

辨证要点：有惊吓史，惊惕不安，面色乍青乍白。

治法：镇惊安神，平肝息风。

常用方：琥珀抱龙丸（《活幼心书》）合朱砂安神丸（《内外伤辨惑论》）加减。

常用药：琥珀（冲服）、胆南星、朱砂（冲服）、雄黄、天竺黄、黄连、当归、全蝎、钩藤、石菖蒲。

加减：寐中肢体颤动、惊惕不安者，加磁石；呕吐，加竹茹、半夏；神疲乏力、唇甲色淡者，加黄芪、当归、酸枣仁。

四、其他疗法

（一）中成药

1. 安宫牛黄丸，用于急惊风。

2. 牛黄镇惊丸，用于急惊风暴受惊恐证。

3. 羚羊角颗粒，用于急惊风。

4. 儿童回春颗粒（丸），用于急惊风。

5. 小儿解热丸，用于急惊风外感风热证。

（二）针灸疗法

1. 体针 急惊风外感风热者，取穴人中、合谷、太冲、手十二井（少商、商阳、中冲、关冲、少冲、少泽）或十宣、大椎。以上各穴均施行捻转泻法，强刺激；人中穴向上斜刺，用雀啄法；手十二井或十宣三棱针点刺放血。感受湿热疫毒者，取穴人中、中脘、丰隆、合谷、内关、神门、太冲、曲池，上穴施以提插捻转泻法，留针20～30分钟，留针期间3～5分钟施术1次。暴受惊恐所致者，取穴印堂、内关、神门、阳陵泉、四神聪、百会，施捻转泻法，留针20分钟。神昏窍闭、牙关紧闭者，用指甲掐人中。

2.耳针 取心、肝、交感、神门、皮质下，毫针强刺激。

五、预防护理

1.按计划免疫接种，预防传染病。

2.防止时邪感染，注意饮食卫生，避免跌仆惊骇。

3.对于发热患儿，尤其既往有高热惊厥病史者，要及时控制体温，必要时加服抗惊厥药物。

4.对流行性乙型脑炎及中毒性细菌性痢疾患儿，要积极治疗原发病，防止惊厥反复发作。

5.对于惊风发作中的患儿，切勿强制按压，以防骨折。要采取头侧位，保持呼吸道通畅，及时清除鼻腔、口腔分泌物，必要时吸痰；将压舌板用纱布包裹放在患儿上下牙齿之间，防止咬伤舌体。

6.保持室内安静，避免过度刺激。

7.严密监测患儿面色、瞳孔、体温、血压、心率、呼吸等情况。抽搐时间较长者，应给予吸氧。

六、医案选录

俞某，女，12岁。始见右腮部肿痛，继即高热头痛，体温39～40℃，持续8天不退，曾使用抗生素及激素等治疗无改善，第9天症情加重，乃邀会诊。诊时患儿头痛剧烈，频繁呕吐，精神萎靡，嗜睡，两目闭而不张，颈强有抵抗，体温39.4℃，肢体时时抽动，右腮部坚硬肿痛，自觉腹胀难忍，不思进食，大便3日未更，舌苔黄厚腻，舌质红干，脉数有力。辨证为痄腮邪毒化火，热结阳明，夹风内陷厥阴。治当苦辛通降，解毒搜风。处方：姜川黄连3g，半夏8g，干姜3g，生石膏（先煎）30g，生大黄（后下）10g，玄明粉（分2次冲服）10g，僵蚕10g，全蝎5g，蜈蚣2条。

当日上午11时开始服药，少量多次，以防呕吐。当晚10时左右，头痛减轻，腹中鸣响，但未大便，体温渐降至38℃，能安静入睡。次日复诊，体温已降为37℃，两目张开有神，头痛止，未抽风及呕吐，仍感脘腹不适，不思进食，见食干呕，舌苔虽厚腻，苔面见有浮糙。风火邪毒虽杀，而阳明结热未除，嘱接服原方。午后大便畅解，量多色褐，秽臭异常，精神好转，能进稀粥烂面，身热未起，病情稳定。第3日复诊，患儿精神已佳，腮肿消退。原方去黄连、大黄、干姜、全蝎、蜈蚣，加玄参15g、金银花15g、甘草5g，以护阴、清热解毒善其后。

分析：本例外感邪毒，热结阳明，扰动肝风，采取苦辛通降清泄肠腑，解阳明之热，热势清则扰乱心肝之邪火亦平。僵蚕、全蝎、蜈蚣皆搜风定痉之品，灵动窜达，善逐经络之邪风、惊风、顽痹，除入煎剂外，研末为散亦可，力专效宏。

（董建华.中国现代名中医医案精华·江育仁医案.北京：北京出版社，1990：246）

慢惊风

慢惊风来势缓慢，抽搐无力，时作时止，反复难愈，常伴昏迷、瘫痪等症。

一、病因病机

慢惊风多由大病、久病，如暴吐、暴泻，久吐、久泻等形成，病位在脾、肾、肝，病性以虚为主，病机关键为脾胃虚弱，土虚木亢；或脾肾阳虚，失于温煦；或热病伤阴，不能濡养筋脉。

1.脾胃虚弱　由于暴吐暴泻，久吐久泻，或他病过用峻利之品，妄用汗、下之法致脾胃受损，中土既虚，土虚木贼，肝亢风动，致慢惊风。

2.脾肾阳虚　胎禀不足，或久吐久泻，或喂养不当，或误用攻伐之品，损伤脾阳，日久及肾，脾肾阳虚，阴寒内盛，筋脉失于温煦，致时时搐动之慢脾风证。

3.阴虚风动　外感热病迁延日久，或急惊风后，热邪久羁，阴液亏耗，或他病影响，致肝肾精血不足，筋脉失于濡养，虚风内动而致慢惊风。

二、诊断
（一）诊断要点

1.患儿有反复呕吐、长期泄泻、急惊风、佝偻病等病史。

2.临床表现：起病缓慢，病程较长。症见面色苍白、嗜睡无神、抽搐无力、时作时止，或两手颤动、筋惕肉瞤，脉细无力。

3.辅助检查：根据患儿的临床表现，结合血液生化、脑电图、脑脊液、头颅CT等检查，以明确诊断原发病。

（二）鉴别诊断

本病主要是不同病因之间的鉴别。

1.癫痫　具有反复性、发作性、自然缓解、止后如常的特点。发作形式多样，其中愣神、失张力、痉挛等发作表现多似慢惊风。动态脑电图检查可协助诊断。

2.先天性代谢病或水电解质紊乱　表现为慢性反复性惊厥，合并其他脏器功能异常，如苯丙酮尿症、低钙血症、低钠血症等。遗传代谢筛查及血生化检查等，可有助于诊断。

3.颅内非感染性疾病　反复发作，可伴口眼、意识、运动功能障碍和神经系统异常体征，如先天脑发育异常、颅内出血、脑肿瘤等。

三、辨证论治
（一）辨证思路

慢惊风多属虚证，故重在辨脏腑、分阴阳。

1.辨脏腑　若形神疲惫，面色萎黄，抽搐无力，时作时止，嗜睡露睛，不欲饮食，大便稀溏，为病在肝脾；若神萎昏睡，面白无华，四肢厥冷，手足震颤，溲清便溏，舌淡，脉沉微，为病在脾肾。

2. 分阴阳　若暴泻久泻之后，见手足震颤，伴面白无华，口鼻气冷，额汗不温，四肢厥冷，溲清便溏，舌质淡，苔薄白，脉沉微者，多属阳虚；若急惊风后，肢体拘挛或强直，伴精神疲惫，形容憔悴，低热虚烦，手足心热，大便干结，舌绛少津，苔少或无苔，脉细数者，多属阴虚。

（二）治疗原则

慢惊风由虚生风，治疗以补虚治本为主，临床常用治法有温中健脾、温阳逐寒、育阴潜阳、柔肝息风等，若有虚中夹实者，宜攻补兼施，标本兼顾。

（三）分证论治

1. 脾虚肝旺

证候：精神萎靡，嗜睡露睛，面色萎黄，不欲饮食，大便稀溏，色带青绿，时有肠鸣，四肢不温，抽搐无力，时作时止，舌质淡，苔白，脉沉细。

辨证要点：抽搐无力，时作时止，精神萎靡，面色萎黄，嗜睡露睛。

治法：温中补虚，缓肝理脾。

常用方：缓肝理脾汤（《医宗金鉴》）加减。

常用药：党参、白术、茯苓、陈皮、山药、白扁豆、甘草、白芍、钩藤、干姜、肉桂。

加减：纳呆食少，加豆蔻、砂仁；四肢不温，大便稀溏，改用附子理中汤加减。

2. 脾肾阳虚

证候：神萎昏睡，面白无华或灰滞，口鼻气冷，额汗不温，四肢厥冷，溲清便溏，手足震颤，舌质淡，苔薄白，脉沉微。

辨证要点：精神委顿，额汗不温，四肢厥冷，手足蠕动震颤。

治法：温补脾肾，回阳救逆。

常用方：固真汤（《证治准绳》）加减。

常用药：党参、白术、山药、茯苓、黄芪、甘草、附子、肉桂、炮姜、丁香。

加减：汗多，加龙骨、牡蛎、五味子；恶心呕吐，加吴茱萸、胡椒、半夏。

3. 阴虚风动

证候：肢体拘挛或强直，抽搐时轻时重，精神疲惫，形容憔悴，面色萎黄，或时有潮红，虚烦低热，手足心热，易出汗，大便干结，舌质绛少津，苔少或无苔，脉细数。

辨证要点：抽搐时轻时重，反复发作，低热，舌质绛，苔少，脉细数。

治法：育阴潜阳，滋水涵木。

常用方：大定风珠（《温病条辨》）加减。

常用药：阿胶、生地黄、麦冬、白芍、龟甲、鳖甲、火麻仁、牡蛎、五味子、甘草。

加减：抽搐不止，加天麻、乌梢蛇；筋脉拘急、屈伸不利，加黄芪、党参、鸡血藤、桑枝。

四、其他疗法

（一）针灸疗法

1. 体针　主穴：百会、印堂、气海、足三里。脾虚肝旺，加脾俞、太冲；脾肾阳虚，加脾俞、肾俞、关元；阴虚风动，加太溪、太冲、风池。诸穴均用补法。

2. 耳穴贴压　交感、神门、皮质下、心、肝、脾，毫针中刺激，或王不留行子贴压。

3. 灸法　取穴大椎、脾俞、命门、关元、气海、百会、足三里，用于脾虚肝旺证、脾肾阳虚证。

（二）推拿疗法

运五经，推揉脾土，揉五指节，运内八卦，分阴阳，推上三关，揉涌泉，揉足三里。

五、预防护理

1. 加强锻炼，增强体质，防止外感。

2. 注意调节饮食，均衡营养，避免饮食不当损伤脾胃。

3. 积极治疗呕吐、泄泻、佝偻病等原发病，尤其注意防止急惊风反复发作。

4. 抽搐发作时，切勿强行牵拉，以防伤及筋骨。

5. 保持呼吸道通畅，及时清除鼻腔、口腔分泌物，必要时吸痰，并注意给氧。

6. 及时纠正电解质紊乱，加强营养，不能吞咽者给予鼻饲。

7. 长期卧床患儿，应经常变换体位，防止压疮发生。

六、医案选录

> 张某，男，4岁。患儿曾因高热、抽风昏迷而入某医院住院治疗，诊为脑炎。经多方挽救后，刻下身热已解，嗜睡露睛，黏汗自出，手足微有搐动，大便时泄，痰鸣辘辘，面色㿠白，苔白脉沉。此属高热津伤，中气虚惫，土虚不能生金，金弱不能制木，肝木强盛，唯脾是克之象，证系虚寒，颇虑真气不续，肢厥亡阳，治当大补脾土，生胃回阳，应效乃吉，宗固真汤加减。

> 附子（先下）6g，肉桂3g，党参10g，黄芪10g，茯苓10g，炒白术10g，煨姜2片，老木香3g，橘皮3g，砂仁米2g，炙甘草6g，炒半夏5g，小红枣3枚，炮姜炭2.5g。

> 二诊：药后大便泄次已减，汗出如前，痰泛较已，手足稍见微动，肢体软弱无力，食思略振，苔脉如上，再拟原方增易，以希接效不生他变为佳。

> 附子（先煎）6g，肉桂3g，党参6g，黄芪10g，云茯苓10g，炒白术10g，煨姜2片，老木香3g，广皮3g，砂仁米2g，炙甘草6g，炒半夏5g，小红枣3枚，怀山药10g，炒白芍10g。（刘弼臣.幼科金鉴刘氏临证发挥.北京：中国医药科技出版社，2004：68）

第七节　癫痫

癫痫是一种反复发作性的疾病，临床以突然仆倒、昏不知人、口吐涎沫、两目上视、四肢抽搐、惊掣啼叫、喉中异声、片刻即醒、醒后如常人为特征。该病是儿科常见病之一。多数癫痫在儿童期发病，很多癫痫仅见于小儿。若能早期诊断与合理治疗，70%以上的患儿发作可得到满意控制，但仍有近30%的患儿反复发作，常可导致认知功能障碍。

一、病因病机

小儿癫痫病因颇为复杂，包括先天因素、后天因素及诱发因素三方面。先天因素责之胎中受惊、胎产受损和胎禀不足；后天因素主要包括痰浊内伏、惊风频发、饱受惊恐、外伤血瘀等；诱发因素包括感受外邪、饮食不当、过度劳累、睡眠不足、视听觉刺激、情志失调、精神紧张等。本病病位在心、肝、脾、肾，病机关键为痰气逆乱，蒙蔽心窍，内乱神明，外闭经络，引动肝风，发为癫痫。

先天因素所致者，常因父母体弱多病或素有痫疾，或孕母受惊感于胎儿，或孕期调护失宜，或早产、难产等胎产损伤，使胎儿受损，肾精不足，若有诱因触动，则气机逆乱，引发癫痫。

后天因素所致者，常因饮食、他病等影响，脾胃受损，运化失常，水聚为痰，或胎产等因素使脑髓受损，肾精亏虚，水泛为痰，痰浊内伏，若有所触，痰气逆乱，蒙蔽心窍，引动肝风，发为癫痫。或因惊风频发，痰、热、惊、风相互搏结，扰乱气机，闭阻经络，上扰神明，继发癫痫，如《证治准绳·幼科》言"惊风三发便为痫"；或因小儿神气怯弱，乍见异物，卒闻异声，不慎跌仆，暴受惊恐，气机逆乱，发为癫痫；或因产时受伤或颅脑外伤，血络受损，瘀血停积，阻滞脑络，蒙蔽清窍，发为癫痫。

癫痫频发日久，病程迁延或失治、误治，易致脏腑虚损，尤以脾、肾为主。脾虚则运化失常，顽痰难去，蒙蔽清窍，阻滞经络，形成虚实夹杂之证；日久及肾，致肾精亏虚，脑髓失养，可加重癫痫发作，并出现认知、精神等功能障碍。

二、诊断

（一）诊断要点

1. 既往史和家族史 患儿可有围产期脑损伤病史，少数有热性惊厥史、外伤史、中枢神经系统感染、肿瘤和手术病史、中毒史等。家族中可有热性惊厥、癫痫、遗传代谢性疾病史等。

2. 临床表现

（1）全身性发作时，突然昏倒，项背强直，四肢抽搐，或仅两目瞪视，呼之不应，或头部下垂，肢软无力；部分性发作时，可见多种形式，如口、眼、手等局部抽搐而无突然昏倒，或幻视，或呕吐，多汗，或言语障碍，或无意识的动作等，具有发作性和反复性特点。

（2）部分患儿发作前可有头晕、胸闷、惊恐尖叫、恶心、腹部不适、心神不宁、幻听或幻视等先兆，发作后可有朦胧、嗜睡、Todds 麻痹、头痛等不适；可因发热、感染、电玩游戏、疲劳、睡眠不足、情绪波动、饥饿或过饱等因素诱发。

（3）患儿常伴不同程度的心理、行为、精神、认知等功能障碍，影响生活质量。

3. 辅助检查

（1）脑电图检查 尤其长程视频脑电监测或 24 小时动态脑电图中出现棘波、尖波、棘慢波、尖慢波及多棘慢波等痫性放电对诊断具有重要价值。

（2）神经影像学检查 CT、磁共振可发现脑结构异常，协助明确病因。

（二）鉴别诊断

1. 热性惊厥 6 个月～5 岁发病，5 岁以上者少见，有显著遗传倾向；多在感冒发热初起温度上升时发作，时间较短暂，一般一次发热病程中只抽搐 1 次，惊厥发作前后小儿情况良好；脑电图多示正常。

2. 晕厥 多见于年长儿，表现为突然短暂的意识丧失，跌倒于地，可有摔伤，严重时伴四肢抽动，数秒钟或数分钟后恢复；发作前常有精神刺激等诱因，发作时可先有出汗、苍白和视觉障碍等症状，久站后易发；脑电图无痫性放电。

三、辨证论治

（一）辨证思路

1. 分轻重　一般发作次数少，持续时间短，间隔时间长，抽搐轻微，意识丧失时间短，脑电图异常程度较轻，颅脑影像学检查未见异常者，多属轻证。起病急骤，抽搐频剧，意识丧失，持续时间长，发作频繁，脑电图异常程度重，或颅脑影像学检查有器质性疾病，抗痫药物难以控制者，多属重证。若一次发作持续时间超过30分钟，或多次发作时间超过30分钟，期间意识不恢复者，为癫痫持续状态。

2. 辨病因　常见的病因有惊、风、痰、瘀、虚。惊痫发病前常有惊吓史，发作时常伴惊叫、恐惧等精神症状；风痫多由外感发热所诱发，发作时抽搐明显，或伴发热等症；痰痫发作以神识异常为主，常有一过性失神、摔倒，手中持物坠落，可伴痰涎壅盛等症；瘀血痫常有明显的颅脑外伤史，头痛位置较为固定；虚痫往往先天禀赋不足和（或）病程较长，发作以瘛疭抖动、屡发不止为主，伴有智力迟钝、记忆力差等症。

（二）治疗原则

癫痫的治疗，应分标本虚实，频繁发作者治标为主，着重豁痰息风，开窍定痫；病久致虚者，以治本为重，或健脾化痰，或益肾填精；癫痫持续状态须中西医配合抢救。

（三）分证论治

1. 惊痫

证候：发作时惊叫，急啼，惊惕不安，神志恍惚，面色时红时白，四肢抽搐，神昏，平素胆小易惊，精神恐惧或烦躁易怒，夜寐不安，舌淡红，苔白，脉弦滑，指纹青。

辨证要点：多有惊吓史，发作时惊叫、急啼、神昏、抽搐。

治法：镇惊安神。

常用方：镇惊丸（《医宗金鉴》）加减。

常用药：茯神、酸枣仁、石菖蒲、远志、钩藤、天麻、胆南星、半夏、黄连、沉香。

加减：抽搐频繁，加全蝎、蜈蚣、僵蚕；夜惊哭闹，加磁石、铁落花、琥珀粉（冲服）；头痛，加蔓荆子、菊花、石决明。

2. 痰痫

证候：发作时突然跌仆，瞪目直视，喉中痰鸣，四肢抽搐，或局部抽动，或抽搐不明显，意识丧失，或神志恍惚，失神，或头痛，腹痛，肢体疼痛，口黏多痰，胸闷呕恶，可伴有智力低下，舌苔白腻，脉滑。

辨证要点：发作时喉间痰鸣，瞪目直视，意识丧失，四肢抽搐，舌苔白腻。

治法：豁痰开窍。

常用方：涤痰汤（《奇效良方》）加减。

常用药：石菖蒲、胆南星、陈皮、清半夏、枳壳、沉香、川芎、六神曲、天麻、青果、青礞石（先煎）。

加减：眨眼、点头、发作较频者，加天竺黄、琥珀粉（冲服）、莲子心；头痛，加菊花、苦丁茶；腹痛，加延胡索、川楝子；呕吐，加代赭石、竹茹；肢体疼痛，加独活、威灵仙；表情淡漠、喃喃自语，悲欢无常，加服百合地黄汤、甘草小麦大枣汤。

3. 风痫

证候：发作时突然仆倒，两目上视或斜视，牙关紧闭，口吐白沫，口唇及面部色青，颈项强直，频繁抽搐，昏迷，舌质淡红，苔白，脉弦滑。

辨证要点：昏迷，颈项强直，频繁抽搐，牙关紧闭。

治法：息风止痉。

常用方：定痫丸（《医学心悟》）加减。

常用药：天麻、全蝎、蜈蚣、石菖蒲、远志、胆南星、半夏、青礞石、陈皮、茯苓、琥珀（冲服）、川芎、枳壳、钩藤。

加减：高热，加生石膏、连翘、羚羊角（研末冲服）；大便秘结，加大黄、芦荟；烦躁不安，加黄连、栀子、淡竹叶；久治不愈，出现肝肾阴虚，虚风内动之象，可加用白芍、龟甲、当归、生地黄。

4. 瘀血痫

证候：既往可有产伤史、脑外伤史或颅脑感染史。发作时头目晕眩，神识不清，单侧肢体或四肢抽搐，抽搐部位、形式固定，或肢体麻木，或头部刺痛、痛有定处，舌紫暗或有瘀点，苔少，脉涩或指纹沉滞。

辨证要点：多有脑外伤史，反复抽搐，经久不愈，头痛有定处，舌质紫暗。

治法：活血息风。

常用方：通窍活血汤（《医林改错》）加减。

常用药：桃仁、红花、川芎、赤芍、老葱、石菖蒲、天麻、羌活、黄酒。

加减：抽搐频繁，加全蝎、乌梢蛇、蜈蚣；头痛剧烈，加丹参、五灵脂；大便秘

结，加芦荟、火麻仁；频发不止，加失笑散。瘀血部位较大，或有肿瘤，保守治疗效果欠佳者，宜行颅脑手术切除。

5. 脾虚痰盛

证候：反复发作，抽搐无力，面色无华，时作头晕，神疲乏力，胸脘痞闷，纳呆便溏，舌质淡红，苔白腻，脉细软，指纹淡红。

辨证要点：反复发作，抽搐无力，神疲乏力，纳呆便溏。

治法：健脾化痰。

常用方：六君子汤（《医学正传》）加减。

类方：四君子汤（《太平惠民和剂局方》）加减。

常用药：党参、白术、茯苓、甘草、陈皮、半夏、天麻、钩藤、乌梢蛇。

加减：大便稀薄，加山药、白扁豆、藿香；纳呆食少，加焦山楂、焦麦芽、砂仁。

6. 肾精亏虚

证候：发病日久，屡发不止，瘛疭抖动，时有头晕，腰膝酸软，神疲乏力，少气懒言，四肢不温，可伴智力发育迟滞，记忆力差，舌质淡，苔白，脉沉细无力，指纹淡红。

辨证要点：瘛疭抖动，屡发不止，智力迟钝，记忆力差。

治法：益肾填精。

常用方：河车八味丸（《幼幼集成》）加减。

常用药：紫河车（研粉冲服）、生地黄、茯苓、山药、泽泻、五味子、麦冬、牡丹皮、肉桂、附子。

加减：抽搐频繁，加鳖甲、白芍；智力

迟钝，加益智仁、石菖蒲；大便稀溏，加白扁豆、炮姜。

四、其他疗法

（一）中成药

1. 琥珀抱龙丸，用于惊痫。
2. 白金丸，用于痰痫。
3. 羊痫疯癫丸，用于痰痫。
4. 医痫丸，用于风痫。
5. 小儿抗痫胶囊，用于脾虚痰盛证。
6. 补脑丸，用于肾精亏虚证。

（二）针灸疗法

1.体针　发作期取人中、合谷、十宣、内关、涌泉针刺，用泻法；休止期取大椎、神门、心俞、合谷、丰隆针刺，平补平泻法，隔日1次。百会、足三里、手三里灸治，各3壮，隔日1次。

2.耳针　选穴胃、皮质下、神门、枕、心。每次选用3～5穴，留针20～30分钟，间歇捻针，或埋针3～7天。

（三）埋线疗法

常用穴：大椎、腰奇、鸠尾。备用穴：翳明、神门。每次选用2～3穴，埋入医用羊肠线，隔20天1次，常用穴和备用穴轮换使用。

五、预防护理

1. 孕期应保持心情舒畅、避免精神刺激；防受惊恐，避免跌仆或撞击腹部；定期进行产检，避免感染疾病、营养缺乏、特殊药物等因素对胎儿的不良影响。
2. 对能引起智力低下、癫痫的遗传代谢病进行产前诊断，必要时终止妊娠。
3. 避免产伤、窒息、颅内感染、颅脑外伤、颅内出血等不良因素。
4. 避免高热、情志刺激、饥饱无度、声光刺激、长时间玩电子游戏等。
5. 不宜吃兴奋性食物，如巧克力、茶等，忌食牛羊肉、无鳞鱼及生冷油腻等。
6. 嘱咐患儿不要单独到水边、火边等危险地带玩耍，或持用刀剪锐器，以免发生意外。
7. 发现前驱症状，迅速让其平卧，并清除周围带损伤性的物品，如碎玻璃等。抽搐时，切勿强力制止，以免扭伤筋骨或造成骨折；使患儿保持侧卧位，解开其颈部衣扣，用纱布包裹压舌板放在上下牙齿之间，以免咬伤舌体或发生窒息。抽搐后，患儿常疲乏昏睡，应保持休息，避免噪声。
8. 平时注重与患儿以多种方式沟通，如抚抱婴幼儿，陪其做游戏，同年长儿思想交流，以满足患儿感情上的需要，唤起患儿与疾病斗争的信心，争取早日康复。

第九章

肾系病证

第一节 尿频

尿频是一种以小便频数为特征的小儿常见泌尿系疾病。本病多发于学龄前儿童，尤以婴幼儿时期发病率最高，女孩多于男孩，但在新生儿或婴幼儿早期，男性发病率却高于女性。婴儿时期因脏腑之气化功能尚不完善，若小便次数稍多，无尿急及其他所苦，不属病态。西医学尿路感染和白天尿频综合征可参照本病治疗。

一、病因病机

尿频的外因责之湿热，内因责之脾肾亏虚，病位在肾与膀胱，湿热内蕴、脾肾气虚是其主要病理改变。其病机为湿热之邪蕴结下焦，或脾肾气虚，使膀胱气化功能失常所致；也有病久不愈损伤肾阴而致阴虚内热者。

1. 湿热下注 湿热来源天两方面：一为外感，外感湿热或坐地嬉戏，湿热之邪熏蒸于下；二为内伤，因小儿脾胃不足，运化力差，内伤乳食，积滞内蕴，化为湿热。湿热之邪客于肾与膀胱，湿阻热蕴，气化不利，开阖失司，膀胱失约而致尿频。

2. 脾肾气虚 因尿频长期不愈，或因小儿先天不足，素体虚弱，病后失调，导致脾肾气虚。肾主藏而司二便，肾气虚则下元不固，气化不利，开阖失司；脾主运化而制水，脾气虚则中气下陷，运化失常，水失制约。因此，无论肾虚、脾虚，均可使膀胱失约，而致尿频之证。

3. 阴虚内热 尿频日久不愈，湿热久恋不去，可损伤肾阴；或脾肾阳虚，日久阳损及阴，而致肾阴不足；或初为阳虚而过用辛温，损伤肾阴；或素为阴虚体质，肾阴不足，虚热内生，虚火客于膀胱，膀胱失约而致尿频。

二、诊断
（一）诊断要点

本病常见尿路感染和白天尿频综合征两种病证。

1. 尿路感染

（1）患儿有外阴不洁或坐地嬉戏等湿热外侵史。

（2）临床表现：起病急，以小便频数、淋沥涩痛，或伴发热、腰痛等为特征。小婴儿往往尿急、尿痛等局部症状不突出而仅表现为高热等全身症状。

（3）辅助检查：尿常规示白细胞增多或见脓细胞，可见白细胞管型，肾盂乳头炎或膀胱炎时可见多少不等的红细胞，蛋白较少或无蛋白；中段尿细菌培养阳性；但要排除污染，可参考定量培养。

2. 白天尿频综合征（神经性尿频）

（1）本病多发生在婴幼儿时期。

（2）临床表现为醒时尿频，次数较多，甚至数分钟1次，点滴淋沥，但入寐消失，反复发作，无其他痛苦，精神、饮食均正常。

（3）辅助检查：尿常规、尿培养无阳性发现。

（二）鉴别诊断

1. 石淋 石淋以小便淋沥、尿流突然中断，或尿有砂石，尿血为特征。B超检查可有阳性发现，与尿频易于区别。

2. 消渴 消渴以多饮、多食、多尿和消瘦为特征，虽然也可表现为尿次增多，但每次尿量大，与尿频之小便频数、点滴而出不同。

三、辨证论治

（一）辨证思路

辨虚实 起病急，病程短，小便频数短赤，尿道灼热疼痛，伴畏寒发热、烦躁口渴、恶心呕吐者，为湿热下注所致，多属实证；起病缓，病程长，小便频数，淋沥不尽，但无尿热、尿痛之感，多属虚证。若伴神疲乏力、面白形寒、手足不温、眼睑浮肿者，为脾肾气虚所致；若见低热、盗汗、颧红、五心烦热等症，则为阴虚内热证。

（二）治疗原则

治疗要分清虚实，实证宜清利湿热，虚证宜温补脾肾或滋阴清热，病程日久或反复发作者，多为本虚标实、虚实夹杂之候，治疗要标本兼顾，攻补兼施。

（三）分证论治

1. 湿热下注

证候：起病较急，小便频数短赤，尿道灼热疼痛，尿液淋沥混浊，小腹坠胀，腰酸疼痛，婴儿则时时啼哭不安，常伴有发热、烦躁口渴、头痛身痛、恶心呕吐，舌质红，苔薄腻微黄或黄腻，脉数有力。

辨证要点：尿频，尿急，尿痛，小便短赤，舌红苔腻。

治法：清热利湿，通利膀胱。

常用方：八正散（《太平惠民和剂局方》）加减。

常用药：萹蓄、车前子、瞿麦、滑石、金钱草、大黄、栀子、地锦草、甘草。

加减：发热恶寒，加柴胡、黄芩；腹满便溏者，去大黄，加大腹皮、焦山楂；恶心呕吐，加竹茹、藿香；小便带血，尿道刺痛，排尿突然中断，重用金钱草，加海金沙、小蓟、白茅根；小便频数短赤，小腹作胀，可加柴胡、香附、川楝子。

2. 脾肾两虚

证候：病程日久，小便频数，淋沥不尽，尿液不清，神疲乏力，面色萎黄，食欲不振，甚则畏寒怕冷，手足不温，大便稀薄，眼睑浮肿，舌质淡或有齿痕，苔薄腻，脉细弱。

辨证要点：小便频数，淋沥不尽，无尿痛、尿热，神疲乏力、面黄纳差。

治法：温补脾肾，升提固摄。

常用方：缩泉丸（《魏氏家藏方》）加味。

常用药：山药、益智仁、白术、薏苡仁、淫羊藿、乌药。

类方：参苓白术散（《太平惠民和剂局

方》）或济生肾气丸（《济生方》）加减。

脾肾两虚者予缩泉丸，脾气虚为主者予参苓白术散，肾阳虚为主者用济生肾气丸。

加减：夜尿增多，加桑螵蛸、煅龙骨、煅牡蛎。

3. 阴虚内热

证候：病程日久，小便频数或短赤，低热，盗汗，颧红，五心烦热，唇咽干燥口渴，舌质红，苔少，脉细数。

辨证要点：低热，盗汗，颧红，五心烦热，舌红苔少，脉细数。

治法：滋阴补肾，清热降火。

常用方：知柏地黄丸（《医方考》）加减。

常用药：生地黄、女贞子、山茱萸、泽泻、茯苓、知母、黄柏、牡丹皮。

加减：尿急、尿痛、尿赤仍未缓解者，加黄连、淡竹叶、萹蓄；低热，加青蒿、地骨皮；盗汗，加鳖甲、龙骨、牡蛎。

四、其他疗法

（一）中成药

1. 八正合剂，用于湿热下注证。

2. 缩泉丸，用于脾肾两虚证。

3. 知柏地黄丸，用于阴虚内热证。

（二）针灸疗法

1. 急性期　主穴：委中、下髎、阴陵泉、束骨。配穴：热重，加曲池；尿血，加血海、三阴交；少腹胀痛，加曲泉；寒热往来，加内关；腰痛，取耳穴肾、腰骶区。

2. 慢性期　主穴：委中、阴谷、复溜、照海、太溪。配穴：腰背酸痛，加关元、肾俞；多汗补复溜，泻合谷；尿频、尿急、尿痛，加中极、阴陵泉；气阴两虚，加中脘、

照海；肾阳不足，加关元、肾俞。

（三）推拿疗法

每日下午揉丹田200次，摩腹20分钟，揉鱼尾30次。较大儿童可用擦法，横擦肾俞、八髎，以热为度。本法用于脾肾两虚证。

（四）敷贴疗法

金银花30g，蒲公英30g，地肤子30g，艾叶30g，赤芍15g，生姜15g，通草6g。水煎坐浴。每日1～2次，每次30分钟。本法用于湿热下注证。

（五）食疗

狗肉250g，黑豆100g，炖汤分次服，用于肾气不足证。

五、预防护理

1. 注意个人卫生，勤换尿布或内裤，不穿开裆裤及紧身内裤，经常清洗外阴，防止细菌入侵。

2. 及时发现和处理男孩包茎、女孩处女膜伞、蛲虫感染等。

3. 及时矫治尿路畸形，防治尿路梗阻和肾瘢痕形成。

4. 多饮水，少食辛辣食物。

5. 每次大便后及晚间入睡前清洗外阴部，保持清洁。

6. 增加饮食营养，加强锻炼，增强体质。

第二节　遗尿

遗尿是指5周岁以上的小儿睡中小便自遗、醒后方觉的一种病症。本病多见于10岁以下的儿童，男孩多于女孩，有明显的家

族遗传倾向，部分患儿可自愈，但也有部分患儿症状持续到成人。

一、病因病机

遗尿的常见病因有下元虚寒、肺脾气虚、心肾失交及肝经湿热，病位主要在膀胱，与肾、脾、肺、心密切相关。

尿液的生成和排出与肺、脾、肾三脏对水液代谢的调节和膀胱的气化功能密切相关。小儿脏腑娇嫩，肺脾常不足，肾常虚。先天禀赋不足，后天发育迟滞，肾气不固，下元虚寒；或病后失调，肺脾气虚，肺虚治节不行，脾虚不能运化水湿，三焦气化失司，皆可致膀胱约束不利，津液不藏而致遗尿。小儿心常有余，若情志失调，致心神不宁，水火不济，故夜梦纷纭，梦中遗尿，或欲醒不能，小便自遗。此外，湿热郁滞肝经，肝失疏泄，湿热下注，移热于膀胱，也可致膀胱开阖失司而遗尿。

二、诊断

（一）诊断要点

1. 寐中频繁小便自出，醒后方觉，3～5岁的小儿每周至少有5次、5岁以上小儿每周至少有2次出现症状，持续6个月以上。

2. 尿常规及尿细菌培养无异常；部分患儿腰骶部X线摄片显示隐性脊柱裂。

（二）鉴别诊断

本病主要与热淋相鉴别。热淋常有尿频、尿急和排尿痛等尿路刺激症状，尿常规检查有白细胞增多或脓细胞。

三、分证论治

（一）辨证思路

本病重在辨清虚实、寒热，从病程、临床表现进行鉴别。遗尿初起，尿黄短涩，量少灼热，形体壮实，睡眠不宁，多为实热；遗尿日久，小便清长，量多次频，兼见形寒肢冷、面白神疲、乏力自汗者，多为虚寒。

（二）治疗原则

遗尿以固涩止遗为主要治疗原则，分别给予温补肾阳、补肺健脾、清心滋肾、清热利湿等法。

（三）分证论治

1. 下元虚寒

证候：睡中遗尿，醒后方觉，每晚1次以上，小便清长，面白虚浮，腰膝酸软，形寒肢冷，智力可较同龄儿稍差，舌淡苔白，脉沉迟无力。

辨证要点：遗尿日久，次数较多，伴见形寒肢冷、智力较差，舌淡苔白，脉沉迟无力。

治法：温补肾阳，固涩止遗。

常用方：菟丝子散（《医宗必读》）加减。

常用药：菟丝子、巴戟天、肉苁蓉、桑螵蛸、牡蛎、附子、五味子。

加减：寐深沉睡不易唤醒者，加炙麻黄、石菖蒲；郁热，酌加栀子、黄柏。

2. 肺脾气虚

证候：睡中遗尿，白天尿频，面白无华，神疲乏力，少气懒言，食欲不振，大便溏薄，自汗出，易感冒，舌淡，苔薄白，脉缓弱。

辨证要点：睡中遗尿，白天尿频，伴少气乏力，自汗出，舌淡苔白，脉缓弱。

治法：健脾补肺，固摄止遗。

常用方：补中益气汤（《脾胃论》）合缩泉丸（《魏氏家藏方》）加减。

常用药：黄芪、党参、白术、当归、陈皮、益智仁、乌药、山药、升麻、柴胡、生姜、大枣、甘草。

加减：寐深，加炙麻黄、石菖蒲；多汗，加煅龙骨、煅牡蛎；纳呆，加焦山楂、焦神曲。

3. 心肾不交

证候：梦中遗尿，寐不安宁，易哭易惊，白天多动少静，记忆力差，或五心烦热，形体较瘦，舌红少苔，脉沉细而数。

辨证要点：梦中遗尿，易哭易惊，白天多动少静，舌红少苔。

治法：清心滋肾，安神固脬。

常用方：交泰丸（《韩氏医通》）合导赤散（《小儿药证直诀》）加减。

常用药：黄连、肉桂、生地黄、益智仁、竹叶、木通、甘草。

加减：嗜寐难醒，加石菖蒲、远志。

4. 肝经湿热

证候：睡中遗尿，小便黄而少，性情急躁，夜梦纷纭，或夜间龄齿，手足心热，面赤唇红，口渴多饮，甚或目睛红赤，舌红苔黄腻，脉滑数。

辨证要点：尿少而黄，夜间龄齿，性情急躁，目睛红赤，舌红苔黄腻。

治法：清热利湿，缓急止遗。

常用方：龙胆泻肝汤（《医方集解》）加减。

常用药：龙胆草、黄芩、栀子、泽泻、车前子、当归、生地黄、柴胡、甘草。

加减：夜卧不宁，龄齿梦呓较显著者，加黄连、连翘、茯神。

四、其他疗法

（一）中成药

1. 小儿遗尿宁颗粒，用于下元虚寒证。

2. 补中益气丸，用于肺脾气虚证。

3. 龙胆泻肝丸，用于肝经湿热证。

（二）针灸疗法

1. 体针　取穴肾俞、膀胱俞、关元、中极、三阴交，针后加灸，每日 1 次。睡眠较深者，加神门、心俞。

2. 手针　针刺夜尿点（在掌面小指第二指关节横纹中点处），每次留针 15 分钟。

3. 耳针或耳穴贴压　主穴选遗尿点（在肾点与内分泌点之间，食道点的下方）。配穴选肾点、皮质下、膀胱、三焦、心、神门。针刺或王不留行子贴之，隔日两耳交替。10 次为 1 个疗程。

（三）推拿疗法

揉丹田，摩腹，揉龟尾，补脾经，补肾经，推三关，按百会，推上七节骨。较大儿童可用擦法，横擦肾俞、八髎，以热为度，每日 1 次。

（四）敷贴疗法

1. 五倍子、何首乌各 3g 研末，用醋调敷于脐部，外用纱布覆盖，每晚 1 次，连用 3～5 次。

2. 覆盆子、金樱子、菟丝子、五味子、仙茅、补骨脂、山茱萸、桑螵蛸各 60g，丁香、肉桂各 30g，研末装瓶备用。每次 1g，填入脐中，滴 1～2 滴白酒后，外用暖脐膏固定，3 天换药 1 次。

五、预防护理

1. 自幼培养小儿按时、睡前排尿的良好习惯。

2. 白天勿使小儿过度疲劳。

3. 白天可饮水，晚餐不进稀饭、汤水，睡前尽量不喝水，中药汤剂也不宜晚间服。如服汤药尽量在白天服完，以减少膀胱尿量。

4. 给患儿以信心和支持，排除负面情绪。

5. 夜间，尤其在经常易发生遗尿的时间点前，及时唤醒孩子排尿。

6. 积极治疗引起遗尿的原发疾病。

第三节　水肿

水肿是以浮肿、尿量减少为特征的一种病证。本病分为阳水和阴水二大类，西医学急慢性肾炎、肾病综合征等可参照本病治疗。

一、病因病机

本病发病，外因为感受风邪、水湿或疮毒内侵；内因主要是肺、脾、肾三脏水液调节失常。风毒湿热外遏肌表，内归肺脾，肺失宣化不能通调水道，脾失健运不能运化水湿，肾虚不能蒸化水液，水气与邪毒并行于内，泛于肌肤而发为水肿；若湿热流注下焦，肾热传于膀胱，内伤络脉，则见血尿，此为阳水范畴。若水肿迁延日久，反复不愈，则致肺脾气虚或脾肾两虚，此为阴水范畴。

在疾病的发展过程中病情重者，可有水气凌心射肺致喘急不能平卧、心悸等；或湿邪郁于肝经，肝气横逆致头痛头晕、动风抽搐等；或正气日虚，脾肾虚衰，阴阳气血俱虚而邪气愈盛，湿浊内生等正虚邪实的变证。

二、诊断

（一）诊断要点

1. 阳水　病程短，病前 1～4 周常见乳蛾红赤或有脓疱疮、丹痧、疖痈等病史。浮肿多由眼睑开始，逐渐遍及全身，皮肤光亮，按之随手而起，尿量减少，甚至尿闭。部分患儿出现肉眼血尿，常伴血压增高。严重病例可出现头痛、呕吐、恶心、抽风、昏迷，或面色青灰、烦躁、呼吸急促等变证。

2. 阴水　病程较长，常反复发作，缠绵难愈。浮肿始自眼睑、颜面，渐及四肢全身。水肿为凹陷性，腰以下肿甚，甚则出现腹水、胸水，常伴尿量减少。患儿可出现蛋白质缺乏导致的营养不良，表现为面色苍白、皮肤干燥、疲倦乏力、食欲不振等，严重者发育落后。

（二）鉴别诊断

1. 营养不良性水肿　严重的营养不良也可见凹陷性浮肿，小便短少，低蛋白血症，但尿检无异常，且有喂养不当、形体逐渐消瘦等营养不良史。

2. 心性水肿　严重的心脏病也可出现浮肿，且以下垂部位明显，呈上行性加重，有心脏病史及心衰症状和体征而无大量蛋白尿。

3. 肝性水肿　肝性水肿以腹部胀满有水、腹壁静脉曲张暴露为特征，有肝病史而无大量蛋白尿。

三、辨证论治

（一）辨证思路

1. 辨水肿性质　阳水属实，多由外感所致，病在肺脾；阴水属虚，由内伤而起，病在脾肾。二者可相互转化成本虚标实，虚实夹杂之证。

2. 辨浮肿部位　一般来说，眼睑及颜面浮肿较甚者，多属于风，病在肺；下肢浮肿较甚者，病在脾；腰腹以下肿甚者，病在脾肾。

3. 辨常证与变证　凡仅见水肿、尿少、精神食欲尚可者，为常证；水肿见有尿少、腹大、胸满喘咳、心悸等，为水气凌心犯肺的变证；见有神昏谵语、抽风痉厥、呼吸急促，为邪陷心包，内闭厥阴的险证；见有尿闭、恶心呕吐、口有秽气、便溏、衄血，为脾肾败绝的危证。若出现变证，则提示病情危重。

（二）治疗原则

本病以邪实为主者，治宜发汗、利水、消肿、清热解毒。病久正气虚弱，则宗“急则治标，缓则治本”的原则，或标本兼治，攻补兼施。若出现危重变证，宜审因立法，积极采用中西医结合疗法抢救。

（三）分证论治

1. 常证

（1）风水相搏

证候：水肿先从眼睑开始，继而四肢，甚则全身浮肿，来势迅速，颜面为甚，皮肤光亮，按之凹陷即起，尿少或有尿血，伴发热恶风，咽痛身痛，咳嗽，流涕，舌质淡或红，苔薄白或薄黄，脉浮紧或浮数。

辨证要点：眼睑浮肿，尿少，发热，流涕，脉浮紧或浮数。

治法：疏风解表，利水消肿。

常用方：麻黄连轺赤小豆汤（《伤寒论》）加减。

类方：麻黄汤合五苓散（《伤寒论》）加减。

偏于外感风寒者，选用麻黄汤合五苓散加减；偏于外感风热者，选用麻黄连轺赤小豆汤加减。

常用药：麻黄、桂枝、连翘、苦杏仁、车前子、赤小豆、赤芍、牡丹皮、桑白皮、茯苓皮。

加减：表寒重，加羌活、防风、荆芥；表热重，加金银花、浮萍；尿少、水肿甚者，加泽泻、猪苓；咽痛甚、咳嗽者，加射干、浙贝母、牛蒡子；血尿者，加仙鹤草、白茅根。

（2）湿热内侵

证候：浮肿或轻或重，小便黄赤短少或见尿血，伴脓疱疮、疖肿、丹毒等，发热口渴，烦躁，头痛头晕，大便干结，舌红，苔黄腻，脉滑数。

辨证要点：尿少色赤，皮肤生疮，舌红苔黄腻。

治法：清热解毒，利水消肿。

常用方：五味消毒饮（《医宗金鉴》）合小蓟饮子（《济生方》）加减。

常用药：金银花、野菊花、蒲公英、紫花地丁、天葵子、小蓟、生地黄、蒲黄、滑石、通草。

加减：高热口渴，加生石膏、知母、芦根；皮肤疮毒，加土茯苓、白鲜皮、地肤子；小便灼热短少，加石韦、车前草；尿血，加大蓟、白茅根。

（3）肺脾气虚

证候：浮肿不著，或仅见面目浮肿，面色少华，倦怠乏力，纳少便溏，小便略少，汗自出，易感冒，舌质淡或淡胖，苔白或白滑，脉缓弱。

辨证要点：颜面浮肿，自汗出，易感冒，纳呆乏力，舌淡。

治法：健脾益气，利水消肿。

常用方：防己黄芪汤（《金匮要略》）合五苓散（《伤寒论》）加减。

类方：参苓白术散（《太平惠民和剂局方》）合玉屏风散（《医方类聚》）加减。

偏于脾虚湿困，肺失宣降者，选用防己黄芪汤合五苓散；偏于脾失健运，肺气虚弱者，选用参苓白术散合玉屏风散。

常用药：黄芪、白术、茯苓、猪苓、泽泻、汉防己、太子参、甘草。

加减：食少便溏，加苍术、焦山楂；镜下血尿，加白茅根、三七、牡丹皮；蛋白尿，重用黄芪，加玉米须、山药；常自汗出、易感冒者，重用黄芪，加防风、煅龙骨、煅牡蛎。

（4）脾肾阳虚

证候：全身浮肿，以腰腹、下肢为甚，按之深陷难起，畏寒肢冷，面白无华，神倦乏力，小便量少甚或无尿，大便溏，舌淡胖，苔白滑，脉沉细。

辨证要点：全身高度浮肿，畏寒肢冷，面白无华，神倦便溏。

治法：温肾健脾，利水消肿。

常用方：真武汤（《伤寒论》）加减。

类方：实脾饮（《证治准绳》）加减。

偏于肾阳虚者用真武汤，偏于脾阳虚者用实脾饮。

常用药：附子、白芍、炒白术、茯苓、干姜、木香、大腹皮、甘草。

加减：偏于脾阳虚者，加苍术、党参、干姜；偏于肾阳虚者，加淫羊藿、肉桂；久病有瘀者，加丹参、水蛭。

（5）气阴两虚

证候：面色无华，自汗易感，腰膝酸软，倦怠乏力，或有浮肿，耳鸣目眩，咽干口燥，手足心热，舌稍红，苔少，脉细弱。

辨证要点：自汗易感，倦怠乏力，咽干口燥，手足心热。

治法：益气养阴，利水消肿。

常用方：参芪地黄丸（《沈氏尊生书》）加减。

常用药：太子参、黄芪、生地黄、怀山药、山茱萸、牡丹皮、茯苓、泽泻、麦冬。

加减：气虚易感冒者，重用黄芪，加白术；阴虚偏重，加枸杞子、女贞子、旱莲草；阴阳两虚者，加淫羊藿、菟丝子、巴戟天。

2. 变证

（1）水凌心肺

证候：肢体浮肿，尿少或尿闭，咳嗽气急，心悸胸闷，烦躁夜间尤甚，喘息不能平卧，口唇青紫，指甲发绀，苔白或白腻，脉细数无力。

辨证要点：浮肿，咳嗽气急，烦躁不能平卧，唇甲发绀。

治法：温阳逐水，泻肺宁心。

常用方：己椒苈黄丸（《金匮要略》）合参附汤（《世医得效方》）加减。

常用药：汉防己、椒目、葶苈子、大黄、人参、附子。

加减：水肿、喘息较甚，二便不利，体质尚好者，可短期运用峻下逐水药物，如商陆、牵牛子、桑白皮；胸闷心悸甚，唇甲青紫，加桃仁、红花、丹参；痰浊内闭，神志不清者，加苏合香丸。

（2）邪陷心肝

证候：头痛眩晕，视物模糊，烦躁，甚则抽搐、昏迷，舌红，苔黄糙，脉弦。

辨证要点：头痛眩晕，视物模糊，甚或神昏抽搐。

治法：平肝息风，泻火利水。

常用方：龙胆泻肝汤（《医方集解》）合羚角钩藤汤（《通俗伤寒论》）加减。

常用药：龙胆草、黄芩、栀子、泽泻、木通、车前子、当归、生地黄、柴胡、羚羊角、钩藤、白芍。

加减：大便秘结，加大黄、玄明粉；头痛头晕，加牡蛎、夏枯草、石决明；呕恶，加藿香、半夏、胆南星；神昏、抽搐者，选用牛黄清心丸或紫雪丹。

（3）水毒内闭

证候：全身浮肿，尿少或尿闭，头晕头痛，恶心呕吐，口中气秽，腹胀，嗜睡甚或昏迷，苔腻，脉弦。

辨证要点：尿少或尿闭，头晕头痛，恶心呕吐，嗜睡或昏迷。

治法：辛开苦降，辟秽解毒。

常用方：温胆汤（《三因极一病证方论》）合附子泻心汤（《伤寒论》）加减。

常用药：茯苓、姜半夏、陈皮、枳壳、竹茹、附子、大黄、黄芩、黄连、生姜、甘草。

加减：恶心呕吐频繁，先服玉枢丹；尿少、尿闭，加车前子、泽泻、茯苓；抽搐，加羚羊角粉、紫雪丹。

四、其他疗法

（一）中成药

1. 银黄口服液，用于风水相搏证。
2. 黄葵胶囊，用于湿热内侵证。
3. 参苓白术散，用于肺脾气虚证。
4. 肾康宁片，用于脾肾阳虚证。
5. 肾炎康复片，用于气阴两虚证。

（二）敷贴疗法

1. 消水膏　大活田螺1个，生大蒜1片，鲜车前草1根。将田螺去壳，用大蒜瓣和鲜车前草共捣烂成膏状，取适量敷入脐孔中，外加纱布固定，待小便增多、水肿消失时，即去掉药膏，用于治疗各型轻度水肿者。

2. 逐水散　甘遂、大戟、芫花各等量，共碾成极细末，每次1～3g，置脐内，外用纱布覆盖，胶布固定。每日换药1次，10次为1个疗程，用于治疗各型水肿。

五、预防护理

1. 平时注意锻炼身体，增强体质。
2. 保持皮肤清洁，积极预防及治疗各种感染。
3. 发病早期应卧床休息，待血压恢复正常，其他症状明显减轻或消失时可逐渐增加活动。
4. 严重水肿和高血压时就应短期限制钠盐及水的摄入，摄入盐量每日1～2g，并控制水的摄入量，病情缓解后不必继续限盐。水肿期蛋白摄入量每日1.5～2g/kg，以高生物价的精致蛋白为宜，如乳、鱼、蛋、禽、牛肉等动物蛋白。
5. 应尽量避免使用对肾脏有损害的药物。

6. 密切观察患儿水的进出量、血压、水肿、神志等情况，早期发现水肿变证。

六、医案选录

罗某，女性，12 岁，肾病综合征 1 年半未愈，以高度浮肿、大量蛋白尿于 1973 年 7 月 15 日住院。入院后采用中西医结合治疗，中药以五皮饮加味治疗连续 2 个月后，浮肿、腹水消失，唯尿蛋白有增无减，蛋白（++++）。患儿精神尚可，但面色淡白，大便偏干，舌质红无苔，脉沉弦细数。9 月 20 日改为补肾治本，处方：山茱萸 9g，玉竹 9g，云茯苓 9g，泽泻 9g，旱莲草 9g，枸杞子 9g，黄精 9g，大熟地黄 15g，怀山药 18g。自服上药 1 个月后，面色红润，无浮肿，多次尿常规检查红细胞、白细胞、蛋白均为阴性。原方续服至 11 月 3 日止，病情无反复，出院。

何世英老中医治疗肾病水肿，主要按照消"皮水"的方法，以健脾化湿、理气消肿的五皮饮为主。严重水肿时常在五皮饮基础上加麻黄以行水，往往取得满意的效果。水肿消退后，应积极健脾补肾或滋补肾阴治本。（徐振纲 . 何世英儿科医案 . 银川：宁夏人民出版社，1979）

第四节　血尿

血尿指尿液中含有超过正常量的红细胞，仅在显微镜下发现红细胞者，称为镜下血尿；尿液呈"洗肉水"色或血样，甚至有凝块者，称为"肉眼血尿"。中医学称之为尿血，属"血证"范畴。血尿是儿科临床常见的一个症状，可发生于任何年龄，见于多种疾病的过程中，其中绝大多数（90%～98%）血尿来自泌尿系疾患，尤多见于各种类型的肾小球肾炎、泌尿系感染、泌尿系各类型损伤及畸形、泌尿系结石、特发性高钙尿等；此外，肾结核、泌尿系肿瘤、药物性肾损害，以及全身性疾病如过敏性紫癜、系统性红斑狼疮、流行性出血热、钩端螺旋体病等均，可出现尿血症状。

一、病因病机

本病病因分为外感、内伤。外因主要包括风热犯肺、湿热蕴结、疮毒内侵；内因主要责之阴虚火旺、气不摄血、气阴两虚，加之邪热留恋，瘀血内阻，均可致尿血。其病位在肾与膀胱，亦可涉及五脏，病机关键为肾与膀胱脉络损伤，血不归经，溢于水道而致血尿。

1. 邪热伤络　是血尿产生、诱发或加重的因素。不论外感风热、湿毒及疮毒，均可伤于太阳经脉，内传膀胱，结于下焦，伤及膀胱血络，迫血妄行，使血不归经，溢于水道，发为血尿，多为实热；若阴虚火旺，气阴两伤，虚火迫血妄行所致者，则为虚热。

2. 脏腑虚损　是导致血尿发生及病程迁延的重要因素。正气虚，既易感受外邪，又易使湿热邪气留恋，致气血失调，气滞血瘀，从而形成热、瘀、虚互为因果的病理状态。

3. 瘀血阻滞　既是致病因素，又是病理产物，瘀血不去，又可加重血尿，是导致血尿反复发作或久治不愈的重要因素。

二、诊断

（一）诊断要点

正常人尿中红细胞仅为每高倍视野 0～3 个/高倍视野，多来源于下尿道。血尿是指尿液中红细胞数超过正常含量，分为镜下血尿和肉眼血尿。

1. 镜下血尿　仅在显微镜下发现红细胞增多者，称为镜下血尿。镜下血尿的常用标准：①离心尿（10mL 中段新鲜尿），1500 转/分，离心沉淀 5 分钟，取其沉渣一滴置载玻片上于高倍镜下观察，白细胞≥3 个/高倍视野。②尿沉渣红细胞计数＞8×10^6/L。③尿 Addis 计数白细胞＞50 万/12 小时，并 3 次以上才有病理意义。

2. 肉眼血尿　尿液呈"洗肉水"色或血样，甚至有凝块者，称为"肉眼血尿"。肉眼血尿的颜色与尿液的酸碱度有关，中性或弱碱性尿颜色鲜红或呈洗肉水样，酸性尿呈浓茶样或烟灰水样。一般当尿红细胞＞2.5×10^9/L 即可出现肉眼血尿。

小儿血尿病因复杂，涉及的病种范围很广，排除假性血尿外，诊断的关键是确定肾小球性及非肾小球性血尿，这有利于血尿来源的定位和进一步明确诊断。

（二）鉴别诊断

1. 血淋　血淋与尿血均以小便出血为主症，血淋同时伴小便滴沥涩痛或疼痛难忍，而尿血则多无疼痛，或仅有轻度胀痛感。两者鉴别要点在于有无疼痛。

2. 石淋　又称砂淋，为淋证之一。石淋和尿血均有小便出血，但石淋尿中常夹有砂石，且小便艰涩或刺痛，或排尿突然中断，或见小腹拘急或腰腹绞痛，尿出砂石则痛止。

3. 外伤血尿　因跌打或器械检查引起血络受伤所致血尿，一般外伤治愈，血尿即停，较少复发。

三、辨证论治

（一）辨证思路

1. 辨病位　尿血的病位在肾与膀胱，如小便一开始见血并逐渐清晰，多为尿道出血；终末见尿血者，则为膀胱出血；如小便自始至终混有血液者，多为肾脏出血。

2. 辨外感、内伤　外感所致的尿血，以邪热为主，发病急骤，初起多见恶寒发热等表证；内伤所致的尿血，一般起病较缓慢，先有阴阳偏盛、气血亏虚或脾肾虚衰的全身症状，其后表现尿血。

3. 辨虚实　凡起病急骤，尿色鲜红，尿道有灼热感，伴恶寒发热、口苦咽干，舌红，苔黄腻，脉弦数或浮数，多属实证。若病程日久，尿色淡红、腰膝酸软、潮热盗汗、面红口干，或面色萎黄、倦怠无力，舌淡或淡红，苔薄白，脉细数或细弱，多属虚证。外伤血瘀属实证；久病瘀阻属虚实夹杂证。

4. 辨阴阳　尿血以肾阴不足，阴虚火旺证为多见，若病程日久不愈，阴损及阳，转为阳虚，或阴阳两虚。凡尿色鲜红或淡红，伴头晕耳鸣、潮热盗汗、心烦不寐，舌红，脉细数，为阴虚；而尿色淡红，小便频数清长，面色萎黄，形寒怕冷，舌淡，脉细弱无力，为阳虚。

（二）治疗原则

血尿的治疗宜分虚实，实证血尿以祛邪为主，在疏风清热、清热利湿、泻火解毒的基础上佐以凉血止血；虚证血尿则以扶正为主，在养阴、益气，或气阴双补的基础上，分别配合凉血止血、摄血止血之法。对虚中夹实之证，则应扶正祛邪兼顾，在扶正的同时配合清热、化瘀、止血之法。不同肾脏病出现的血尿其证候有所不同，应根据不同情况，以多种疗法配合应用。

（三）分证论治

1. 风邪犯肺

证候：尿色鲜红，伴恶风发热、咽喉疼痛、咳嗽、眼睑浮肿，苔薄白，脉浮或浮数。

辨证要点：肉眼或镜下血尿，发热，咳嗽，咽痛，脉浮。

治法：疏风宣肺，清热止血。

常用方：越婢加术汤（《金匮要略》）加减。

常用药：麻黄、生石膏、白术、甘草、生姜、大枣、金银花、连翘、白茅根、生地黄、小蓟。

加减：发热，加生石膏、葛根；咽喉肿痛，加山豆根、牛蒡子、板蓝根；咳嗽，加桑白皮、黄芩；若发病于盛夏伏暑者，加益元散、黄连；血尿明显，加旱莲草、仙鹤草。

2. 湿热内侵

证候：起病突然，尿色鲜红，小便频数短涩，滴沥不爽，伴见恶寒发热、腰部酸痛、少腹作胀、大便秘结，舌质红，苔黄腻，脉弦数。

辨证要点：起病急，小便短赤，尿急，尿频，舌红，苔黄腻。

治法：清热利湿，凉血止血。

常用方：八正散（《太平惠民和剂局方》）加减。

常用药：萹蓄、瞿麦、木通、车前子、滑石、甘草、大黄、生栀子、灯心草。

加减：内热盛，加知母、黄柏、龙胆草；尿血量多，加地榆炭、蒲黄、藕节；少腹胀痛，加延胡索、川楝子、小茴香；腰部酸痛，加杜仲、续断；小便频数短少涩痛者，加紫花地丁、蒲公英、淡竹叶；腰腹部剧痛、尿中有砂石排出者，加金钱草、海金砂、炙鸡内金。

3. 阴虚火旺

证候：尿血屡发，色鲜红或淡红，头晕目眩，耳鸣心悸，颧红潮热，咽干咽红，盗汗，虚烦不寐，手足心热，腰膝酸软，遗精，舌红苔少，脉细数。

辨证要点：尿血反复，伴咽干咽红、手足心热，舌红少苔。

治法：滋阴降火，凉血止血。

常用方：知柏地黄丸（《医方考》）加味。

常用药：熟地黄、山茱萸、怀山药、茯苓、泽泻、牡丹皮、知母、黄柏、旱莲草、大蓟、小蓟、藕节、蒲黄。

加减：若尿血经久不愈，排尿不畅者，可配用琥珀末、车前子；咽干，加玄参、麦冬、芦根；心烦不寐，加黄连、桂心；低热缠绵、形体日渐消瘦者，加丹参、黄芩、地骨皮；腰膝酸软，加川续断、狗脊、女贞子。

4. 脾不统血

证候：久病尿血，色淡红，面色萎黄，体倦乏力，气短声低，或兼齿衄、肌衄，纳呆便溏，舌淡，脉细弱。

辨证要点：镜下血尿日久不愈，伴面色萎黄、体倦乏力、纳呆便溏。

治法：补脾摄血。

常用方：补中益气汤（《脾胃论》）合归脾汤（《正体类要》）加减。

常用药：党参、黄芪、当归、升麻、柴胡、茯神、酸枣仁、远志、木香、陈皮、白术、蒲黄、阿胶、仙鹤草、大蓟、小蓟、甘草。

加减：纳少便溏，加山药、炒麦芽、焦山楂；血虚用四物汤，加牛膝；尿血量多，加赤石脂、阿胶、煅牡蛎。

5.肾气不固

证候：久病小便频数而清长，头晕耳鸣，腰脊酸痛，畏寒怯冷，手足不温，便溏或五更泄泻，舌淡，苔薄白，脉沉细弱无力。

辨证要点：血尿时轻时重，以镜下血尿为主，劳累后加重，头晕耳鸣，腰脊酸痛。

治法：补肾益气，固摄止血。

常用方：无比山药丸（《太平惠民和剂局方》）加减。

常用药：熟地黄、山药、山茱萸、牛膝、肉苁蓉、菟丝子、杜仲、巴戟天、茯神、泽泻。

加减：腰脊酸痛、畏寒者，加鹿角片、狗脊；便溏者，去肉苁蓉，加炮姜炭；尿血不止，加仙鹤草、炒蒲黄、紫草；夜尿多，加益智仁、桑螵蛸；尿血而兼手足厥逆者，加熟附子、人参、五味子；肾不纳气，动辄气喘者，加补骨脂、五味子。

四、其他疗法

（一）中成药

1.蓝芩口服液，用于风邪犯肺证。

2.肾炎康复片，用于湿热内侵证。

3.知柏地黄丸，用于阴虚火旺证。

4.归脾丸，用于脾不统血证。

（二）针灸疗法

1.体针　取血海、三阴交、关元、中极、气海、肾俞等，实证用泻法，虚证用补法。

2.耳针及耳穴贴压　尿血伴有结石者，取肾、输尿管、膀胱、交感、神门，经电脉冲耳穴治疗，再用王不留行子贴压耳穴，使结石出而血尿止。

五、预防护理

1.避免剧烈运动，注意劳逸结合。

2.平时养成多饮水习惯，少食辛辣刺激食物。

3.及时排尿，避免尿液在膀胱充盈时间过长。

4.积极预防各种感染，积极治疗泌尿系结石、炎症等疾病。

5.除了肾实质损害可引发有血尿以外，肾以下泌尿系统及全身性疾病也有可能会出现血尿的症状，应密切观察，加强防护。

第五节　五迟五软

五迟五软是小儿生长发育障碍的病证。五迟指立迟、行迟、发迟、齿迟、语迟，五软指头项软、口软、手软、足软、肌肉软。本病以婴幼儿多见，若症状较轻，由后天调护失当引起者，治疗及时，常可康复；若证候复杂，病程较长，属先天禀赋不足引起者，往往成为痼疾，留下后遗症，预后不良。西医学的小儿生长发育迟缓、大脑发育不全、佝偻病、脑性瘫痪、智能低下等可参照本病治疗。

一、病因病机

五迟五软的常见病因有先天禀赋不足及后天调摄失宜等，病机可概括为正虚和邪实两方面。正虚是肝、肾、心、脾不足，气血虚弱，精髓不充；邪实为痰瘀阻滞心经脑络，心脑神明失主所致。

肾主骨，肝主筋，脾主四肢肌肉，人能站立行走，需要筋骨肌肉协调运动。若肝、肾、脾不足，则筋骨肌肉失养，可出现立迟、行迟；头项软而无力，不能抬举；手软无力而下垂，不能握举；足软无力，难于行走。齿为骨之余，若肾精不足，可见牙齿迟出；发为血之余，肾之苗，若肾气不充，血虚失养，可见发迟或发稀而枯。心主血脉，开窍于舌，言为心声，脑为髓海，语言为智慧的一种表现，若心气不足，肾精不充，脑髓不足，则语言迟缓，智力不聪。脾开窍于口，又主肌肉，若脾气不足，则可见口软乏力，咀嚼困难，肌肉软弱，松弛无力。此外，产伤、外伤因素损伤脑髓，瘀阻脑络，或热病后痰火上扰，痰浊阻滞，蒙蔽清窍，窍道不通，则心脑神明失主，肢体活动失灵；痰浊瘀血阻滞心经脑络，也可使元神无主，心窍昏塞，神明失聪，表现出智力低下、脑性瘫痪。

二、诊断

（一）诊断要点

1.孕期调护失宜、药物损害、产伤、窒息、早产，以及喂养不当史，或有家族史，父母为近亲结婚或低龄、高龄产育者。

2.临床表现：小儿2～3岁还不能站立、行走，为立迟、行迟；初生无发或少发，随年龄增长，仍稀疏难长为发迟；12个月时尚未出牙及牙齿萌出过慢，为齿迟；1～2岁还不会说话，为语迟。小儿半岁左右头颈仍软弱下垂，为头项软；吸吮、咀嚼无力，时流清涎，为口软；手臂不能抓握上举，为手软；2岁以后尚不能站立、行走，为足软；皮肉松弛无力，为肌肉软。五迟五软不一定悉具，但见一二症者即可做出相应诊断。

三、辨证论治

（一）辨证思路

1.辨脏腑　立迟、行迟、齿迟、头项软、手软、足软，主要在肝、肾、脾不足；语迟、发迟、肌肉软、口软，主要在心脾不足，伴有脑性瘫痪、智力低下者，常兼有痰浊瘀血阻滞心经脑络。

2.辨病因　通过检查诊断为先天性脑病、染色体病、代谢性疾病者，可归属于先天不足，病多在肝、肾、脑髓；代谢营养因素所致者病多在脾；不良环境、社会心理损伤，伴发精神病者，病多在心肝；感染、中毒、损伤、物理因素所致者，多属痰浊瘀血为患。

3.辨轻重　五迟、五软仅见一二症者，病情较轻；五迟、五软并见，病情较重；脑性瘫痪伴重度智力低下或癫痫者病重。

（二）治疗原则

本病以扶正补虚为主，分别给予补养肝肾、强筋壮骨、健脾养心、益智开窍、涤痰化瘀、通络开窍等方法治疗。本病除口服药物以外，还可选用针灸、推拿、教育及功能训练等综合措施。

（三）分证论治

1.肝肾亏损

证候：筋骨萎弱，发育迟缓，坐起、站立、行走、生齿等明显迟于正常同龄小儿，头项萎软，天柱骨倒，头型方大，目无神采，反应迟钝，囟门宽大，易惊，夜卧不安，舌质淡，苔少，脉沉细无力，指纹淡。

辨证要点：筋骨萎弱，发育迟缓，齿迟，头项软，反应迟钝，脉沉细无力。

治法：补肾填髓，养肝强筋。

常用方：加味六味地黄丸（《医宗金鉴》）加减。

常用药：熟地黄、山茱萸、鹿茸、五加皮、山药、茯苓、泽泻、牡丹皮、麝香。

加减：齿迟者，加紫河车、龙骨、牡蛎；立迟、行迟者，加牛膝、杜仲、桑寄生；头项软者，加锁阳、枸杞子、菟丝子；易惊，夜卧不安，加丹参、远志；头型方大，下肢弯曲，加珍珠母、龙骨。

2.心脾两虚

证候：语言发育迟滞，精神呆滞，智力低下，发迟，发稀萎黄，四肢萎软，肌肉松弛，口角流涎，吮吸咀嚼无力，或见弄舌，纳食欠佳，大便秘结，舌质淡胖，苔少，脉细缓，指纹色淡。

辨证要点：语言迟钝，精神呆滞，智力低下，头发稀疏，口角流涎，纳食欠佳，舌淡胖，脉细缓。

治法：健脾养心，补益气血。

常用方：调元散（《活幼心书》）加减。

常用药：人参、黄芪、白术、山药、茯苓、甘草、当归、熟地黄、白芍、川芎、石菖蒲。

加减：语迟失聪，加远志、郁金；发迟难长，加何首乌、肉苁蓉；四肢萎软，加桂枝；口角流涎，加益智仁。

3.痰瘀阻滞

证候：失聪失语，反应迟钝，意识不清，动作不自主，或吞咽困难，口流痰涎，喉间痰鸣，或关节强硬，肌肉软弱，或有癫痫发作，舌体胖有瘀斑、瘀点，苔腻，脉沉涩或滑，指纹暗滞。

辨证要点：失聪失语，反应迟钝，意识不清，或关节强硬，舌上瘀斑、瘀点，脉沉涩。

治法：涤痰开窍，活血通络。

常用方：通窍活血汤（《医林改错》）合二陈汤（《太平惠民和剂局方》）加减。

常用药：半夏、陈皮、茯苓、远志、石菖蒲、桃仁、红花、郁金、丹参、川芎、赤芍、麝香。

加减：惊叫、抽搐者，加黄连、龙胆草、羚羊角粉；大便干结，加生大黄；躁动不安，加龟甲、天麻、生牡蛎。

四、其他疗法

（一）中成药

1.杞菊地黄丸，用于肝肾亏损证。

2.归脾丸，用于心脾两虚证。

（二）针灸疗法

1.头皮针 采用焦氏头针、靳氏头针及国际标准化方案分区定位及治疗方法。主穴：运动区、感觉区、双侧足运感区、运动前区、附加运动区。配穴：智力低下者，加智三针、四神针；语言障碍者，加语言一、二、三区、颞前线；听力障碍者，加晕听区、耳前三穴、颞后线；视觉障碍者，加视区、眼周穴位；精神行为障碍者，加情感控制区；平衡协调功能差者，加平衡区或脑三针；精细动作差者，加手指加强区；伴癫痫者，加额中线、制癫区；肌张力不全、舞蹈样动作、震颤明显者，加舞蹈震颤控制区；表情淡漠、注意力不集中者，加额五针、定神针。快速捻转3～5次，留针30～60分钟，15～20分钟行针1次，每日1次，30次为1个疗程。

2.体针 分证论治，每次选主穴2～3个、配穴4～5个，予补法或平补平泻法，不留针。每日3次，3个月为1个疗程。

（1）肝肾亏损证 主穴：肝俞、肾俞、足三里、三阴交、悬钟。配穴：上肢瘫，加曲池、手三里、外关、合谷、后溪；下肢瘫，加环跳、阳陵泉、委中、太冲；易惊夜卧不安者，加神庭、印堂、内关、神门。针刺手法：平补平泻法。

（2）心脾两虚证 主穴：心俞、脾俞、神门、血海、通里、梁丘。配穴：四肢无力者，加曲池、足三里；咀嚼无力、口角流涎者，加颊车、地仓；食欲不振者，加中脘、足三里；语言迟滞者，加哑门、廉泉。针刺手法：以补法为主。

（3）痰瘀阻滞证 主穴：膈俞、脾俞、血海、丰隆、足三里。配穴：口角流涎者，加地仓、颊车；吞咽困难者，加廉泉、天突；言语不利者，加劳宫、通里、廉泉。针刺手法：补泻兼施。

3.灸法 灸足两踝，每次3壮，每日1次，用于心脾两虚证。艾灸心俞、脾俞穴，每次3壮，每日1次，用于语迟。

4.耳针 取心、肝、肾、脾、皮质下、脑干，隔日1次。

（三）推拿疗法

1.肝肾亏损证 穴位点按取穴：肝俞、肾俞、阳陵泉、悬钟、太溪、太冲。配穴：下肢运动障碍者，加环跳、委中、承山；上肢运动障碍者，加曲池、手三里、外关、合谷、后溪；膝关节伸展无力者，加内外膝眼、阴市、梁丘；足内翻者，加昆仑、丘墟；足外翻者，加三阴交、商丘；尖足者，加足三里、解溪；智力落后者，加百会、四神聪；斜视者，加睛明、四白、鱼腰。循经推按：足太阳膀胱经（承扶至昆仑）、足少阳胆经（环跳至悬钟）。

2.心脾两虚证 穴位点按取穴：心俞、脾俞、神门、三阴交、足三里、百会、四神聪。配穴：语言落后者，加哑门、通里、廉泉；流涎者，加地仓、颊车。循经推按：督脉（大椎至长强）、足阳明胃经（髀关至解溪）。

3.痰瘀阻滞证 穴位点按取穴：足三里、阴陵泉、丰隆、血海、膈俞、肺俞。配穴：听力障碍者，加听宫、听会；语言謇涩者，加廉泉；口角流涎者，加地仓、颊车；关节僵硬者，加委中、尺泽；智力落后者，加百会、四神聪。循经推按：足阳明胃经（髀关至解溪）、手太阴肺经（云门至鱼际）。

（四）中药外治

1.中药洗浴 黄芪、当归、川芎、鸡血藤、红花、伸筋草、透骨草、川牛膝等，加水煮沸，将药液倒入浴盆中，待温度适当时，用药液浸洗患肢或全身，每次30分钟，每日1次，3个月为1个疗程。本法用于肢体僵硬、筋脉拘急、屈伸不利者。

2.中药熏蒸 伸筋草、透骨草、络石藤、木瓜、鸡血藤、当归、杜仲、川牛膝、桃仁、红花、桂枝等，加水煎煮后取药液，放入中药熏蒸气疗仪内，熏蒸患儿体表。每次 15～30 分钟，每日 1 次，3 个月为 1 个疗程。本法用于肢体僵硬、筋脉拘急、屈伸不利者。

五、预防护理

1.大力宣传优生优育知识，避免近亲结婚。婚前进行健康检查，以避免先天性遗传性疾病的发生。

2.孕妇注意养胎、护胎，加强营养，慎用对胎儿有害的药物。

3.婴儿出生后应加强调护，提倡母乳喂养，及时添加辅食，保证营养均衡。

4.适当进行体格锻炼，重视功能锻炼，加强智力训练教育。

5.用推拿疗法按摩萎软肢体，防止肌肉萎缩。

【思考题】

1.水肿的病因及病机要点是什么？

2.阳水与阴水的区别与转化有哪些？

3.水肿的辨证思路是什么？

4.血尿中医与西医概念上有何异同？小儿血尿常见于西医学的哪些疾病？

5.小儿尿频常见于西医学哪些疾病？

6.简述尿频的辨证论治。

7.遗尿与淋证的鉴别要点有哪些？

8.简述五迟、五软的辨证思路。

第十章

传染病

第一节 麻疹

麻疹是感受麻疹时邪（麻疹病毒）引起的急性出疹性传染病，临床以发热、咳嗽、鼻塞流涕、泪水汪汪、口腔两颊近臼齿处可见麻疹黏膜斑、周身皮肤按序泛发麻粒样大小的红色斑丘疹、疹退时皮肤有糠麸样脱屑和棕色色素沉着斑为特征。本病一年四季均可发病，尤好发于冬春季节；任何年龄均可发病，以6个月～5岁小儿发病率最高，其传染性较强，常可引起流行。麻疹患病后若能及时治疗，合理调护，疹点按期有序布发，为顺证，预后良好；若麻疹邪毒炽盛，患儿年幼体弱，调治失当，邪毒内陷，可产生"逆证""险证"，甚至危及生命。本病是儿科古代四大要证"痧、痘、惊、疳"之一，患病后一般可获得持久免疫。

一、病因病机

麻疹的病因为感受麻疹时邪，主要病变在肺脾，可累及心肝，基本病机为麻毒侵犯肺脾，肺脾热炽，外发肌肤，有顺证、逆证之分。

麻毒时邪侵袭肺卫，郁阻于脾，外泄于肌肤，发为麻疹，此为麻疹顺证。麻疹时邪从口鼻而入，侵犯肺脾，肺主皮毛，属表，

开窍于鼻，司呼吸。毒邪犯肺，早期邪郁肺卫，宣发失司，临床表现为发热、咳嗽、喷嚏、流涕等，类似伤风感冒，此为初热期。脾主肌肉和四末，麻毒入于气分，正气与毒邪抗争，驱邪外泄，皮疹透发于全身，并达于四末，疹点出齐，此为见形期。疹透之后，毒随疹泄，麻疹逐渐收没，热去津伤，进入恢复期。

麻疹以外透为顺，内传为逆。若正虚不能托邪外出，或因邪盛化火内陷，均可导致麻疹透发不顺，形成逆证。如麻毒内归，或他邪乘机袭肺，灼津炼液为痰，痰热壅盛，肺气闭郁，则形成邪毒闭肺证。麻毒循经上攻咽喉，疫毒壅阻，咽喉不利，而致邪毒攻喉证。若麻毒炽盛，内陷厥阴，蒙蔽心包，引动肝风，则可形成邪陷心肝证。少数患儿血分毒热炽盛，皮肤出现紫红色斑丘疹，融合成片；若患儿正气不足，麻毒内陷，正不胜邪，阳气外脱，可出现内闭外脱之险证。

二、诊断

（一）诊断要点

1.本病好发于冬春季节，6个月～5岁小儿多发，发病前有麻疹接触史，潜伏期约10天（6～18天）。

2.临床表现：典型麻疹临床分3期。

（1）初热期 2～4天，表现为发热，

咳嗽，喷嚏，鼻塞流涕，泪水汪汪，畏光羞明，口腔内两颊黏膜近臼齿处可见多个 $0.5 \sim 1mm$ 大小白色斑点，周围有红晕，为麻疹黏膜斑，同时可伴有腹泻、呕吐等症。

（2）见形期　$3 \sim 5$ 天，表现为热盛出疹，皮疹按序透发，一般多起于耳后发际，沿头面颈项、躯干四肢、手足心、鼻准部透发，$3 \sim 4$ 天出齐；皮疹初为淡红色斑丘疹，疹间皮肤颜色正常，以后随皮疹增多，颜色加深，可不同程度融合。病情严重者常可在病程中合并邪毒闭肺、邪毒攻喉、邪陷心肝等证。

（3）恢复期　$3 \sim 5$ 天，皮疹透齐后身热渐平，皮疹渐退，皮肤留下糠麸样脱屑和棕色色素沉着斑。

3. 辅助检查

（1）血常规　麻疹早期白细胞总数正常或减少。

（2）血清抗体检测　早期检测 IgM 抗体即可为阳性，恢复期 IgG 抗体滴定度大于 4 倍增长有诊断价值。

（3）细胞学检查和病毒抗原检测　鼻咽部吸取物、鼻咽拭子等涂片检查可见多核巨细胞和麻疹病毒抗原。

（二）鉴别诊断

本病主要与幼儿急麻、风疹、猩红热鉴别（表 10-1）。

表 10-1　麻疹、幼儿急疹、风疹、猩红热鉴别诊断表

	麻　疹	幼儿急疹	风　疹	猩红热
潜伏期	$6 \sim 21$ 天	$7 \sim 17$ 天	$5 \sim 25$ 天	$1 \sim 7$ 天
初期症状	发热，咳嗽，流涕，泪水汪汪	突然高热，一般情况好	发热，咳嗽，流涕，枕部淋巴结肿大	发热，咽喉红肿，化脓疼痛
出疹与发热的关系	发热 $3 \sim 4$ 天出疹，出疹时发热更高	发热 $3 \sim 4$ 天出疹，热退疹出	发热 $1/2 \sim 1$ 天出疹	发热数小时 ~ 1 天出疹，出疹时热高
特殊体征	麻疹黏膜斑	无	无	环口苍白圈，草莓舌，帕氏线
皮疹特点	玫瑰色斑丘疹自耳后发际→额面、颈部→躯干→四肢，3 天左右出齐。疹退后遗留棕色色素斑、糠麸样脱屑	玫瑰色斑疹或斑丘疹，较麻疹细小，发疹无一定顺序，疹出后 $1 \sim 2$ 天消退。疹退后无色素沉着，无脱屑	玫瑰色细小斑丘疹自头面→躯干→四肢，24 小时布满全身。疹退后无色素沉着，无脱屑	细小红色丘疹，皮肤猩红，自颈、腋下、腹股沟处开始，$2 \sim 3$ 天遍布全身。疹退后无色素沉着，有大片脱皮
周围血象	白细胞总数下降，淋巴细胞升高	白细胞总数下降，淋巴细胞升高	白细胞总数下降，淋巴细胞升高	白细胞总数升高，中性粒细胞升高

三、辨证论治

（一）辨证思路

辨顺逆　麻疹首辨顺证、逆证，其中顺证按初热期、见形期、恢复期三期辨证，逆证按在肺、在喉、在心肝进行脏腑辨证，可掌握证情及预后。

（二）治疗原则

麻疹顺证以辛凉透疹解毒为基本法则，初热期解表透疹为主；见形期治以清热解毒，佐以透疹；恢复期治以甘寒养阴清热为主。总之，麻疹的治疗以透疹达邪、清凉解毒为要。但清凉不可过用苦寒，以防伤阳而透邪无力；透疹不可过用辛温，以避温燥伤津。

逆证的治疗以透疹、解毒、扶正为基本原则，根据邪毒闭肺、攻喉及内陷心肝的不同，分别佐以宣肺开闭、利咽消肿及清心开窍、平肝息风治法。出现心阳虚衰时，当回阳救逆、扶正固脱为先。对重证患儿，应中西医药配合治疗。

（三）分证论治

1.顺证

（1）邪犯肺卫（初热期）

证候：发热，2～3天后在口腔两颊近白齿处可见麻疹黏膜斑，为0.5～1mm的白色小点，周围红晕，1～2天可累及整个颊黏膜。伴恶风，头身痛，鼻塞流涕，咳嗽，双目畏光、红赤，泪水汪汪，咽红肿痛，精神不振，纳食减少，舌边尖红，苔薄黄，脉浮数，指纹淡紫。

辨证要点：发热，咳嗽，流涕，泪水汪汪，畏光羞明，麻疹黏膜斑。

治法：辛凉透表，清宣肺卫。

常用方：宣毒发表汤（《医宗金鉴》）加减。

常用药：升麻、葛根、浮萍、防风、荆芥、薄荷、金银花、连翘、前胡、牛蒡子、桔梗、甘草。

加减：恶寒无汗、鼻流清涕者，加麻黄、苏叶；发热烦躁、咽红口干者，加金银花、蝉蜕；咳嗽痰多，加杏仁、浙贝母。麻疹欲透未出者，可加浮萍煎水外洗。

（2）邪炽肺胃（见形期）

证候：发热，3～4天后按照耳后、发际、颈项、头面、胸腹、四肢顺序出现红色斑丘疹，稠密、紫红，伴壮热、烦躁、咽红肿痛，咳嗽加重，目赤眵多，纳差，口渴欲饮，大便秘结，小便短赤，舌质红绛，苔黄腻，脉洪数，指纹紫。

辨证要点：高热不退，烦躁口渴，发热起伏如潮，皮疹透齐，舌红苔黄。

治法：清热解毒，透疹达邪。

常用方：清解透表汤（验方）加减。

常用药：金银花、连翘、桑叶、菊花、西河柳、葛根、蝉蜕、牛蒡子、升麻、紫草。

加减：壮热不退、烦躁不安者，加生石膏、知母；皮疹稠密、疹点红赤、紫暗成片者，加牡丹皮、赤芍、丹参；咳嗽气粗、喉间痰鸣者，加桑白皮、杏仁、炙款冬花；壮热不退、四肢抽搐者，加羚羊角、钩藤。

（3）肺胃阴伤（恢复期）

证候：出疹后3～4天，皮疹按出疹顺序开始消退，皮肤有糠麸样脱屑和色素沉着，发热减退，神情疲倦，纳食增加，口干少饮，咳嗽减轻，或声音嘶哑，大便干结，舌红少津，苔薄，脉细数，指纹淡紫。

辨证要点：发热渐退，皮疹渐回，糠麸样脱屑和色素沉着。

治法：养阴益气，清解余邪。

常用方：沙参麦冬汤（《温病条辨》）加减。

常用药：南沙参、麦冬、天花粉、玉竹、桑叶、扁豆、甘草。

加减：潮热盗汗，手足心热，加地骨

皮、银柴胡；神倦自汗，纳谷不香，加炒谷芽、炒麦芽、鸡内金；大便干结，加瓜蒌子、火麻仁。

2. 逆证

（1）邪毒闭肺

证候：壮热持续，烦躁，精神萎靡，咳嗽气喘、憋闷，鼻翼扇动，呼吸困难，喉间痰鸣，口唇发绀，面色青灰，不思进食，皮疹融合、稠密、紫暗或见瘀斑，乍出乍没，大便秘结，小便短赤，舌质红绛，苔黄腻，脉滑数，指纹紫滞。

辨证要点：高热不退，咳嗽气急、喉间痰鸣，鼻翼扇动，疹出不畅或疹稠紫暗。

治法：清热解毒，宣肺开闭。

常用方：麻黄杏仁甘草石膏汤（《伤寒论》）加减。

常用药：炙麻黄、生石膏、杏仁、甘草、黄芩、鱼腥草、瓜蒌皮。

加减：频咳痰多，加浙贝母、天竺黄、鲜竹沥；咳嗽喘促，加葶苈子、苏子；皮疹稠密，疹色紫暗，口唇发绀，加丹参、紫草。

（2）邪毒攻喉

证候：高热不退，咽喉肿痛或溃烂，吞咽不利，饮水呛咳，声音嘶哑，咳声重浊，声如犬吠，喉间痰鸣，咳嗽气促，喘憋，吸气困难，胸高胁陷，面唇发绀，烦躁不安，皮疹融合、稠密、紫暗或见瘀斑，舌质红，苔黄腻，脉滑数，指纹紫。

辨证要点：咽喉肿痛，咳声如吠，声音嘶哑，吸气困难，疹稠紫暗。

治法：清热解毒，利咽消肿。

常用方：清咽下痰汤（验方）加减。

常用药：玄参、射干、甘草、桔梗、牛蒡子、全瓜蒌、浙贝母、荆芥、马兜铃。

加减：大便干结，可加大黄、玄明粉。若出现吸气困难，面色发绀等喉梗阻征象时，应采取中西医结合治疗措施，必要时需做气管切开。

（3）邪陷心肝

证候：高热不退，烦躁不安，神昏谵妄，四肢抽搐，喉间痰鸣，皮疹融合、稠密、紫暗或见瘀斑，大便秘结，小便短赤，舌紫绛，苔黄燥起刺，脉弦数，指纹紫、达命关。

辨证要点：高热，神昏，抽搐，皮疹稠密紫暗，舌质紫绛。

治法：平肝息风，清心开窍。

常用方：羚角钩藤汤（《通俗伤寒论》）加减。

常用药：羚羊角、钩藤、桑叶、菊花、茯神、贝母、生地黄、白芍、甘草。

加减：痰涎壅盛，加石菖蒲、胆南星、郁金、鲜竹沥；腹胀便秘，加大黄、玄明粉。如心阳虚衰，皮疹骤没，面色青灰，汗出肢厥，脉细弱而数，则用参附龙牡救逆汤加味，急予固脱救逆。

四、其他疗法
（一）中成药
1. 银翘解毒丸，用于邪犯肺卫证。
2. 清热解毒颗粒，用于邪炽肺胃证。
3. 养阴清肺丸，用于肺胃阴伤证。
4. 小儿定喘口服液，用于邪毒闭肺证。
5. 六神丸，用于邪毒攻喉证。
6. 安宫牛黄丸，用于邪陷心肝证。

（二）中药外治
1. 麻黄 15g，芫荽 15g，浮萍 15g，黄

酒 60mL。加水适量，煮沸，让水蒸气满布室内，再用毛巾蘸取温药液，包敷头部、胸背。本法用于麻疹初热期、见形期，皮疹透发不畅者。

2. 西河柳 30g，荆芥穗 15g，樱桃叶15g，煎汤熏洗。本法用于麻疹初热期或见形期，皮疹透发不畅者。

五、预防护理

1. 按计划接种麻疹减毒活疫苗。在流行期间有麻疹接触史者，可及时注射丙种球蛋白以预防麻疹的发病。

2. 麻疹流行期间，勿带小儿去公共场所和流行区域，减少感染机会。

3. 尽早发现麻疹患儿，隔离至出疹后 5天。合并肺炎者，延长隔离至出疹后 10天。

4. 保持卧室空气流通，温度、湿度适宜，避免直接吹风受寒和过强阳光刺激。

5. 注意补足水分，饮食应清淡、易消化，见形期忌油腻辛辣之品，恢复期根据食欲增加营养丰富的食物。保持眼睛、鼻腔、口腔、皮肤的清洁卫生。

6. 对于重证患儿要密切观察病情变化，早期发现合并症。

附：幼儿急疹

幼儿急疹是外感幼儿急疹时邪（人类疱疹病毒 6 型）引起的一种急性出疹性传染病，临床以突然高热、持续 3 ～ 4 天后体温骤降，同时全身出现玫瑰红色小丘疹，疹退后无痕迹遗留为特征。因其皮疹形似麻疹，多发于婴幼儿，故中医学病名为"奶麻"。因其形似麻疹而又与麻疹有别，故又称"假麻"。西医学称本病为"幼儿急疹"，也有称

"婴儿玫瑰疹"。本病一年四季均可发生，以冬春季节发病者居多，好发年龄为 6 ～ 18个月，3 岁以上儿童少见。患儿大多能顺利出疹，一般预后良好，病后可获持久免疫。极少数患儿在高热持续期间可发生高热惊厥，少数可并发中耳炎、下呼吸道感染、心肌炎、心功能不全等症。

本病病因为感受幼儿急疹时邪，时邪由口鼻而入，侵袭肺胃，肺胃热炽，外透肌肤而发病。其临床表现为突然高热，全身症状轻微，发热 3 ～ 4 天骤然热退，同时全身出现玫瑰红色小丘疹，以躯干、臀部皮疹较多，面部及四肢皮疹较少。本病病情较轻，一般热退疹出而病解，应与麻疹、风疹、猩红热进行鉴别，详见表 10-1。本病治疗原则是疏风清热解毒，常用银翘散加减治疗。患病期间应保证充足的休息，供给充足的水分；高热患儿应及时降温，以防发生惊厥。

第二节　风疹

风疹是由感受风疹时毒（风疹病毒）引起的急性出疹性传染病，临床以轻度发热、咳嗽、全身皮肤出现细沙样玫瑰色斑丘疹、耳后及枕部淋巴结肿大为特征。本病中医学称"瘾疹""风痧"。风疹多见于 1 ～ 5 岁小儿，四季均可发生，冬春季节好发，可引起流行。本病一般症状较轻，少有合并症，恢复较快，预后良好，但孕妇妊娠早期患本病，可损害胚胎，影响胎儿正常发育，导致流产、死胎，或先天性心脏病、白内障、脑发育障碍等。

一、病因病机

风疹病因为感受风疹时毒，其主要病变在肺卫，病机关键为邪毒从口鼻而入，郁于肺卫，蕴于肌腠，与气血相搏，邪毒外泄，发于肌肤。邪轻病浅，一般只伤及肺卫，故见恶风、发热、咳嗽等症，皮肤发出疹点，色泽浅红，分布均匀。少数邪毒重者，内传营血，出现气营两燔证候，则见高热烦渴，皮疹鲜红或深红，疹点分布较密。邪毒与气血相搏，阻滞于少阳经络，则发为耳后及枕部淋巴结肿大。本病多数邪毒外泄，疹点透发之后，随之热退病解，一般很少出现邪陷心肝、内闭外脱等严重变证。

二、诊断

（一）诊断要点

1. 患儿有风疹接触史。本病潜伏期为10～21天，平均18天。

2. 临床表现：初期类似感冒，发热1天左右，皮肤出现淡红色斑丘疹，始于面部、颈部，1天内迅速布满全身，出疹1～2天后，发热渐退，皮疹逐渐隐没，皮疹消退后，可有皮肤脱屑，但无色素沉着。一般全身症状较轻，但常伴耳后及枕部淋巴结肿大、左胁下痞块（脾脏）轻度肿大。

3. 辅助检查

（1）血常规 白细胞总数减少，分类计数淋巴细胞相对增多。

（2）直接免疫荧光试验法 在咽部分泌物中可查见病毒抗原。

（3）血清学检测风疹病毒抗体 血清特异性IgM抗体，在出疹后5～14天阳性率可达100%。新生儿血清特异性IgM抗体阳性可诊断为先天性风疹。

（二）鉴别诊断

1. 药物疹 有用药过敏史，临床表现为弥漫性鲜红色斑或半米粒大至豆大红色斑丘疹，密集对称分布，皮疹形态不一，无淋巴结肿大；发病突然，常伴有畏寒、高热（39～40℃）头痛，瘙痒、轻度红斑、胸闷、气喘、全身不适等，半数以上病例在停药后2周完全消退；如未及时停药，可能发展成剥脱性皮炎，则预后不良。

2. 麻疹、幼儿急疹、猩红热 见表10-1。

三、辨证论治

（一）辨证思路

本病主要是辨别证候轻重。轻微发热，精神安宁，疹色淡红，分布均匀，病程在3～4天之内者为轻证，病在肺卫。壮热烦渴，疹色鲜红或紫暗，分布密集，出疹持续5～7天才见消退，病程较长者，为重证，病在气营。重证临床少见。

（二）治疗原则

本病以疏风清热解毒为治疗原则。邪在肺卫者，治以疏风清热透疹；邪在气营者，治以清气凉营解毒；偶见邪毒炽盛内陷心肝者，则当清热解毒，开窍息风。

（三）分证论治

1. 邪犯肺卫

证候：发热恶风，喷嚏流涕，轻微咳嗽，精神疲倦，饮食欠佳，皮疹先起于头面、躯干，随即遍及四肢，分布均匀，疹点稀疏细小，疹色淡红，一般2～3天逐渐消退，肌肤轻度瘙痒，耳后及枕部淋巴结肿大触痛，舌质偏红，舌苔薄白，或见薄黄，脉浮数。

辨证要点：低热，疹点稀疏细小，舌质

红，苔薄白或见薄黄，脉浮数。

治法：疏风解热透邪。

常用方：银翘散（《温病条辨》）加减。

常用药：金银花、连翘、竹叶、荆芥、牛蒡子、薄荷、淡豆豉、桔梗、芦根、甘草。

加减：耳后、枕部淋巴结肿胀疼痛者，加蒲公英、夏枯草、玄参；咽喉红肿疼痛，加僵蚕、木蝴蝶、板蓝根；皮肤瘙痒不舒，加蝉蜕、僵蚕；左胁下痞块肿大，加牡丹皮、郁金。

2. 邪入气营

证候：高热口渴，烦躁哭闹，疹色鲜红或紫暗，疹点稠密，甚至可见皮疹融合成片或见皮肤猩红，小便短黄，大便秘结，舌质红赤，舌苔黄糙，脉象洪数。

辨证要点：高热烦躁，疹点密集、色鲜红或紫暗，舌质红，苔黄糙，脉洪数。

治法：清气凉营解毒。

常用方：透疹凉解汤（验方）加减。

常用药：桑叶、甘菊、薄荷、连翘、牛蒡子、赤芍、蝉蜕、紫花地丁、黄连、藏红花。

加减：口渴多饮，加天花粉、鲜芦根；大便干结，加大黄、玄明粉；皮疹稠密、疹色紫暗者，加地黄、牡丹皮、丹参。

若本病邪陷心肝，出现高热不退、神昏抽搐等症者，治当清热解毒，开窍息风，常用黄连解毒汤合羚角钩藤汤加减。

四、其他疗法

中成药

1. 板蓝根颗粒，用于邪犯肺卫证。

2. 清开灵颗粒，用于邪犯肺卫证，邪入气营证。

五、预防护理

1. 保护孕妇，尤其在妊娠早期（妊娠3个月内），应避免与风疹病人接触。接种风疹疫苗，对儿童及婚前女子进行接种。

2. 小儿有与风疹病人密切接触史者，可口服板蓝根颗粒预防发病。

3. 患儿在出疹期间不宜外出，防止交叉感染。一般隔离至出疹后5天。

4. 多饮开水，饮食宜清淡易消化，不宜吃辛辣、煎炸食物。患儿衣服宜柔软宽松。

5. 加强皮肤护理。皮肤瘙痒者，不要用手抓挠，防止损伤，皮肤导致感染。

第三节　猩红热

猩红热是感受猩红热时邪（A族β型溶血性链球菌）引起的急性传染病，临床以发热、咽喉肿痛或伴腐烂、全身布发猩红色皮疹、疹后脱屑为特征。根据其强烈传染性和典型临床表现，又有"疫痧""疫疹"，"烂喉痧""烂喉丹痧"等别称。本病一年四季都可发生，但以冬春两季为多，任何年龄都可发病，3～7岁儿童发病率较高。本病在过去曾有较高的病死率，现代因诊断、治疗及时，一般预后良好，但也有少数病例可并发心悸、水肿、痹证等疾病。

一、病因病机

猩红热的发病原因，为猩红热时邪乘时令不正之气，寒暖失调之时，机体脆弱之机，从口鼻侵入人体，蕴于肺胃二经。

病之初起，时邪首先犯肺，邪郁肌表，

正邪相争，而见恶寒发热等肺卫表证。继而邪毒入里，蕴于肺胃。邪热蒸腾，上熏咽喉，而见咽喉糜烂、红肿疼痛，甚则热毒灼伤肌膜，导致咽喉溃烂白腐。邪毒循经外窜肌表，则肌肤透发痧疹，色红如丹。若邪毒重者，可进一步化火入里，传入气营，或内迫营血，此时痧疹密布，融合成片，色泽紫暗或有瘀点，同时可见壮热烦渴、嗜睡萎靡等症。邪毒内灼，心火上炎，加之热耗阴津，可见舌光红无苔，舌生芒刺，状如草莓，称为"草莓舌"。若邪毒炽盛，内陷厥阴，闭于心包，则神昏谵语；热极动风，则壮热惊风。病至后期，邪毒虽去，阴津耗损，多表现肺胃阴伤证候。

本病的发展过程中或恢复期，因邪毒炽盛，伤于心络，耗损气阴，心失所养，心阳失主，则可导致心神不宁，出现心慌、心悸、脉结代等证候。若毒热未清，余邪热毒流窜筋骨关节，导致关节红肿疼痛灼热、活动不利之痹证。余邪内归，损伤肺脾肾，导致三焦水液通调失职，水湿内停，外溢肌肤，则可见水肿、小便不利等证候。

总之，本病的病变部位主要在肺、胃，可累及心、肝、肾。基本病机为邪侵肺卫，毒炽气营，外透肌肤，疹后可致肺胃阴伤。病程中可见心悸、痹证、水肿等证候。

二、诊断

（一）诊断要点

1. 患儿有与猩红热病人接触史。本病潜伏期通常为 2～3 天，短者 1 天，长者 5～6 天。

2. 临床表现：典型病例的临床表现可分为 3 期。

（1）前驱期　一般不超过 24 小时，少数可达 2 天。此期起病急骤，高热，畏寒，咽痛，吞咽时加剧，可伴头痛、恶心、呕吐、厌食、烦躁不安等症，舌苔白，舌尖和边缘红肿，突出的舌乳头也呈白色，称为"白草莓舌"。

（2）出疹期　多在发热 24 小时内出疹，皮疹最早见于耳后、颈部、上胸部、腋下和腹股沟处，然后迅速由上而下波及全身。皮疹特点是全身皮肤弥漫性发红，其上有红色细小丘疹，呈鸡皮样，抚摸时似砂纸感，压之褪色；皮疹密集，疹间皮肤红晕，皮肤皱褶处如腋窝、肘窝、腹股沟等，皮疹密集成线状排列，称为"帕氏线"；面部潮红，无皮疹分布，口唇周围苍白，形成"环口苍白圈"；颈及颌下淋巴结肿大压痛；起病 4～5 天时，白苔脱落，舌面光滑鲜红，舌乳头红肿突起，称"红草莓舌"。

（3）恢复期　皮疹于 3～5 天后颜色转暗，按出疹顺序逐渐消退，体温逐渐下降，一般情况好转。皮疹消退后 1 周，开始按出疹先后脱屑脱皮，重证可见大片状蜕皮，以指趾间最明显，约 2 周脱尽，无色素沉着。

3. 辅助检查

（1）血常规　白细胞总数及中性粒细胞增高。

（2）细胞学检查　咽拭子细菌培养可分离出 A 族 β 型溶血性链球菌。

（二）鉴别诊断

本病应注意与麻疹、幼儿急疹、风疹鉴别（表 10-1）。

三、辨证论治

（一）辨证思路

1. 辨卫气营血　可根据病期和症状辨识。疾病早期以发热、恶寒、咽喉肿痛、痧疹隐现为主症，为邪侵肺卫证；进入出疹期见壮热口渴，咽喉糜烂白腐，皮疹猩红如丹或紫暗如斑，舌光红，为毒炽气营证；病至后期，口渴唇燥，皮肤脱屑，舌红少津，为疹后阴伤证。

2. 辨轻证重证、常证变证　可根据皮疹颜色分布及伴随症状辨识。疹色鲜红，分布均匀，疹点外达，发热有汗，为轻证、常证；若疹隐不透，壮热无汗，伴有神昏、烂喉气秽，为重；若疹虽透，色紫暗夹有瘀点，伴神昏谵语，为变证。

（二）治疗原则

本病治疗，以清热解毒、清利咽喉为基本原则。病初时邪在表，宜辛凉宣透，清热利咽；出疹期毒在气营，宜清气凉营，解毒利咽；病之后期疹后伤阴，宜养阴生津，清热润喉。若发生心悸、痹证、水肿等病证，则参照有关病证辨证治疗。

（三）分证论治

1. 邪侵肺卫

证候：发热骤起，头痛畏寒，肌肤无汗，咽喉红肿疼痛，常影响吞咽，皮肤潮红，痧疹隐隐，舌质红，苔薄白或薄黄，脉浮数有力。

辨证要点：发热，咽喉红肿疼痛，皮肤潮红，痧疹隐现，舌红，脉浮数。

治法：辛凉宣透，清热利咽。

常用方：解肌透痧汤（《喉痧症治概要》）加减。

常用药：葛根、金银花、连翘、大青叶、桔梗、射干、牛蒡子、马勃、荆芥、蝉蜕、浮萍、淡豆豉、僵蚕、甘草。

加减：乳蛾红肿，加土牛膝、败酱草；颈部淋巴结肿痛者，加夏枯草、紫花地丁；汗出不畅，加防风、薄荷。

2. 毒炽气营

证候：壮热不解，烦躁口渴，咽喉肿痛，伴有糜烂白腐，皮疹密布，色红如丹，甚则色紫如瘀点；疹由颈、胸开始，继而弥漫全身，压之褪色，见疹后的 1～2 天舌苔黄糙、舌质起红刺，3～4 天后舌苔剥脱，舌面光红起刺，状如草莓，脉数有力。

辨证要点：壮热烦躁口渴，咽喉肿痛糜烂，痧疹密布色红如丹，草莓舌。

治法：清气凉营，泻火解毒。

常用方：凉营清气汤（《喉痧证治概要》）加减。

常用药：水牛角、赤芍、牡丹皮、石膏、黄连、黄芩、连翘、栀子、地黄、石斛、芦根、玄参。

加减：咽喉红肿腐烂明显，加蚤休、板蓝根、僵蚕；丹痧布而不透，壮热无汗，加淡豆豉、浮萍；苔糙便秘，咽喉腐烂，加大黄、玄明粉。

若邪毒内陷心肝，出现神昏、抽搐等症，可选加紫雪、安宫牛黄丸清心开窍。

3. 疹后阴伤

证候：丹痧布齐后 1～2 天，身热渐退，咽部糜烂、疼痛减轻，或见低热，唇干口燥，或伴有干咳，食欲不振，舌红少津，苔剥脱，脉细数。约 2 周后可见皮肤脱屑、蜕皮。

辨证要点：口干唇燥，皮肤干燥脱屑，舌红少津，或有低热、咽部疼痛。

治法：养阴生津，清热润喉。

常用方：沙参麦冬汤（《温病条辨》）加减。

常用药：南沙参、麦冬、玉竹、天花粉、甘草、扁豆、桑叶。

加减：口干咽痛，舌红少津明显，加玄参、桔梗、芦根；大便秘结难解，加瓜蒌子、火麻仁；低热不清，加地骨皮、银柴胡、地黄。

四、其他疗法

（一）中成药

1. 银翘解毒丸，用于邪侵肺卫证。
2. 赛金化毒散，用于毒炽气营证。
3. 生脉饮口服液，用于疹后阴伤证。
4. 蓝芩口服液，用于咽喉肿痛者。

（二）药物外治

1. 冰硼散或双料喉风散，用于咽喉肿痛、溃烂。
2. 锡类散吹口，每日 2～3 次，用于咽喉肿痛、溃烂。
3. 开喉剑，用于咽喉肿痛、溃烂。

五、预防护理

1. 控制传染源：发现猩红热患儿应及时隔离，至临床症状消失，咽拭子培养链球菌阴性时解除隔离。对密切接触的易感人员应隔离 7～12 天。切断传播途径，对病人的分泌物和污染物及时消毒处理，接触病人应戴口罩。
2. 流行期间，小儿勿去公共场所。
3. 保护易感儿童，对密切接触病人的易感儿童，可服用蒲地蓝消炎口服液 3 天。
4. 急性期卧床休息，注意居室空气流通，防止继发感染。
5. 供给充分的营养和水分，饮食宜以清淡、易消化、流质或半流质为主。注意皮肤与口腔的清洁卫生，可用淡盐水含漱。皮肤瘙痒者不可抓挠，蜕皮时不可撕扯。

第四节　水痘

水痘是由感受水痘时毒（水痘－带状疱疹病毒）引起的急性出疹性传染病，临床以发热，皮肤及黏膜分批出现斑丘疹、疱疹、结痂，各类疹形同时存在为主要特征。本病因疱疹浆液清亮如水，疹形椭圆似豆，故称"水痘"。其他还有"水疮""水喜""水花"等名称。本病一年四季均可发病，冬春季节多见，传染性很强，易在集体儿童机构中流行。本病任何年龄皆可发病，10 岁以内小儿多见，病后大多可获终生免疫，二次感染者极少。本病一般病情较轻，变证少见，愈后皮肤一般不留瘢痕，预后良好；但免疫缺陷者，应用皮质激素、免疫抑制剂治疗者及患有恶性疾病者，则罹患本病病情较重，甚至危及生命。

一、病因病机

本病由感受水痘时毒所致，病位主要在肺脾，湿热为主要病理因素，病机关键为毒热与内湿相搏，外发肌肤。

水痘时毒自口鼻而入，郁于肺胃（脾），与内湿相搏，外透肌肤而发病。邪毒较轻，主要侵犯肺卫，表卫失和，肺气失宣，则见发热、咳嗽、流涕；累犯脾胃，与湿相搏，外透肌肤，水痘布露，表现较轻。少数患儿邪毒炽盛，毒热内犯气营，则见壮热、烦渴；毒热夹湿外透肌肤，则见疱疹，表现较重；甚则毒热化火，内陷心肝，而见神昏、抽搐，或损伤其他脏腑，发生病变。

二、诊断

（一）诊断要点

1. 患儿起病前 2～3 周有接触史。

2. 临床表现：典型水痘可分为疹前期和出疹期：①疹前期：时间较短，一般不超过 24 小时，可有发热、流涕、轻咳等肺卫表证。②出疹期：发热当天或第 2 天透发皮疹，首见于躯干和头部，以后延及面部和四肢。皮疹初为红色斑丘疹，很快变为疱疹，呈椭圆形，大小不一，内含透明浆液，周围红晕，壁薄易破，有痒感，继而干燥结痂，然后痂盖脱落，不留瘢痕。本病起病后皮疹分批出现，此起彼伏，参差不齐，同一时期，丘疹、疱疹、结痂同时存在；皮疹呈向心性分布，主要位于躯干，次为头面部，四肢远端较少，口腔、咽喉、眼结膜、外阴黏膜亦可见疹，且疱疹易破，形成溃疡。

3. 辅助检查：血常规可见白细胞总数大部分正常，偶有轻度增多，淋巴细胞相对增多。新鲜疱疹底部刮取物检查，若见多核巨细胞和核内包涵体，可供快速诊断。

（二）鉴别诊断

脓疱疮　多发生于夏天炎热季节，一般无发热等全身症状，皮疹为脓性疱疹，疱疹液不透亮或为黄色液体，经搔抓脓液流溢蔓延而传播，头面部和四肢暴露部位多见，无分批出现。脓液、脓痂中可分离培养出金黄色葡萄球菌或溶血性链球菌。

三、辨证论治

（一）辨证思路

辨轻重　无热或轻度发热，痘疹稀疏，颜色红润，疱浆清亮，根脚红晕不著，无其他兼症，为邪郁肺卫轻证；壮热不解，痘疹稠密，颜色紫暗，疱浆混浊，根脚红晕显著，或有兼证，为气营两燔重证。

（二）治疗原则

本病以清热解毒，佐以利湿为基本治则。邪郁肺卫，治宜疏风清热解毒，佐以利湿；气营两燔，治宜清热凉营解毒，佐以利湿。

（三）分证论治

1. 邪郁肺卫

证候：无热或轻度发热，鼻塞流涕，喷嚏，咳嗽，痘疹稀疏，疹色红润，疱浆清亮，根脚红晕不著，舌苔薄白微腻，脉浮数，指纹浮紫。

辨证要点：轻度发热，痘疹稀疏，疹色红润，疱浆清亮。

治法：疏风清热解毒，佐以利湿。

常用方：银翘散（《温病条辨》）加减。

常用药：金银花、连翘、荆芥、薄荷、淡竹叶、牛蒡子、桔梗、甘草、滑石、车前子。

加减：痘疹痒甚者，加蝉蜕、僵蚕、刺蒺藜。

2. 气营两燔

证候：壮热不解，烦躁不安，口渴欲饮，面红唇赤，痘疹稠密，颜色紫暗，疱浆混浊，根脚红晕显著，大便干结，小便黄赤，舌质红绛，舌苔黄厚，脉洪数有力，指纹紫滞。

辨证要点：壮热不解，痘疹稠密，颜色

紫暗，疱浆混浊，舌质红绛，舌苔黄厚。

治法：清热凉营解毒，佐以利湿。

常用方：清胃解毒汤（验方）加减。

常用药：金银花、连翘、板蓝根、黄芩、生石膏、生地黄、牡丹皮、赤芍、紫草、淡竹叶、滑石。

加减：大便干结，加大黄、芒硝；神昏抽搐，加安宫牛黄丸、紫雪丹。病情严重者，亦可用清瘟败毒饮加减治疗。

四、其他疗法

（一）中成药

1. 板蓝根冲剂，用于邪郁肺卫证。

2. 银翘解毒丸，用于邪郁肺卫证。

3. 清瘟解毒丸，用于气营两燔证。

（二）中药外治

1. 苦参 30g，芒硝 30g，浮萍 15g，煎水外洗，每日 2 次，用于皮疹稠密、瘙痒明显者。

2. 青黛散麻油调后外敷，每日 1～2 次，用于疱疹破溃化脓者。

3. 锡类散、冰硼散、珠黄散，任选 1 种吹口，每日 2～3 次，用于口腔黏膜水疱破溃成溃疡者。

五、预防护理

1. 隔离患儿至疱疹全部干燥结痂，有接触史的易感儿童应检疫 3 周。

2. 水痘流行季节，易感儿童尽量少去公共场所，也应避免接触带状疱疹患者；患者停留过的房间、呼吸道分泌物及污染物要消毒。

3. 细胞免疫缺陷者、皮质激素及免疫抑制治疗者、恶性疾病患者在接触水痘 72 小时内可予以水痘－带状疱疹免疫球蛋白肌注。

4. 保持室内空气流通，防止发生感染。患儿应充分休息，供给足够的水分，饮食宜易消化而富有营养。保持患儿皮肤清洁，勿使搔抓，以防抓伤感染外邪。

5. 正在使用皮质激素或免疫抑制剂治疗者，应尽快减量或停用。

第五节　手足口病

手足口病是由感受手足口病时邪（柯萨奇病毒 A 组、肠道病毒 71 型）引起的急性发疹性传染病，临床以手足、臀部皮肤及口咽部发生疱疹为特征。本病一年四季均可发生，夏秋季节发病率高，5 岁以下多见。本病一般预后较好，少数重证可合并心肌炎、脑炎、脑膜炎等，甚或危及生命。中医古籍中"疱疹""疮疹"等相关论述与本病相似。

一、病因病机

本病病因为外感手足口病时邪，病位在肺脾，病机为湿毒内侵肺脾，外透肌表而致。

小儿肺脾不足，肺外合皮毛，脾主肌肉，病之初时邪由口鼻而入，内侵肺脾，肺气失宣，邪毒蕴郁肌表，脾失健运，水湿内停，湿毒相搏，上熏口腔，外透肌肤，则口咽部、手、足、臀部发生疱疹；内蕴肺脾，则发热、咳嗽、口痛、纳差、呕吐。若体弱感邪较重，邪毒内陷，可见神昏谵语、抽搐；重证可因邪毒犯心，气阴耗损，出现心悸气短、胸闷乏力，甚则心阳虚脱而危及生命。

总之，本病为感受手足口病时邪，肺脾受损，湿毒搏结，外发肌肤而致。感邪轻而病浅者，预后良好，反之可波及心肝两脏，危及生命。

二、诊断

（一）诊断要点

1.病前 1～2 周有手足口病接触史。

2.临床表现：急性起病，以发热，手足、臀部皮肤及口腔黏膜发生疱疹为主要表现。口腔疱疹散发在唇内与颊部黏膜、硬腭、齿龈及舌部，破溃后形成大小不一溃疡；因溃疡疼痛，患儿可有哭闹、流涎、拒食等表现；手足、臀部皮肤出现斑丘疹，很快变为疱疹，疱疹呈圆形或椭圆形，周围有红晕，疱内液体混浊量少，壁厚不易破溃，为离心性分布，可伴咳嗽、流涕、发热、食少等症状。轻证可表现为单一部位斑丘疹或疱疹性咽峡炎，重证在臂、腿部皮肤可见疱疹，但面部极少。

手足口病病程 7～10 天，疹退后无瘢痕及色素沉着。轻证预后良好；少数病例或重证在发病 1～5 天可并发脑膜炎、脑炎、脑脊髓炎、肺水肿、循环障碍等，甚可致死亡，存活者可留有后遗症。

3.辅助检查：血常规检查示白细胞计数正常，淋巴细胞和单核细胞比值相对增高。

（二）鉴别诊断

1.水痘 发病季节、发病年龄相似，疱疹在躯干、头面多，四肢与手足少，其斑丘疹、疱疹、结痂在同一时期、同一部位以三形并见为特点；手足口病无此特点。

2.疱疹性咽峡炎 疱疹很少累及颊黏膜、舌、齿龈及口腔以外部位的皮肤，好发于夏秋季节，发病年龄 5 岁以下多见。

三、辨证论治

（一）辨证思路

本病主要辨轻重，从病程、疱疹多少及临床伴随症状来辨。轻证，病程短，疱疹仅见于手足掌心及口腔部，疱疹稀疏，周围红晕不重，疱液清亮，且全身症状轻微。重证，病程长，疱疹除手足、口腔以外，累及四肢、臀部等部位，疱疹稠密或成簇出现，周围红晕显著，疱液混浊，伴高热、烦躁、口痛、拒食、尿赤便结等全身症状。严重者可并发昏迷、惊厥等邪陷心肝证或肢冷汗出、心率呼吸增快等邪毒犯心之变证。

（二）治疗原则

本病清热祛湿解毒为基本治则。轻证治以宣肺解表，清热化湿；重证治以清气凉营，解毒祛湿。出现邪毒内陷或邪毒犯心者，当配伍清心开窍、息风镇惊、益气养阴、活血祛瘀等法。需注意解表不可过散，祛湿不可伤阴，清热解毒不可过寒，以免损脾败胃。有严重并发症者，可配合西医抢救。

（三）分证论治

1.邪犯肺脾

证候：发热轻微，或无发热，或流涕咳嗽，咽痛，或纳差恶心，呕吐泄泻，1～2 天后或同时出现口腔内疱疹，破溃后形成小的溃疡，疼痛流涎，不欲进食。随病情进展，手足掌心部出现米粒至绿豆大小斑丘疹，并迅速转为疱疹，分布稀疏，疹色红润，根盘红晕不著，疱液清亮，舌质红，苔薄黄腻，脉浮数。

辨证要点：手足掌心、口腔部疱疹，全

身症状较轻。

治法：宣肺解表，清热化湿。

常用方：甘露消毒丹（《温热经纬》）加减。

类方：银翘散（《温病条辨》）合三仁汤（《温病条辨》）加减。

常用药：金银花、连翘、黄芩、薄荷、豆蔻、藿香、石菖蒲、滑石、茵陈、板蓝根、射干。

加减：高热，加葛根、柴胡；恶心呕吐，加紫苏梗、竹茹；泄泻，加泽泻、薏苡仁；肌肤痒甚，加蝉蜕、白鲜皮；恶寒，加防风、荆芥。

2. 湿热蒸盛

证候：持续高热，烦躁口渴，手足、臀部、四肢皮肤及口腔黏膜疱疹，疱疹密集或成簇，疹色紫暗，周围红晕显著，疱液混浊，口痛涎多，甚至拒食哭吵，尿黄便结，舌红绛，苔黄厚腻或黄燥，脉滑数或指纹紫滞。

辨证要点：持续高热，烦渴，手足、臀部、口腔疱疹呈离心性分布，疹密色紫，舌质红绛，全身症状较重。

治法：清热凉营，解毒祛湿。

常用方：清瘟败毒饮（《疫疹一得》）加减。

类方：凉营清气汤（《喉痧症治概要》）加减。

常用药：黄连、黄芩、栀子、生石膏、知母、生地黄、赤芍、牡丹皮、大青叶、紫草、白鲜皮。

加减：大便秘结，加大黄、玄明粉；腹胀满，加枳实、厚朴；口渴喜饮，加麦冬、芦根；烦躁不安，加淡豆豉、莲子心；瘙痒

重，加白鲜皮、地肤子；壮热不退，神昏抽搐，宜送服安宫牛黄丸或紫雪丹；有心悸、胸闷、气短者，宜送服生脉饮口服液或参照病毒性心肌炎施治。

四、其他疗法
（一）中成药

1. 双黄连口服液，用于邪犯肺脾证。

2. 小儿热速清口服液，用于邪犯肺脾证。

3. 清胃黄连丸，用于湿热蒸盛证。

4. 黄栀花口服液，用于湿热蒸盛证。

（二）中药外治

1. 西瓜霜、冰硼散、珠黄散，任选1种，涂搽口腔患处，每日3次，用于口腔疱疹未破者。

2. 金黄散、青黛散，任选1种，麻油调后敷于手足、臀部患处，每日3次。

五、预防护理

1. 对手足口病患儿，应及时隔离2周左右。对密切接触者应隔离观察7～10天，可予以板蓝根颗粒口服；体弱者，必要时可肌注丙种球蛋白，进行被动免疫。患儿注意休息、加强营养，保持室内空气流通和充足睡眠，避免抵抗力下降。

2. 给患儿予以清淡、刺激性小、富含维生素的流质或软食，多饮水。进食前后可用生理盐水或温开水漱口，以减轻食物对口腔疱疹的刺激。切勿抓挠皮肤疱疹，以防溃破感染。对疱疹破溃已感染者，可用上述中药外敷，助其痊愈。对被污染的日常用品、食具等应及时消毒处理。

3. 对小婴儿或体弱者，应密切观察，发

生神昏、抽搐、心悸时，应及时抢救。

第六节 流行性腮腺炎

流行性腮腺炎是由流行性腮腺炎时邪（腮腺炎病毒）引起的一种急性传染病，以发热、耳下腮部漫肿疼痛为临床主要特征。本病中医学称为痄腮，一年四季都可发生，冬春易于流行，3岁以上儿童多发。本病传染性较强，病后可获持久免疫，一般预后良好，少数可出现变证，甚至因并发病毒性脑炎而死亡。

一、病因病机

流行性腮腺炎的病因为感受风温邪毒，病变部位在足少阳胆经和足厥阴肝经，主要病机为邪毒壅阻足少阳经脉，与气血相搏，凝滞耳下腮部。

风温邪毒从口鼻肌表而入，侵犯足少阳胆经，毒热循经上攻腮颊，与气血相搏，气滞血瘀，运行不畅，凝滞腮颊，故局部漫肿、疼痛。热甚化火，出现高热不退，烦躁头痛，经脉失和，机关不利，故张口咀嚼困难。

足少阳胆经与足厥阴肝经互为表里，热毒炽盛，邪盛正衰，邪陷厥阴，扰动肝风，蒙蔽心包，此为邪陷心肝之变证，临床表现为高热、抽风、昏迷等症。足厥阴肝经循少腹络阴器，邪毒内传，引睾窜腹，此为毒窜睾腹之变证，临床可伴有睾丸肿胀、疼痛或少腹疼痛；肝气乘脾，还可出现上腹疼痛、恶心呕吐等症。

二、诊断

（一）诊断要点

1. 所在地区腮腺炎流行，发病前 2～3 周有流行性腮腺炎接触史。

2. 临床表现：初病时可有发热、头痛、咽痛，以耳垂为中心腮部漫肿，边缘不清，皮色不红，触之疼痛或有弹性，通常先发于一侧，2～3 天后另一侧亦出现肿大；口腔内颊黏膜腮腺管口可见红肿，或同时有颌下腺肿大；常见并发症有睾丸炎、卵巢炎、胰腺炎、脑膜炎等。

3. 辅助检查：周围血白细胞总数正常或降低，淋巴细胞相对增高。继发细菌感染者，周围血象白细胞总数及中性粒细胞均增高。并发胰腺炎者，血、尿淀粉酶活性均增高，2 周左右恢复正常。从患儿唾液、脑脊液、尿或血中可分离出腮腺炎病毒。

（二）鉴别诊断

化脓性腮腺炎 两颊肿胀疼痛，表皮泛红，腮腺化脓，按摩腮部可见口腔内腮腺管口有脓液溢出；多为一侧腮部肿痛，无传染性，常继发于热病之后，中医学称发颐，血白细胞总数及中性粒细胞增高。

三、辨证论治

（一）辨证思路

本病以经络辨证为主，同时辨常证、变证，可根据患儿全身及局部症状辨识。常证病位在少阳经，临床表现为发热、耳下腮肿，但无神志异常，无抽搐，无睾丸肿痛或少腹疼痛；变证病位在少阳、厥阴二经，临床表现为高热不退，神志不清，反复抽搐，或睾丸肿痛，少腹疼痛。

（二）治疗原则

本病以清热解毒、软坚散结为基本治则。针对证型不同，邪犯少阳证治以疏风清热，散结消肿；热毒壅盛证治以清热解毒，软坚散结。变证邪陷心肝证治以清热解毒，息风开窍；毒窜睾腹证治以清肝泻火，活血止痛。本病治疗应内服药物与外治疗法配合应用，有助于腮部肿胀的消退。

（三）分证论治

1. 常证

（1）邪犯少阳

证候：轻微发热恶寒，一侧或两侧耳下腮部漫肿疼痛，触之痛甚，咀嚼不便，或伴头痛、咽痛、纳少，舌红，苔薄白或薄黄，脉浮数。

辨证要点：全身症状不重，轻微发热，耳下腮部漫肿疼痛，咀嚼不便。

治法：疏风清热，散结消肿。

常用方：柴胡葛根汤（《外科正宗》）加减。

常用药：柴胡、黄芩、牛蒡子、葛根、桔梗、金银花、连翘、板蓝根、夏枯草、赤芍、僵蚕。

加减：咽喉肿痛，加马勃、玄参；纳少，呕吐，加竹茹、陈皮。

（2）热毒壅盛

证候：高热，耳下腮部肿胀疼痛，坚硬拒按，张口咀嚼困难，或有烦躁不安，面赤唇红，口渴引饮，头痛呕吐，咽红肿痛，颌下肿块胀痛，食欲不振，尿少而黄，舌质红，舌苔黄，脉滑数。

辨证要点：耳下腮部肿胀疼痛，坚硬拒按，张口咀嚼困难，高热、烦躁、口渴等全身症状明显。

治法：清热解毒，软坚散结。

常用方：普济消毒饮（《东垣试效方》）加减。

常用药：柴胡、黄芩、黄连、连翘、板蓝根、升麻、牛蒡子、马勃、玄参、桔梗、薄荷、陈皮、僵蚕。

加减：热甚便秘，加石膏、大黄；腮部肿胀甚、坚硬拒按者，加夏枯草、蒲公英、牡蛎。

2. 变证

（1）邪陷心肝

证候：高热，耳下腮部肿胀疼痛，坚硬拒按，头痛项强，烦躁呕吐，神昏嗜睡，反复抽搐，舌质红，舌苔黄，脉弦数。

辨证要点：高热，耳下腮部肿胀疼痛，伴有神昏嗜睡、头痛项强、恶心呕吐、反复抽搐。

治法：清热解毒，息风开窍。

常用方：清瘟败毒饮（《疫疹一得》）加减。

常用药：栀子、黄连、连翘、生甘草、水牛角、生地黄、生石膏、牡丹皮、赤芍、竹叶、玄参、芦根、钩藤、僵蚕。

加减：头痛剧烈，加用龙胆草、石决明；恶心呕吐甚者，加服玉枢丹；神志昏迷，加服至宝丹；抽搐频作，加服紫雪丹。

（2）毒窜睾腹

证候：病至后期，腮部肿胀渐消，或腮部肿胀消退后，一侧或两侧睾丸肿胀疼痛，或伴少腹、脘腹疼痛，痛时拒按，舌红，苔黄，脉数。

辨证要点：腮部肿胀渐消或消退后，睾丸肿胀疼痛，或脘腹、少腹疼痛。

治法：清肝泻火，活血止痛。

常用方：龙胆泻肝汤（《医方集解》）加减。

常用药：龙胆草、栀子、黄芩、黄连、柴胡、川楝子、荔枝核、延胡索、桃仁。

加减：睾丸肿大明显者，加莪术、青皮、皂荚；腹痛呕吐，加郁金、竹茹、半夏；少腹痛甚，加香附、木香；腹胀便秘，加大黄、枳实。

四、其他疗法

（一）中成药

1. 腮腺炎片，用于邪犯少阳证。

2. 蒲地蓝消炎口服液，用于热毒壅盛证。

3. 清热解毒口服液，用于热毒壅盛证。

4. 安宫牛黄丸（散），用于邪陷心肝证。

5. 龙胆泻肝丸，用于毒窜睾腹证。

（二）中药外治

1. 如意金黄散，用于腮部肿痛。

2. 鲜仙人掌，用于腮部肿痛。

3. 新鲜败酱草，用于腮部肿痛及毒窜睾腹证。

（三）激光疗法

用氦－氖激光照射少商、合谷、阿是穴。每穴照射 5～10 分钟，每日 1 次，连用 3～5 天，用于腮腺肿痛。

（四）灯火燋法

取角孙、阳溪或阿是穴。剪去头发，取一根火柴棒点燃，对准穴位迅速灼灸。每日 1 次，连用 3～4 天，用于腮部肿痛。

五、预防护理

1. 本病流行期间，儿童应少去公共场所。幼儿园及学校等聚集场所要经常检查，有接触史及腮部肿痛的可疑患儿，要进行隔离密切观察，并给板蓝根 15～30g 煎服，每日 1 次，连服 3～5 天。未曾感染流行性腮腺炎的儿童，可酌情给予免疫球蛋白。生后 14 个月儿童，可给予减毒腮腺炎活疫苗。

2. 发病期间应隔离治疗，直至腮部肿胀完全消退后 3 天为止。居室需每日进行空气消毒，用食醋加水熏蒸，每次 30 分钟，每日 1 次。

3. 患儿发热期间应卧床休息，并发睾丸炎者适当延长卧床休息时间。饮食易消化、清淡的流食或软食，忌肥腻、辛辣、坚硬及酸性的食品。注意口腔卫生，做好口腔护理。

4. 高热、头痛、嗜睡、呕吐者，应密切观察病情变化，及时给予必要处理。

第七节　百日咳

百日咳是因感受百日咳时邪（百日咳杆菌）引起的急性呼吸道传染病，临床以阵发性痉挛性咳嗽（以下简称"痉咳"）、咳毕伴有特殊的吸气性吼声及咯吐痰涎为主要特征。本病一年四季均可发病，冬春季节为多，发病年龄以 5 岁以下多见，轻证预后良好，重证或年幼体弱儿，可危及生命。本病因其病程长达 2～3 月，故名"百日咳"；因其咳嗽阵发，一日数发，又称"顿咳"；因其传染性极强，人群普遍易感，而称"天哮呛""疫咳"等。目前由于白百破疫苗普遍接种，其发病率明显下降。

一、病因病机

本病病因为外感百日咳时邪，病位在

肺，重证可内陷心肝，主要病机为痰火胶结气道，肺气上逆。

小儿肺常不足，病之初时邪从口鼻而入，肺气失宣，卫表失和，故进入咳嗽、流涕等类似感冒的初咳期。之后时邪化火，灼津成痰，痰火相结，黏滞在气道，阻塞肺气，肺气上逆则痉咳不止，此时进入痉咳期，咳嗽成串，每次数十声，咳剧后必吐痰涎暂可缓解。痉咳每日数十次，日轻夜重，久咳必伤及他脏，致脏腑气机逆乱，上逆则呕吐，横逆则胁痛，伤络则衄血、目睛出血。而肺气宣降失令，不能制约大肠、膀胱，咳剧则二便失禁。当出现干咳、神倦、汗出，食少等肺脾气虚或肺阴亏损证候时，本病进入恢复期。小于6个月婴儿，因肺脏娇弱，不耐痰火灼伤，极易出现变证，如痰热闭肺导致肺炎喘嗽，出现咳喘、气促；或内陷心肝出现昏迷、抽搐变证。

二、诊断

（一）诊断要点

1.患儿有百日咳接触史，或未接种白百破疫苗。

2.临床表现分为3期。

（1）初咳期　从发病至痉咳出现，一般7～10天。早期有咳嗽、喷嚏、发热等类似感冒症状，2～3天后其他症状消失，而咳嗽逐渐加重成为阵咳，日轻夜重。

（2）痉咳期　从痉咳出现至停止，以阵发性、痉挛性咳嗽为特征，一般持续2～6周或更久。痉咳发作时，患儿两眼圆睁、涕泪交流、颈引舌伸、面红曲腰，常在连续数十声咳嗽后，伴一次深长吸气，喉中发出特殊的高音调鸡鸣样吸气性吼声，如此反复，直至咳出大量黏稠痰液或呕吐出胃内容物后，痉咳暂可暂缓解；间歇期无特殊表现。咳嗽虽重、但无并发症者，肺部无明显阳性体征。小于6个月婴儿，表现为阵发性憋气、青紫、甚至窒息、惊厥，常无典型痉咳，无鸡鸣样吼声。

（3）恢复期　痉咳消失，咳嗽减少，病程2～3周，食欲、精神逐渐恢复正常。

百日咳的病程约需3个月，如果并发肺炎、肺不张或重证者，病程可持续数月，迁延不愈。

3.辅助检查：血常规白细胞总数升高，可达（30～50）×10⁹/L，淋巴细胞升高达50%～70%。咽拭子细菌培养早期阳性率较高，有百日咳杆菌生长。

（二）鉴别诊断

1.支气管炎、肺炎　有痉咳，但无鸡鸣样吸气性吼声，肺部听诊有干性或湿性啰音，胸部X线片可有炎症改变。

2.气管、支气管异物　有异物吸入史，起病突然，可有痉咳，但无鸡鸣样吸气性吼声。

三、辨证论治

（一）辨证思路

辨轻重　从痉咳程度、时间、次数来辨证。痉咳轻，发作次数少，持续时间短，易恢复者，为轻证；反之伴有目睛出血，面红浮肿，舌下生疮，二便失禁，痉咳剧烈，且频繁而持续时间长者，为重证。

（二）治疗原则

本病以泻肺清热、化痰降逆为基本治则。初咳期疏风宣肺，化痰止咳；痉咳期化痰降逆，泻肺清热；恢复期养阴润肺或益气健脾。

（三）分证论治

1. 邪犯肺卫（初咳期）

证候：咳嗽，流涕，或发热、咽红，2～3天后，咳嗽逐渐加重，日轻夜重，痰少难咯，舌红苔薄黄，脉浮有力，指纹浮紫。

辨证要点：咳嗽逐渐加重，日轻夜重，流涕，咽红，脉浮。

治法：疏风宣肺，化痰止咳。

常用方：桑菊饮（《温病条辨》）加减。

类方：银翘散（《温病条辨》）加减。

常用药：桑叶、菊花、桔梗、百部、苦杏仁、紫苏叶、枇杷叶、金银花、连翘、薄荷、甘草。

加减：有痰难咯，加瓜蒌壳、鲜竹沥、浙贝母；阵发性咳嗽，加僵蚕、地龙。

2. 痰火阻肺（痉咳期）

证候：阵发性、连续不断数十声痉咳后，伴鸡鸣样吸气性吼声，必吐出黏稠痰涎及食物后咳止；痉咳发作时涕泪交流，胁痛呕吐，面红浮肿，二便失禁，可伴舌下生疮、目睛出血、咯血、衄血，舌红，苔黄或黄腻，脉滑数，指纹紫滞。小婴儿可伴窒息、神昏、抽搐。

辨证要点：阵发性痉咳，伴鸡鸣样吸气性吼声，痉咳必吐，舌红，苔黄，脉滑数。

治法：化痰降逆，泻肺清热。

常用方：桑白皮汤合葶苈大枣泻肺汤（《金匮要略》）加减。

类方：桑白皮汤（《景岳全书》）合清宁散（《幼幼集成》）加减。

常用药：桑白皮、半夏、紫苏子、百部、苦杏仁、浙贝母、黄芩、黄连、蒲公英、桔梗、葶苈子、大枣。

加减：痉咳频作，加僵蚕、钩藤；痰黏难咯，加鲜竹沥、浙贝母；呕吐频繁，加代赭石、竹茹；目睛红赤，加菊花、生地黄；咯血、衄血，加白茅根、侧柏叶。

3. 气阴耗伤

证候：痉咳消失，无鸡鸣样吸气性吼声，干咳无力，痰少清稀，神倦乏力，气短懒言，声音嘶哑，纳呆食少，多汗，大便时干时稀，舌淡，苔少或花剥，脉细。

辨证要点：痉咳消失，干咳无力，气短懒言，多汗，声音嘶哑，食少，苔少。

治法：益气养阴，润肺止咳。

常用方：沙参麦冬汤（《温病条辨》）加减。

类方：人参五味子汤（《幼幼集成》）加减。

常用药：党参、沙参、白术、茯苓、枇杷叶、百部、五味子、麦冬、玉竹、桑叶、天花粉、甘草。

加减：纳呆食少，大便时干时稀，加砂仁、麦芽；多汗，加浮小麦、牡蛎；干咳声嘶，加石斛、百部、胖大海。

四、其他疗法

中成药

1. 小青龙合剂，用于初咳期邪犯肺卫证。

2. 鹭鸶涎丸，用于痉咳期痰火阻肺证。

3. 养阴清肺口服液，用于恢复期气阴耗伤证。

五、预防护理

1. 接触者需隔离3～4周；密切接触的

易感儿需观察 21 天,当出现呼吸道症状时及时隔离,直至排除为止。

2. 及时接种预防疫苗。

3. 痉咳时拍背排痰,防止窒息。小婴儿要密切观察,发生窒息、神昏、抽搐时及时抢救。

4. 注意休息、营养,保持室内空气流通和一定湿度,避免诱发痉咳因素。

【思考题】

1. 麻疹早期与感冒比较有何证候特点?

2. 如何识别麻疹顺证与逆证?

3. 小儿出疹性传染病如何鉴别?

4. 流行性腮腺炎的经络传变特点是什么?

5. 试述手足口病中医辨证论治。

6. 百日咳在痉咳期有哪些证候特征?

第十一章

皮肤疾病

第一节 脓疱疮

脓疱疮又称黄水疮、天疱疮，是以皮肤出现脓疱，脓疱壁薄如纸，脓破溃流水、结痂，并向周围蔓延为主要特征的小儿常见皮肤病。本病在炎热潮湿季节发病率高，早产儿或营养不良的新生儿中多见。西医学大疱性脓疱疮和非大疱性脓疱疮可参照本病治疗。

一、病因病机

小儿脓疱疮的常见病因为感受湿热、脾虚湿盛，病位主要在脾、肺。

小儿肌肤娇嫩，腠理不固，湿热邪毒侵袭肌肤，与气血相搏，化腐成脓，则致疱疮流脓；病情反复，湿毒久羁，伤及正气，则致脾虚湿盛；若热毒炽盛，内陷心肝，则致高热、神昏、抽搐等急危重证候。

二、诊断

（一）诊断要点

1. 有皮肤轻度外伤、皮肤护理不当史。

2. 临床表现：头面、四肢暴露部位多见，皮损初起为红斑或水疱，如黄豆大小，1～2天后，水疱逐渐形成脓疱，界限清楚，四周有轻度红晕；初起疱壁薄白，疱内液体混浊；疱壁破裂，黄水脓液流溢他处，常引起新的脓疱发生；常并发有瘙痒。重者脓疮迅速遍布全身，皮肤发红，随即大片表皮脱落，同时伴有全身症状，如拒食、发热、呕吐、腹胀、休克、黄疸等。

3. 辅助检查

（1）血常规 白细胞总数升高，中性粒细胞升高。

（2）脓液及皮肤病理检查 脓液、脓痂中可分离培养出金黄色葡萄球菌或溶血性链球菌。皮损组织病理检查提示角质层与颗粒层之间有脓疱形成，疱内含大量中性粒细胞、纤维蛋白和球菌。

（二）鉴别诊断

本病主要与水痘和丘疹样荨麻疹相鉴别，可根据起病季节、皮损症状及实验室检查鉴别。

1. 水痘 多发生于冬春季节，当地有本病发生或流行，近期有接触史，临床以发热，皮肤及黏膜分批出现斑丘疹、疱疹、结痂，各期疹形同时存在为主要特征。其疹浆液清亮如水，疹形椭圆似豆，皮疹呈向心性分布。

2. 丘疹样荨麻疹 为婴幼儿过敏性皮肤病，皮疹为红色丘疹，形态多样，顶部有小疱疹，皮厚坚实，不易破，不结痂，痒甚，四肢及躯干部位多见，易反复发作。

三、辨证论治

（一）辨证思路

1. 辨轻重 可从起病的缓急、皮肤脓疱的疏密、精神及体征辨识。起病急骤，脓疱稠密，面色潮红，精神萎靡，为重证；起病缓慢，脓疱稀疏，精神尚可，为轻证。

2. 辨湿重、热重 可根据皮损表现和伴随症状辨识。皮损脓疱水液清稀，皮损周围无明显红肿、疼痛，伴神疲纳呆者，属湿多于热；皮损脓疱流液黄稠，皮损周围红晕明显，伴发热口渴，便秘尿赤者，属热毒炽盛；皮损淡白，糜烂淡红，伴纳呆神疲、便溏者，属脾虚湿蕴。

（二）治疗原则

本病以清热化湿为基本治则。针对病因不同，实证可给予清热解毒、清热利湿、健脾化湿等法治疗。脓疱疮重证应中西医结合治疗。本病除口服药物以外，还可选用针灸、推拿、敷贴等疗法。

（三）分证论治

1. 湿热蕴结

证候：脓疱逐渐增多，脓液色黄，周围红晕，破后糜烂，皮损瘙痒，或有发热烦躁，口干，便秘尿黄，舌红苔黄腻，脉滑数，指纹紫滞。

辨证要点：急性发病，脓液色黄，周围红晕，舌红苔黄腻。

治法：清暑化湿，清热解毒。

常用方：清暑汤（《育婴家秘》）加减。

类方：五味消毒饮（《医宗金鉴》）加减。

小儿以暑湿较甚者，选用清暑汤；热毒为主者，选用五味消毒饮。

常用药：黄连、黄芩、金银花、野菊花、紫花地丁、蒲公英、连翘、茯苓、白术。

加减：发热，加石膏、知母；大便秘结，加大黄、栀子；小便黄少，加通草、灯心草、甘草。

2. 脾虚湿困

证候：反复发作，脓疱稀疏，疱液淡黄，脓疱周围红晕不甚，形体消瘦，面色少华，食少纳差，便溏，舌淡苔白腻，指纹淡滞。

辨证要点：反复发作，脓疱周围红晕不甚。

治法：健脾化湿，清热解毒。

常用方：参苓白术散（《太平惠民和剂局方》）加减。

类方：泻黄散（《小儿药证直诀》）加减。

若以脾虚湿困为主者，选用参苓白术散；湿蕴日久化热者，选用泻黄散。

常用药：人参、茯苓、白术、薏苡仁、砂仁、桔梗、山药、陈皮、防风、石膏、栀子、金银花、连翘。

加减：纳差便溏明显者，加神曲、山楂；湿浊甚者，加泽泻、猪苓。

四、其他疗法

（一）中成药

1. 黄连解毒丸，用于湿热蕴结证。

2. 牛黄解毒丸，用于湿热蕴结证。

3. 四妙丸，用于脾虚湿困化热证。

（二）敷贴疗法

1. 金黄散调银花露外敷，用于湿热蕴结证。

2. 青黛散麻油调敷患处，用于湿热蕴

结证。

3.细辛、五倍子、冰片各等份，研为极细末，外敷疮面，用于脾虚湿困证。

（三）推拿疗法

1.湿热蕴结 清大肠、清脾经、退六腑、清小肠、泻天河水。

2.脾虚湿困 补脾经、按揉足三里、按揉阴陵泉、揉脐、摩腹、捏脊、清小肠。

（四）针灸疗法

湿热蕴结和脾虚湿困脓疱疮宜清热利湿，针刺治疗以泻法为主；脾虚明显者，可平补平泻或以补为主。

主穴：大椎、心俞、脾俞、大肠俞、耳尖。配穴：热毒炽盛用耳尖放血，加合谷、内庭；脾虚明显，加三阴交、足三里；湿浊明显，加阴陵泉、血海。诸穴均常规针刺，大椎、心俞以泻法为主。湿热蕴结者，每日治疗1次；脾虚湿困者，每日或隔日治疗1次。

五、预防护理

1.幼儿园小朋友和小学生在夏秋季节做定期检查，及早发现患儿，并隔离治疗。

2.患儿接触过的衣物和玩具需要消毒。

3.对细小皮损应及时治疗，以防感染，积极治疗原发皮肤病。

4.普及卫生知识，特别对托儿所、幼儿园的保育员，应定期进行本病防治的常识宣传教育。

5.注意清洁卫生，经常修剪指甲，除去污垢，勤洗手，勤洗澡，勤换衣服。

第二节 荨麻疹

荨麻疹是由于各种因素致使皮肤黏膜血管发生暂时性炎性充血与大量液体渗出而造成局部水肿性的损害，以皮肤出现红色或苍白色风团、瘙痒为特征。本病属中医学"瘾疹"范畴，一年四季均可发病，尤以春秋两季为多，各年龄段均可发病，常与特禀质体质有关。荨麻疹可根据病程的长短及皮疹表现，分为急性、慢性和特殊类型。急性者大多预后良好，退后无皮肤痕迹，少数严重者可合并喉头水肿，甚至窒息；慢性者因反复发作，可影响小儿的生活质量与生长发育。

一、病因病机

本病的病因主要为体质特禀先天不足，或素体虚弱，阴虚血燥，加之风、湿、热邪外侵；或外感风寒、风热；或鱼虾或虫积、异味等刺激。先天禀赋不足，卫外不固，风邪乘虚侵袭所致；或因表虚不固，风寒、风热外袭，客于肌表，致使营卫失调而发；或饮食不节，过食燥热食物，或有肠道寄生虫，致肠胃积热，复感风邪，内不得疏泄，外不得透达，郁于皮毛腠理之间而发疹；肝肾不足，血虚生风生燥，阻于肌肤也可发生本病。

二、诊断

（一）诊断要点

1.临床表现

（1）急性荨麻疹 病程6周以内，病因常与感染、药物、食物、接触过敏等有关；皮疹为大小不等的风团，色鲜红，也可为苍白色、孤立、散在或融合成片，数小时内风团减轻，变为红斑而渐消失，但风团常此起彼伏，反复出现；病情严重者可有烦躁、心慌、恶心、呕吐等症状，甚至血压下降，发生过敏性休克样症状；部分患儿可伴腹痛、恶心、呕吐、腹泻等胃肠症状，可有进食困难、呼吸困难，甚至窒息。

（2）慢性荨麻疹　病程在6周以上，反复发作，全身症状较轻，风团时多时少，反复发生。

（3）特殊类型荨麻疹　①皮肤划痕症：亦称人工荨麻疹。用钝器划或用手搔抓皮肤后，沿着划痕发生条状隆起，并有瘙痒，不久即消退。②寒冷性荨麻疹：较常见，可分为家族性（较罕见）和获得性两种。好发于面部、手背等暴露部位，在接触冷物、冷空气、冷风或食冷物后发生红斑、风团，有轻到中等度瘙痒。③胆碱能性荨麻疹：即小丘疹状荨麻疹，在热水浴，进食辛辣的食物、饮料，情绪紧张，学习紧张，剧烈运动等刺激后，数分钟发生风团。④压迫性荨麻疹：身体受压部位，如臀部、上肢、掌跖等处受一定压力后，4～8小时局部发生肿胀性斑块，累及真皮和皮下组织，多数有痒感，或灼痛、刺痛感等。

2.辅助检查

（1）外周血常规嗜酸性粒细胞比例升高；若伴感染时，白细胞总数及中性粒细胞比例可增高。

（2）过敏源及血清特异性IgE检测呈阳性反应。

（二）鉴别诊断

1.丘疹性荨麻疹　为风团性丘疹或小水疱，好发于四肢、臀、腰等处，夏季多见。

2.阑尾炎　伴有腹痛的荨麻疹需要与外科急腹症如阑尾炎等鉴别，后者右下腹疼痛较著，有压痛，血白细胞总数和中性粒细胞比例明显增高。

三、辨证论治

（一）辨证思路

小儿荨麻疹辨证主要分寒热、虚实。急性荨麻疹多由外感所致，证多属实，风寒者风团色白，遇寒加重，得暖则减，并伴风寒表证；风热者风团鲜红，灼热剧痒，遇热加重，得冷则减，伴风热表证。属胃肠湿热者，风团片大色红，瘙痒剧烈，多伴脘腹疼痛、恶心呕吐、大便秘结等里实热证；慢性荨麻疹多属血虚风燥，风团反复发作，迁延日久，午后或夜间加剧，常伴阴虚内热证。

（二）治疗原则

本病的治疗以祛风止痒为主，根据临床辨证分别施以疏风散寒、疏风清热、通腑泄热、养血润燥；同时应积极寻找病因，清除致敏源，避免接触诱发因素。

（三）分证论治

1.风寒束表

证候：风团色白，遇寒加重，得暖则减，恶寒，口不渴，舌淡红，苔薄白，脉浮紧。

辨证要点：风团色白，遇寒加重，舌淡红，苔薄白。

治法：疏风散寒，解表止痒。

常用方：桂枝麻黄各半汤（《伤寒论》）加减。

常用药：桂枝、麻黄、芍药、杏仁、生姜、甘草、大枣。

2.风热犯表

证候：风团鲜红，灼热剧痒，遇热加重，得冷则减，伴有发热、恶寒、咽喉肿痛，舌质红，苔薄白或薄黄，脉浮数。

辨证要点：风团鲜红，灼热剧痒，遇热加重，舌质红。

治法：疏风清热，解表止痒。

常用方：消风散（《外科正宗》）加减。

常用药：荆芥、防风、当归、生地黄、苦参、苍术、蝉蜕、胡麻仁、牛蒡子、知母、石膏、甘草。

加减：发热、咽喉肿痛者，加金银花；口干便秘，加芦根；大便溏烂，加薏苡仁。

3.胃肠湿热

证候：风团片大色红，瘙痒剧烈，发疹的同时伴脘腹疼痛、恶心呕吐、神疲纳呆、大便秘结或泄泻，舌质红，苔黄腻，脉弦滑数。

辨证要点：风团片大色红，瘙痒剧烈，脘腹疼痛，舌质红，苔黄腻。

治法：疏风解表，通腑泄热。

常用方：防风通圣散（《宣明论方》）加减。

常用药：防风、荆芥、连翘、麻黄、薄荷、川芎、当归、栀子、大黄、石膏。

4.血虚风燥

证候：风团反复发作，迁延日久，午后或夜间加剧，伴心烦易怒、口干、手足心热，舌红少津，脉沉细。

辨证要点：风团反复发作，午后或夜间加剧，舌红少津。

治法：养血祛风，润燥止痒。

常用方：当归饮子（《济生方》）加减。

常用药：当归、白芍、川芎、生地黄、白蒺藜、防风、荆芥、何首乌、黄芪、甘草。

四、其他疗法

（一）中成药

1.防风通圣颗粒，用于外寒内热证。

2.荆肤止痒颗粒，用于风热犯表、胃肠湿热证。

3.消风止痒颗粒，用于风热犯表、胃肠湿热证。

（二）中药外治

1.中药熏洗 选用马齿苋、白鲜皮、九里明等解毒止痒中药熏洗。每日1次，用于风团红，瘙痒明显者。

2.中药保留灌肠 采取苦参、黄柏等中药保留灌肠以泻浊解毒。每日1次，用于因饮食不慎而诱发者。

（三）针灸疗法

1.体针 皮疹发于上半身者，取曲池、内关穴；发于下半身者，取血海、足三里、三阴交穴；发于全身者，配风市、风池、大椎、大肠俞穴等。每日1次，10次为1个疗程。

2.耳针 取肝区、脾区、肾上腺、皮质下、神门穴等。每日1次，10次为1个疗程。

3.拔罐 虚证神阙穴拔罐，每日1次，3天为1个疗程；实证者足太阳膀胱经穴位拔罐，每日1次，5次为1个疗程。

4.耳穴贴压 用王不留行子在耳部的内分泌、神门、肾上腺、肺俞等穴位贴压，以疏风止痒。2～3天更换1次，双耳交替，10次为1个疗程。

5.药线点灸 用壮医药线，取最先出现、面积最大的风团为穴，每天施灸1～5次。

五、预防护理

1. 禁用或禁食某些对机体致敏的药物或食物，避免接触致敏物品，积极防治某些肠道寄生虫病。

2. 讲究卫生，家庭中尽量不要养猫、狗之类的宠物。避免接触花粉类物质，避免在树底、草丛等处活动。

3. 注意天气变化，做好防寒保暖工作，以免引起寒冷性荨麻疹；荨麻疹患儿应穿着宽松透气的衣物，以免对患处造成刺激。

4. 注意观察呼吸与皮疹的消长情况。

5. 饮食以清淡为主，忌食鱼腥虾蟹、辛辣、葱、酒及生冷食品，适当多饮水。

6. 修剪指甲，避免抓伤皮肤。

7. 保证足够的睡眠时间。

第三节 尿布疹

尿布疹是由于尿布区域皮肤受粪便、尿液的刺激，或不洁尿布中塑料或洗衣粉等刺激而发生以局部皮肤潮红、红疹为特征的婴幼儿皮肤病，西医学称尿布皮炎。本病多发生在婴儿期的小婴儿，且常见于用"尿不湿"的婴儿。

一、病因病机

本病是由于小婴儿臀部尿布区域受到粪便、尿液的刺激而发生局部皮肤潮红或出现红疹；也有少部分是由尿布洗涤不净含有洗衣粉等不洁之物刺激所致。小婴儿皮肤柔嫩，不耐外邪侵袭。由于多数家长给婴儿用"尿不湿"，而在使用时没有及时更换被粪便、尿液污染的"尿不湿"，致使局部皮肤受湿热毒邪的侵袭而发病。本病主要病理因素是湿热。

二、诊断

（一）诊断要点

1. 好发年龄为 1～4 个月的婴儿，新生儿亦可。

2. 病区位于尿布覆盖部位，可蔓延至阴囊、大腿内侧、腰骶部。

3. 轻者皮肤发红，重者出现丘疱疹、糜烂、渗液、溃疡等，易继发化脓感染。

（二）鉴别诊断

擦烂红斑 多发生在腹股沟、颈前及两侧、腋窝、会阴、肛门附近，为边缘清楚的红斑，范围与皱襞相当，继之可发生糜烂、渗液，重者可形成浅表溃疡；如继发细菌感染，可形成微小脓疱及溃疡。而尿布疹是尿布接触部位皮肤发生边缘清楚的红斑，不累及皮肤褶皱处，如腹股沟、臀缝等。

三、辨证论治

（一）辨证思路

本病是由外感湿热所致，故临证需根据临床表现不同，辨别湿与热之侧重，热偏重者，尿布皮肤处鲜红，红斑明显，如有溃疡则颜色红；湿偏重者，尿布皮肤处潮湿、淡红，红斑色淡，如有溃疡则颜色淡红或暗红。

（二）治疗原则

本病以清热祛湿为基本治则，主要使用外治法，一般不需要内治法，病情严重时，可内外合治，同时要保持局部皮肤干燥。

（三）分证论治

湿热伤肤

证候：尿布覆盖部位皮肤发红，或有

灼热感，甚者出现丘疱疹、糜烂、渗液、溃疡，偶有烦闹不安，舌红，苔薄，指纹紫。

辨证要点：尿布部位皮肤发红，甚者出现丘疱疹、糜烂。

治法：清热祛湿解毒。轻者仅用外治法，重者口服。

常用方：五味消毒饮加减（《医宗金鉴》）。

常用药：金银花、野菊花、蒲公英、紫花地丁、淡竹叶、茯苓、薏苡仁、蝉蜕、甘草。

四、外治疗法

（一）熏洗法

1. 银翘外洗方：金银花、连翘、生地黄、水牛角、牡丹皮各10g，薄荷、竹叶、甘草各5g。水煎取汁，放入浴盆中，候温时熏洗患处，每日2～3次，每次10～15分钟。

2. 马齿苋、车前草、蒲公英等份，煎水外洗，每日2～3次。

（二）扑粉法

二妙加味散 黄柏100g，苍术100g，滑石粉100g，香白芷100g。上药共研极细末，装瓶贮存，用时取适量粉末外扑患处，每日数次。本法适用于未溃烂者。

（一）涂敷法

1. 京万红软膏、紫草油、黄连膏、黄芩油膏，将患处洗净擦干，然后任选1种均匀涂搽患处，每日涂搽1～2次。

2. 有细菌感染，可使用2%莫匹罗星（百多邦）软膏；有真菌感染，可使用2%咪康唑或1%益康唑涂敷患处。

五、预防护理

1. 勤换尿布，尿布宜柔软，吸水性好，保持皮肤清洁干燥。每次大便后，用温水清洗臀部，不用肥皂，用干毛巾擦干，适量扑上婴儿爽身粉。

2. 选用干爽型、透气性好的"尿不湿"，并要及时更换；避免用胶布或塑料布在尿布外包裹。

3. 可用灯光照射法，使局部皮肤水分蒸发干燥，但要避免烫伤。

4. 尿布疹与擦烂红斑均不可使用含有糖皮质激素的外用药物，如派瑞松等，以防止诱发局部感染。

第四节　湿疹

湿疹是以皮疹多样化、皮损多形性（有丘疹、水疱、糜烂、渗出、结痂等多种皮损）、易反复发作，伴有剧烈瘙痒为特征的儿科常见病。本病的发病无明显的季节性，可发生于任何年龄，小儿时期以婴儿湿疹最为常见，其次是儿童期湿疹。本病预后较好，但易反复发作，属中医学"湿疮""奶癣"范畴。

一、病因病机

本病常见病因有感受外邪、内伤饮食、脾胃虚弱等，湿邪是主要病因，风、湿、热邪内外相合，发于肌肤为其主要病机。

本病的发生，总因禀性不耐，风、湿、热邪客于肌肤所致。小儿湿疹多因孕母喜食辛辣香燥之物，胎火湿热遗于小儿，复感风热，内外相合而致；或因素体脾虚湿盛，加之饮食不节，脾失健运，湿热蕴阻于肌肤所致；或因调护失宜，食物过敏，肥皂等洗洁之物刺激及衣物摩擦诱发而为湿疹。若湿疹迁延日久，出现血虚风燥，肌肤失养之证候，可反复发作，缠绵难愈。

二、诊断

（一）诊断要点

1. 患儿有乳食不当、感受外邪史，常有家族过敏史。

2. 临床表现：皮肤可呈潮红或暗红，皮损多样，可见红斑、丘疹、水疱、糜烂渗液、结痂、干燥粗糙、脱屑等，可发生于身体任何部位，瘙痒剧烈，易反复发作；常可伴见发热、吐奶、恶心呕吐、腹泻、腹痛、纳差、睡卧不安、神情烦躁等症。

3. 辅助检查

（1）血常规　嗜酸性粒细胞计数显著增多。

（2）血清免疫球蛋白测定　血清 IgE 升高。

（3）特殊变应原筛查、斑贴试验 阳性。

（二）鉴别诊断

脓疱疮　多发于夏季，为暑邪湿热入侵所致。皮损初为孤立红斑、水疱，水疱较大，可自颜面迅速延及他处，并很快溃破，流脓水，干燥结痂而愈，且具有传染性。

三、辨证论治

（一）辨证思路

本病辨证，可根据发病的缓急、皮损形态及伴随症状辨识。若发病急，湿疹伴发热、红斑、糜烂、大便干结、小便短赤，为湿热浸淫证；若发病较缓，皮疹以水疱、渗液为主，伴见纳差、大便稀溏、腹胀等，为

脾虚湿盛证；若发病日久，皮疹干燥、皮肤肥厚粗糙、脱屑、剧痒，辨为血虚风燥证。

（二）治疗原则

本病以祛风除湿为基本治则，并根据证候特点佐以清热解毒、健脾、养血等法。本病治疗应内服与外治相结合，轻证患儿可仅用外治药涂敷治疗。

（三）分证论治

1. 湿热浸淫

证候：发病急，皮损潮红灼热，渗液流滋，瘙痒难忍，伴见身热、烦躁、口渴、大便干结、小便短赤，舌质红，苔黄腻，脉滑或数，指纹青紫。

辨证要点：发病急，皮损潮红灼热，渗液流滋，便干溲赤，舌质红，苔黄腻。

治法：清热利湿，祛风止痒。

常用方：消风导赤汤（《医宗金鉴》）加减。

类方：萆薢渗湿汤（《疡科心得集》）加减。

胎毒湿热复感风热常用消风导赤散，湿热俱盛用萆薢渗湿汤。

常用药：生地黄、金银花、黄连、赤茯苓、白鲜皮、薄荷、灯心草、粉萆薢、薏苡仁、土茯苓、滑石、泽泻、通草、甘草。

加减：瘙痒甚，加徐长卿、蝉蜕、地肤子；皮损掀红灼热，加赤芍、牡丹皮；皮疹发于上部或弥漫全身者，加桑叶、菊花、苍耳子；发于中部或肝经所分布者，加龙胆草、栀子、黄芩；发于下部者，加车前子、黄柏。

2. 脾虚湿蕴

证候：发病较缓，皮损潮红，抓后糜烂渗出，可见鳞屑、瘙痒，伴见纳少、神疲、

腹胀、便溏，舌质淡胖，苔白腻，脉濡缓或指纹淡红。

辨证要点：发病较缓，皮损潮红，有渗液、瘙痒，纳少，便溏，舌质淡，苔白腻。

治法：健脾除湿祛风。

常用方：除湿胃苓汤（《医宗金鉴》）加减。

常用药：苍术、厚朴、陈皮、猪苓、泽泻、茯苓、白术、滑石、防风、肉桂、甘草。

加减：胃纳不香或吐乳者，加藿香、佩兰、炒薏苡仁；瘙痒剧烈、滋水过多者，加地肤子、白鲜皮、苦参；大便稀溏，加炮姜、葛根。

3.血虚风燥

证候：病久，皮疹干燥、脱屑、色素沉着，或皮肤肥厚粗糙，剧痒，舌质淡，苔薄白或少苔，脉细数或指纹淡。

辨证要点：病久，皮疹干燥，皮肤肥厚粗糙，舌质淡，苔薄白或少苔。

治法：养血润燥，祛风止痒。

常用方：养血定风汤（《外科证治全书》）加减。

常用药：生地黄、当归、何首乌、川芎、赤芍、牡丹皮、天冬、麦冬、僵蚕。

加减：皮损粗糙、肥厚严重者，加丹参、鸡血藤、地龙；瘙痒剧烈，加蜈蚣、乌梢蛇；口干、大便干结，加天花粉、玄参；夜寐不安，加珍珠母、牡蛎、首乌藤。

四、其他疗法

（一）中成药

1.苦参片，用于湿热浸淫证。

2.启脾丸，用于脾虚湿蕴证。

3.润燥止痒胶囊，用于血虚风燥证。

（二）药物外治

红肿渗液明显，用10％黄柏水，或10％～15％苦参、黄芩、黄柏水煎液，或马齿苋30g水煎液，湿敷或溻洗；少量糜烂渗出，用青黛散麻油调敷；以红斑、丘疹为主，无渗液时，用三黄洗剂或炉甘石洗剂外搽；皮损浸润肥厚、苔藓样变，用加味黄芩膏或黑豆馏油膏外搽。

（三）推拿疗法

1.推揉大椎、肝俞、心俞、脾俞穴，每穴1～3分钟，以局部发热为佳。

2.点按合谷、曲池、血海、百虫窝、足三里、三阴交穴，每穴1分钟，以酸胀为好。

3.在患处周围皮肤轻拍5～10遍，用双手向患部中心行直推法。

4.若患处位于四肢，可加拿手、足三阳经，以疏通经络，调和阴阳。

本病推拿治疗手法以稍重为宜，力宜深透。急性湿疹可配合冷敷，以减少渗出。

（四）针灸疗法

1.针刺 主穴：大椎、曲池、足三里、三阴交、神门。配穴：湿热浸淫者，加阴陵泉、陶道、肺俞；脾虚湿蕴者，配脾俞、胃俞、阴陵泉；血虚风燥者，加膈俞、肝俞、血海。湿热浸淫证用泻法，其余诸证用平补平泻法。每次留针15分钟，急性期每日1次，慢性期隔日1次，5次为1个疗程。

2.灸法 取阿是穴、大椎、曲池、三阴交。用艾条温和灸皮损处（即阿是穴），至局部皮肤出现红晕为止。其余诸穴用隔蒜灸，每穴每次5～7壮，隔日1次。

五、预防护理

1. 注意调护小儿脾胃，哺乳、饮食应有节制。哺乳母亲应多吃新鲜蔬菜、水果，忌食辛辣刺激及发物。

2. 家族有过敏史者，不宜过早给婴儿添加虾、蟹、鱼或过于油腻的食物。

3. 患处忌用肥皂及刺激性强烈的物质，痂皮厚者不宜硬性剥除痂皮。

4. 防止患儿搔抓和摩擦。

5. 不宜接触毛织、化纤衣物，避免强烈日光照射。

6. 急性发作期间暂缓预防接种。

第五节　乳痂

乳痂是以婴儿头皮局部或全部布满厚薄不等的油腻灰黄色痂皮为特征的病证。其发病主要在出生后3个月以内，以出生后3～4周的婴儿发病率最高。本病预后良好，一般患儿常在3～4周或数月内痊愈，愈后较少复发。西医学婴儿脂溢性皮炎可参照本病治疗。

一、病因病机

乳痂的常见病因为素体湿热内蕴、感受风邪等，病机关键为湿热蕴阻中焦。

婴儿脏腑娇嫩，形气未充，易感受外邪。风热之邪外袭，郁久耗伤阴血，致使阴伤血燥，或平素血燥之体，复感风热之邪，血虚生风，风热燥邪蕴阻肌肤，肌肤失于濡养而致风热血燥型乳痂；若孕妇孕期过食肥甘厚味之品，或乳母嗜食此类食品，化生湿热，均可延及婴儿，而成肠胃湿热型乳痂。

二、诊断

（一）诊断要点

1. 有乳食不节或感受外邪史。

2. 临床表现：婴儿头皮局部或全部布满厚薄不等的灰黄色油腻性痂皮，一般全身症状不明显，可累及眉区、额部、双颊及耳后等部位，可伴瘙痒等，严重者可累及全身。

3. 辅助检查：头皮鳞屑涂片及培养可见糠秕孢子菌；组织病理检查显示表皮角化过度，角化不全，海绵形成，真皮有非特异性炎细胞浸润。

（二）鉴别诊断

湿疹　皮损多种形态，分布大多对称性，多先发于头面部，可向颈部、躯干、四肢蔓延发展，常有水疱、糜烂、渗出，伴剧烈瘙痒。

三、辨证论治

（一）辨证思路

辨血燥与湿热，主要根据痂皮特点及伴随症状辨识。皮疹以干燥、脱屑为主且舌红苔少者，多为风热血燥型；皮脂分泌旺盛、黄厚痂皮明显且舌红苔黄腻者，多为肠胃湿热型。

（二）治疗原则

本病针对不同病因，风热血燥型给予祛风清热、养血润燥等法；肠胃湿热型给予健脾除湿等法。本病除口服药物以外，还可配合外洗法治疗。

（三）分证论治

1. 风热血燥

证候：多为黄红色干燥脱屑斑疹，在头部有大量灰白色糠秕状鳞屑，伴头发干枯脱落，可累及眉区、额部、双颊及耳后等部位，微痒，舌红苔少，脉弦滑，指纹淡紫。

辨证要点：有感受外邪史，皮损多为干燥性质，舌红苔少。

治法：祛风清热，养血润燥。

常用方：消风散（《外科正宗》）合当归饮子（《济生方》）加减。

常用药：当归、生地黄、防风、白芍、川芎、白蒺藜、荆芥、何首乌、黄芪、蝉蜕、知母、苦参、胡麻、苍术、牛蒡子、石膏、甘草。

加减：皮损颜色较红者，加牡丹皮、金银花、青蒿；瘙痒较重者，加白鲜皮、刺蒺藜；皮损干燥明显者，加玄参、麦冬、天花粉。

2.肠胃湿热

证候：多为皮脂分泌旺盛，头皮局部或全部布满厚薄不等的油腻性黄褐色的痂皮，可累及眉区、额部、双颊及耳后等部位，全身症状不明显；可伴瘙痒、纳差、便秘、小便短赤，舌红苔黄腻，脉濡数，指纹紫。

辨证要点：有乳食不节史，皮损多为油腻性质，舌红苔黄腻。

治法：健脾除湿，清热止痒。

常用方：参苓白术散（《太平惠民和剂局方》）加减。

常用药：白扁豆、白术、茯苓、甘草、桔梗、莲子、人参、砂仁、山药、薏苡仁。

加减：渗出甚者，加土茯苓、苦参、马齿苋；热盛者，加桑白皮、黄芩。

四、其他疗法

（一）中成药

1.启脾丸，用于肠胃湿热证。

2.润燥止痒胶囊，用于风热血燥证。

（二）中药外治

苦参、野菊花、白鲜皮各30g，硫黄15g，水煎外洗。

（三）针灸疗法

宜选用风池、风府，承山及肝俞、胆俞、胃俞等穴位，点刺不留针，每日1次，连刺1周。

五、预防护理

1.孕妇及乳母注意饮食，忌食肥甘厚味、辛辣之品。

2.加强婴儿的卫生管理，保持头皮干燥清洁。

3.用消毒棉签或纱布浸消毒过的植物油涂敷乳痂处，待乳痂变软后，轻柔梳理，再用温水洗净。较厚者可每天涂1～2次消毒植物油，直至痂皮浸透后再梳理清除。忌硬性祛除痂皮，以免损伤头皮引起感染。每次清除乳痂后，都要用干毛巾擦干婴儿头部，以防着凉感冒。

4.保持头皮干燥清洁，祛除乳痂形成后的死皮，每周清洗头皮2～3次。

第六节　接触性皮炎

接触性皮炎是指因接触外界某些物质后而引起的皮肤及黏膜一系列皮肤炎症反应，表现为红斑、丘疹、水疱、红肿，甚至有大疱脱皮、坏死，损害常局限于接触部位，严重者会泛发全身，危及生命。

本病属于中医学"漆疮""马桶癣""膏药风"等范畴。

一、病因病机

小儿先天禀赋不足，腠理不密，易于感受外邪。当其接触某些植物的花粉、茎、叶及油漆、药物、塑胶等物质时，使毒邪侵入肌肤，湿毒内蕴，郁而化热，与气血相搏，发于肌肤。但体质因素是发病的主要原因，因其脏腑娇嫩、形气未充之生理特点而较成人更易发病。

二、诊断

（一）诊断要点

1. 发病前多有接触致敏物质或刺激性物质史。初次发病者，潜伏期多在 4～5 天，再次接触则在数小时或当日内发病。

2. 临床表现：皮肤损害多在接触部位或身体暴露部位，如面、颈、四肢等，重者可播散全身。皮疹可有红斑、丘疹、水疱甚至糜烂、溃疡及皮肤大片坏死剥脱。3 类接触性皮炎临床表现如下。

（1）急性接触性皮炎　起病较急，皮损多局限于接触部位，少数可蔓延或累及周边部位；典型皮损为境界清楚的红斑，皮损形态与接触物有关，皮肤上有丘疹或丘疱疹，严重时红肿明显并出现水疱和大疱，后者疱壁紧张、内容清亮，破溃后呈糜烂面，偶可发生组织坏死；常自觉瘙痒或灼痛，搔抓后可将致病物质带到其他部位并产生类似皮损。少数病情严重的患儿可有全身症状。

（2）亚急性和慢性接触性皮炎　如接触物的刺激性较弱或浓度较低，皮损开始可呈亚急性，表现为轻度红斑、丘疹，境界不清楚；长期反复接触可导致局部皮损轻度增生和苔藓样变。

（3）特殊类型接触性皮炎　①尿布皮炎：多累及婴儿的会阴部，有时可蔓延至腹股沟及下腹部。皮损呈大片潮红，亦可发生斑丘疹和丘疹，边缘清楚，皮损形态与尿布包扎范围一致。②漆性皮炎：油漆或其挥发性气体引起的皮肤致敏，多累及暴露部位。表现为潮红、水肿、丘疹、水疱，重者可融合成大疱。自觉瘙痒或灼热。③空气源性接触性皮炎：空气中的化学悬浮物可能导致暴露部位，特别是上眼睑、面部的急性和慢性皮炎。

3. 本病根据不同病因做相应的检查，有助于确诊。

（二）鉴别诊断

1. 急性湿疹　无异物接触史，皮损位置不固定，常为对称发生，皮疹为多形性丘疹，水疱边界不清，伴有剧烈瘙痒，有复发倾向。

2. 颜面丹毒　无异物接触史；全身症状严重，常伴有寒战、高热、头痛、恶心等症状；皮疹以水肿性红斑为主，形如云片，色若涂丹，自感灼热，疼痛无瘙痒。

三、辨证论治

（一）辨证思路

本病首先应积极寻找接触史找到过敏源，根据病程的长短、皮损的特点，瘙痒的轻重程度辨别疾病的证型。急性者，来势猛，皮损红肿、渗出，属风热邪毒夹湿，若频繁接触反复发作，可导致皮损增厚干燥，则系血燥风盛。

（二）治疗原则

本病以清热祛湿止痒为主要治法。急性者以清热祛湿为主；慢性者以养血润燥为主。

（三）分证论治

1. 风热蕴肤

证候：起病急，好发于头面部，皮损色红，肿胀轻，其上为丘疹或红斑，自觉瘙痒，灼热，心烦，口干，小便微黄，舌红，苔薄白或薄黄，脉浮数。

辨证要点：好发头面部，皮损色红，肿胀轻，为丘疹或红斑，自觉瘙痒，舌红，脉浮数。

治法：疏风清热止痒。

常用方：消风散（《外科正宗》）加减。

类方：萆薢渗湿汤《疡科心得集》加减。

常用药：当归、生地黄、防风、蝉蜕、知母、苦参、胡麻、荆芥、苍术、牛蒡子、石膏、甘草。

2. 热毒夹湿

证候：起病急骤，皮损面积广，其色鲜红肿胀，上有水疱或大疱，水疱破裂后则糜烂渗液，自觉灼热瘙痒，伴发热、口渴、大便干、小便短赤，舌红苔黄，脉弦滑数。

辨证要点：皮损面广，色鲜红肿胀，上有水疱或大疱，水疱破裂后则糜烂渗液，灼热瘙痒，便干尿赤，舌红苔黄，脉弦滑数。

治法：清热祛湿，凉血解毒。

常用方：龙胆泻肝汤（《医方集解》）加减。

类方：化斑解毒汤《外科正宗》加减。

常用药：龙胆草、栀子、黄芩、木通、泽泻、车前子、柴胡、甘草、当归、生地黄。

3. 血虚风燥

证候：病程长，病情反复发作，皮损肥厚干燥有鳞屑，或呈苔藓样变，剧烈瘙痒，有抓痕及结痂，舌淡红，苔薄，脉弦细。

辨证要点：反复发作，皮损肥厚干燥有鳞屑或呈苔藓样变，剧烈瘙痒，有抓痕及结痂，舌淡红，苔薄，脉弦细。

治法：养血润燥，祛风止痒。

常用方：当归饮子（《济生方》）加减。

类方：四物消风饮《外科证治全书》加减。

常用药：当归、生地黄、白芍、川芎、何首乌、荆芥、防风、白蒺藜、黄芪、生甘草。

四、其他疗法

（一）中成药

防风通圣丸，适宜风热蕴肤证。

（二）中药外治

1. 皮损以红斑、丘疹为主者，选用三黄洗剂或炉甘石洗剂外擦。

2. 糜烂、结痂者，选用青黛膏、清凉油乳剂或2%雷索辛硫黄糊剂外擦。

3. 鲜石韦叶洗净，水煎凉洗患处，每次15分钟，每日3次。

4. 食用苦瓜叶捣烂外敷。

（三）针灸疗法

1. 针刺疗法　主穴：大椎、委中、曲池、合谷、血海、膈俞、阿是穴。配穴：瘙痒重，加神门；糜烂渗液，加阴陵泉。

2. 艾灸　清艾条点燃后，直接对准皮炎局部灸，根据皮炎形状、范围，施灸时间有别。皮炎呈散在皮疹者，每个皮疹施灸5分钟，每次灸后揉按3下，时间2～3秒；皮炎呈片状者，平均2cm×2cm施灸8分钟，每次灸后也揉按3下，时间2～3秒。灸至皮肤发红发烫为止，切忌烫伤。每日2次，10次为1个疗程，休息1天后再行下一个疗程。

五、预防护理

1. 明确病因，加强防护，避免继续接触过敏物质。

2. 不宜用热水或肥皂水洗澡，避免摩擦搔抓，禁止使用刺激性强的外用药。

3. 多饮水，经予易消化饮食，禁忌辛辣、油腻、鱼腥等发物。

【思考题】

1. 脓疱疮与水痘如何鉴别？

2. 荨麻疹、湿疹、接触性皮炎的主要鉴别点是什么？

3. 皮肤类病证的中医辨证有何异同点？

4. 外治法在皮肤类病证的应用如何？

5. 如何预防湿疹的复发？

第十二章

五官疾病

第一节　鹅口疮

鹅口疮是以口腔、舌上散在或满布白色屑状物为特征的一种口腔疾病。因其白屑状如鹅口、色白如雪片，故又称"鹅口""雪口"。本病西医学也称鹅口疮，由感染白色念珠菌所致，属口腔念珠菌病。本病临床上多见于新生儿、早产儿，以及体质虚弱、营养不良、久病久泻、长期使用广谱抗生素或免疫抑制剂的小儿。

一、病因病机

本病主要由胎热内蕴，或体质虚弱，或调护不当，口腔不洁，感受秽毒之邪所致，病位主要在心、脾。

孕妇平素喜食辛热炙煿之品，素体热盛，胎儿禀受其母热毒，蕴积心脾；或出生时孕母产道秽毒侵入儿口；或喂养不当，嗜食肥甘厚味，脾胃蕴热；或护理不当，口腔不洁，则秽毒之邪乘虚而入，内外合邪，热毒蕴积心脾。舌为心之苗，口为脾之窍，火热循经上攻，熏灼口舌，发为鹅口疮。若先天禀赋不足，素体阴虚；或热病之后灼伤阴津；或久泻伤阴，以致肾阴亏虚，阴虚阳亢，水不制火，虚火上浮，熏蒸口舌而散布白屑。

二、诊断
（一）诊断要点

1. 多见于新生儿、久病体弱儿，或有长期使用抗生素、免疫抑制剂史。

2. 舌上、颊内、牙龈或上唇、上腭散布白屑，可融合成片。重者可向咽喉等处蔓延，影响吮乳或呼吸。

3. 取白屑少许涂片镜检，可见白色念珠菌芽孢及菌丝。

（二）鉴别诊断

1. 口疮　口舌黏膜上出现黄白色溃疡，周围红赤，不能拭去，拭去后出血，局部灼热疼痛。

2. 残留奶块　其外观与鹅口疮相似，但以棉棒蘸温开水轻轻擦拭即可除去，其下黏膜正常，易于鉴别。

三、辨证论治
（一）辨证思路

本病重在辨明虚实。实证多见于体壮儿，起病急，病程短，口腔白屑较多，甚或堆积成块，周围黏膜红赤，可伴发热、面赤、心烦口渴、尿赤、便秘等症，舌苔较为厚腻；虚证多见于早产儿、久病体弱儿，或大病之后，起病缓，病程长，常迁延反复，口腔白屑稀散，周围黏膜色淡，常伴消瘦、神疲虚烦、面白颧红或低热等症状。

（二）治疗原则

本病的治疗，实证宜清泻心脾积热，虚证宜滋肾养阴降火。病灶在口腔局部，除内服药物以外，常配合外治疗法。

（三）分证论治

1. 心脾积热

证候：口腔舌面满布白屑，周围焮红较甚，面赤唇红，烦躁，多啼，口干，或伴发热，大便干结，小便黄赤，舌质红，苔黄厚，脉滑数，指纹紫滞。

辨证要点：口腔白屑多，周围焮红，面红唇赤，舌质红。

治法：清心泻脾。

常用方：清热泻脾散（《医宗金鉴》）加减。

常用药：黄连、栀子、黄芩、生石膏、生地黄、茯苓、灯心草、甘草。

加减：大便秘结，加大黄；热象不盛，舌苔白厚腻者，加藿香、佩兰；口干喜饮，加芦根、麦冬；腹胀纳呆，加焦山楂、麦芽、槟榔。

2. 虚火上炎

证候：口腔舌上白屑稀散，周围焮红不甚，形体怯弱，颧红盗汗，手足心热，可伴低热、虚烦不安，舌质嫩红，苔少，脉细数，指纹淡紫。

辨证要点：口腔白屑散在，周围焮红不甚，舌质嫩红，苔少。

治法：滋阴降火。

常用方：知柏地黄丸（《医方考》）加减。

常用药：熟地黄、山茱萸、山药、茯苓、泽泻、牡丹皮、知母、黄柏、肉桂。

加减：口干欲饮，加石斛、玉竹；低热，加地骨皮、白薇；食欲不振，加乌梅、木瓜、麦芽；大便秘结，加火麻仁。

四、其他疗法

（一）中成药

导赤丸，用于心脾积热证。

（二）外治疗法

1. 冰硼散、青黛散、珠黄散、西瓜霜喷剂，任选1种，每次适量涂敷患处，用于心脾积热证。

2. 吴茱萸10g，研为细末，以陈醋适量调成糊状，敷于两足涌泉穴，用于虚火上炎证。

五、预防护理

1. 加强孕期卫生保健，孕母营养丰富全面，避免过食辛热炙煿之品，及时治疗阴道霉菌病。

2. 注意小儿口腔清洁，喂奶器具及时煮沸消毒。

3. 避免过烫、过硬食物及不必要的口腔擦拭，防止口腔黏膜损伤。

4. 提倡母乳喂养，及时添加辅食；积极治疗原发病，避免长期使用广谱抗生素或肾上腺皮质激素。

第二节　口疮

口疮是以齿龈、舌体、两颊、上腭等处出现黄白色溃疡，疼痛，或伴发热、流涎为特征的口腔疾病。若溃疡面积较大，甚至满口糜烂者，称为口糜；溃疡发生在口唇两侧，称为燕口疮。本病属西医学口炎范畴，临床包括疱疹性口腔炎、溃疡性口炎等。本病一般预后良好，少数体质虚弱者，口疮可反复发生，迁延难愈。

一、病因病机

本病病因主要有感受外邪，秽毒内侵，或久病体弱，虚火上浮等，病位主要在心、脾、胃、肾。

心开窍于舌，脾开窍于口，胃经络齿龈，肾脉连舌本。外感风热之邪，由肌表侵入，内应于脾胃。风热夹毒，循经上攻，熏灼口舌齿龈，发为口疮。若调护失宜、喂养不当，嗜食肥甘厚腻，蕴而生热；或喜食煎炒炙烤，内火偏盛，热积心脾；或口腔不洁，秽毒内侵，致内外合邪，火热蕴积心脾，循经上炎而致口舌生疮。若禀赋不足，素体阴虚；或久患热病，或久泻不止，耗伤阴液，肾阴亏虚，水不制火，虚火上浮而发口疮。

二、诊断

（一）诊断要点

1. 有喂养不当，过食炙煿厚味，或外感发热史。

2. 齿龈、舌体、两颊、上腭等黏膜处出现黄白色溃疡点，大小不等，甚则满口糜腐，疼痛流涎，可伴发热或常有颌下臖核肿大、疼痛。

3. 血常规检查可见白细胞总数及中性粒细胞偏高或正常。

（二）鉴别诊断

鹅口疮 多发生于新生儿及久病体弱的婴幼儿，以口腔及舌上、齿龈等处布满白屑，周围有红晕为特点。

三、辨证论治

（一）辨证思路

本病重在辨虚实。实证口疮多由外感风热或乳食内伤所致，起病急，病程短，口腔溃疡数目多，周围黏膜红赤，局部灼热疼痛，口臭流涎，或伴发热烦躁，其病位多在心、脾。虚证口疮起病缓，病程长，口腔溃疡相对较少，反复发作，周围黏膜淡红，疼痛轻微，或伴低热、颧红盗汗，其病位多在肝、肾。其次辨病位，病变部位在心者，口疮常发生于舌边、尖部，并伴烦躁、叫扰啼哭、夜眠不安、尿赤等；在脾胃者，口疮每以唇颊、上腭、齿龈处居多，并伴口臭流涎、脘腹胀满、大便秘结等。

（二）治疗原则

口疮的治疗，实证以清热解毒、泻心脾积热为主；虚证则以滋阴降火、引火归原为法。

（三）分证论治

1. 风热乘脾

证候：口腔多处溃疡，周围焮红，灼热疼痛，流涎拒食，伴发热、咽喉红肿疼痛、小便短赤、大便秘结，舌红，苔薄黄，脉浮数，指纹浮紫。

辨证要点：溃疡程度重，疼痛，流涎，舌质红，脉浮数。

治法：疏风泻火，清热解毒。

常用方：凉膈散（《太平惠民和剂局方》）加减。

常用药：黄芩、金银花、连翘、栀子、大黄、淡竹叶、薄荷、甘草。

加减：发热，加柴胡、生石膏；呕吐，加竹茹；咽喉肿痛，加射干、玄参；口干少津，加芦根、天花粉。

2. 心脾积热

证候：口舌溃疡或糜烂，舌面、尖边较多，色红疼痛，口臭流涎，烦躁啼哭，面赤口渴，或伴发热、大便秘结、小便短赤，舌尖红，苔薄黄，脉数，指纹紫滞。

辨证要点：溃疡以口舌为多，色红疼痛，小便短赤，舌尖红。

治法：清心泻脾。

常用方：导赤散合泻黄散（《小儿药证直诀》）加减。

常用药：生地黄、淡竹叶、通草、藿香、栀子、黄连、生石膏、防风、甘草。

加减：尿少，加车前子、滑石；口渴甚，加芦根、天花粉；大便秘结，加大黄。

3. 虚火上浮

证候：口腔溃烂，周围色不红或微红，疼痛不甚，反复发作或迁延不愈，神疲颧红，口干不渴，舌质红，苔少或花剥。

辨证要点：反复发作，溃疡稀疏散发，疼痛不甚，舌质红，苔少或花剥。

治法：滋阴降火，引火归原。

常用方：六味地黄丸（《小儿药证直诀》）加味。

常用药：生地黄、山药、山茱萸、泽泻、牡丹皮、茯苓、肉桂、牛膝。

加减：虚火盛，加知母、黄柏；大便秘结，加蜂蜜、火麻仁。

四、其他疗法

（一）中成药

1. 双黄连口服液，用于风热乘脾证。
2. 小儿化毒散，用于心脾积热证。
3. 知柏地黄丸，用于虚火上浮证。

（二）推拿疗法

1. 推天柱骨、揉天突、清胃、清板门，用于风热乘脾证。发热加退六腑、水底捞明月、二扇门。

2. 清心平肝、清天河水、清小肠、捣小天心，用于心脾积热证。

3. 补肾、揉二马、分手阴阳、清天河水、推涌泉穴，用于虚火上浮证。

（三）中药外治

1. 西瓜霜　取适量涂敷患处，用于实证口疮。

2. 锡类散　取适量涂敷患处，用于虚火上浮证。

五、预防护理

1. 保持口腔清洁，饭后、睡前常用温水漱口，饮食餐具经常清洁消毒。

2. 注意饮食调节，食物宜新鲜、清洁，多食新鲜蔬菜和水果，饮食有节，忌暴饮暴食及过食肥甘辛辣之品。

3. 避免乳食及饮料过烫，避免不必要的口腔擦拭，以防损伤口腔黏膜。

4. 注意口腔外周皮肤卫生，流涎应及时擦干。

第三节　乳蛾

乳蛾又称喉蛾，是儿科最常见的咽喉疾病，临床以咽部喉核（腭扁桃体）肿大或伴红肿疼痛，甚至溃烂为主要特征。因其赤肿，状如乳头或蚕蛾，故名乳蛾，根据病程长短，有急、慢性之分。急性乳蛾喉核溃烂化脓者，名烂乳蛾；发生于一侧者，名单乳蛾；发生于双侧者，名双乳蛾；反复发作呈慢性者，又称母蛾、死蛾。西医学急、慢性扁桃体炎可参照本病治疗。

本病多见于4岁以上小儿，一年四季均可发病，症状轻重不一，与年龄、病原和机体抵抗力不同有关，临床多伴有发热，经积极治疗可痊愈；少部分患儿病程较长，可迁延不愈或反复发作，容易出现鼻窦炎、中耳炎、颈淋巴结炎等并发症，偶可伴发急性肾炎、风湿热或风湿性心脏病，长期不愈可致反复呼吸道感染。

一、病因病机

咽喉为肺胃之门户，外邪犯肺，必经咽喉，或素体胃热炽盛，复感外邪，致肺胃受病，热伏肺胃，其热上冲咽喉而发病。

风热邪毒从口鼻而入，热毒搏结于喉，脉络痹阻，气血壅滞。邪毒壅盛传里，或肺胃素有积热，复感外邪，循经上攻，搏结喉核，血败肉腐成脓。

小儿稚阴未长，热病久病伤阴，或素体阴虚，致肺胃阴虚，津液难以上承，虚火循经上灼咽喉，则喉核肿大日久不消。

本病病位在肺胃，病机与火热之毒壅聚咽喉有关。初起以邪实为主；病久邪热伤阴，多为虚证；反复发作易出现虚实夹杂证候。

二、诊断
（一）诊断要点

1.患儿多有感受外邪、疲劳或饮食失节史。

2.临床表现以发热、咽痛为主要特征，扁桃体充血呈鲜红或深红色，肿大，表面可有脓点，严重者有脓肿溃烂，并可见寒战、头痛、厌食、呕吐、吞咽困难、腹痛和全身不适感。慢性者反复急性发作，扁桃体肿大，充血呈暗红色，或不充血，表面或有脓点，或挤压后有少许脓液溢出。患儿平时有咽干、发痒、异物感、刺激性咳嗽、口臭等，可伴倦怠无力、低热、头痛。本病易复发且能诱发急性肾小球肾炎（水肿）、病毒性心肌炎（心悸）等疾病。

3.辅助检查：急性扁桃体炎及部分慢性扁桃体炎患儿可见白细胞总数及中性粒细胞增高；链球菌感染时，抗链球菌溶血素"O"升高。

（二）鉴别诊断

1.感冒　以发热恶寒、鼻塞流涕、喷嚏、咳嗽等外感症状为主，也可伴有咽喉红肿。

2.鹅口疮　鹅口疮白屑首先见于舌上或两颊内侧，逐渐蔓延至软腭或咽喉，状如凝固的乳块，随拭随生，不易清除。

3.白喉　起病较缓，轻度咽痛，扁桃体及咽部可见灰白色假膜，不易拭去，强行拭去易出血，并很快再生，多伴有发热、咽痛，颈部淋巴结明显肿大，咽拭子培养或涂片可检出白喉杆菌。

三、辨证论治
（一）辨证思路

1.辨轻重　根据起病急缓、喉核局部表现及伴随症状进行辨别。凡起病急，喉核红肿明显或溃烂化脓，壮热不退，全身症状明显者，为重。起病缓，喉核红肿不甚，无溃烂化脓，发热不甚，全身症状不明显者，为轻。

2.辨虚实　根据病程长短、喉核局部表现及伴随症状进行辨别。新病初起，病情急骤，病程短，喉核红肿明显或溃烂化脓，壮热不退，舌红苔黄，脉数有力，全身症状明显者，多为实证。若病程长，或反复发作，喉核红肿不甚，舌红苔少，脉细，全身症状不明显，多为虚证。

（二）治疗原则

本病以清热解毒、利咽消肿为治疗原则。急性期风热搏结者，治以疏风清热，利咽消肿；热毒炽盛者，治以清热泻火，解毒消肿；虚证宜养阴凉血，佐以祛邪利咽为主。

（三）分证论治

1. 风热搏结

证候：喉核红肿未见化脓，咽喉疼痛，咽痒不适有异物感，发热重，恶寒轻，可见鼻塞流涕、头身疼痛等全身症状，舌红，苔薄白或薄黄，脉浮数，指纹浮紫。

辨证要点：喉核红肿疼痛，伴有风热表证。

治法：疏风清热，利咽消肿。

常用方：银翘散（《温病条辨》）加减。

类方：银翘马勃散（《温病条辨》）加减。

常用药：金银花、连翘、马勃、牛蒡子、桔梗、射干、蝉蜕、薄荷、甘草。

加减：喉核红肿明显，加山豆根、青黛、僵蚕；高热，加石膏、黄芩、栀子；声音嘶哑，加胖大海、木蝴蝶；痰多，加天竺黄、瓜蒌皮；咳甚，加前胡、杏仁；舌苔黄厚腻，加薏苡仁、鱼腥草。

2. 热毒炽盛

证候：喉核红肿明显，甚则溃烂化脓，吞咽困难，壮热不退，口干口臭，小便短赤，大便干燥，舌红苔黄腻，脉数，指纹紫滞。

辨证要点：喉核赤肿，溃烂化脓，壮热不退。

治法：清热解毒，消肿排脓。

常用方：普济消毒饮（《东垣试效方》）加减。

类方：牛蒡甘桔汤（《外科正宗》）加减。

常用药：黄芩、黄连、玄参、牛蒡子、射干、板蓝根、桔梗、马勃、升麻、连翘、甘草。

加减：壮热不退，加栀子、生石膏、知母；溃烂化脓明显，加蒲公英、皂角刺、败酱草；大便秘结，加大黄、郁李仁；口渴、声音嘶哑，加麦冬、芦根、天花粉；烦躁不安，四肢抽搐，加钩藤、蝉蜕、地龙；乳蛾肿大久不消者，加青黛、赤芍、紫草。

3. 肺胃阴虚

证候：喉核肿大暗红，咽干咽痒，日久不愈或反复发作，干咳少痰，小便黄少，大便干结，舌红苔少，脉细数，指纹淡紫。

辨证要点：喉核肿大暗红，咽干咽痒，舌红苔少。

治法：养阴润肺，软坚散结。

常用方：养阴清肺汤（《重楼玉钥》）加减。

类方：玄麦甘桔颗粒（《中华人民共和国药典》）加减。

常用药：生地黄、麦冬、玄参、牡丹皮、赤芍、川贝母、海蛤壳、桔梗、甘草。

加减：喉核肿大为甚，加夏枯草、昆布、海藻；干咳音哑，加天冬、沙参、诃子；低热不退，加青蒿、地骨皮。

四、其他疗法

（一）中成药

1. 小儿咽扁颗粒，用于风热搏结证。

2. 蒲地蓝消炎口服液，用于热毒炽盛证。

3. 玄麦甘桔颗粒（含片），用于肺胃阴虚证。

4. 冰硼散、锡类散吹喉，适用于学龄期以上儿童热毒炽盛证。

（二）针灸疗法

主穴：少商、合谷、内庭。配穴：天突、曲池、鱼际、少泽。取主穴点刺放血 2～3 滴，取单侧穴；可选 1～2 个配穴，采用捻转手法，使针感向喉部扩散，留针 10～30 分钟，并间歇运针，每日 1 次。

（三）推拿疗法

1. 掐少商 3 次，揉合谷 30 次，揉天心 50 次，退六腑 200 次，分手阴阳 9 次，清板门 100 次，逆运内八卦 50 次，清肺经 100 次，清天河水 150 次。每日推治 1 次，以酒精为介质。

2. 医者以左手持患儿左手，右手蘸润滑剂施治。分手阴阳 50 次，对揉小天心、一窝蜂 200 次；清脾胃 300 次，揉板门 200 次，补肾水 300 次，清小肠 300 次，清天河水 500 次；揉拔角孙穴 50 次，揉拿合谷穴 50 次；捏脊 5～7 次。

五、预防护理

1. 加强体格锻炼，增强体质，提高御病能力。

2. 注意气候变化，及时增减衣物，减少发病机会。

3. 勿过食酸咸、辛辣香燥等刺激性食物。

4. 及时彻底治愈本病，防止病情迁延或继发其他疾病。

第四节　过敏性鼻炎

过敏性鼻炎是一种由易感个体接触过敏源引起的鼻黏膜的慢性炎症性疾病，临床以突然和反复发作的鼻痒、喷嚏、流清涕、鼻塞等为主要特征。本病一年四季均可发病，尤以秋冬季节气候改变时多发。发病人群以 5 岁以上儿童及青少年为主。本病预后良好，但迁延不愈可导致哮喘。本病属中医学"鼻鼽""鼽嚏"范畴。

一、病因病机

本病内因为肺、脾、肾三脏虚损，外因为风邪、寒邪或异气侵袭，病位在鼻窍，病变脏腑主要在肺，痰饮为主要病理因素，基本病机为肺失宣降。

小儿肺气虚寒，卫表不固，则腠理疏松，风寒之邪乘虚而入，邪聚鼻窍，邪正相搏，肺气不宣，津液停聚，遂致喷嚏、流清涕、鼻塞等，发为鼻鼽；脾为后天之本，化生不足，鼻窍失养，外邪或异气从口鼻侵袭，停聚鼻窍而发为鼻鼽；肾阳不足，则摄纳无权，气不归原，温煦失职，腠理、鼻窍失于温煦，则外邪、异气易侵，而发为鼻鼽；肺经素有郁热，肃降失职，邪热上犯鼻窍，亦可发为鼻鼽。本病不经积极治疗，可转化为哮喘。

二、诊断

（一）诊断要点

1. 患儿有过敏史或家族史。

2. 临床有鼻痒、喷嚏、水样清涕、鼻塞，或伴有嗅觉减退、眼睛发痒等症状，具有突然发作和反复发作的特点。

3. 辅助检查

（1）鼻镜检查　发作期鼻黏膜多为苍白、灰白或浅蓝色，亦可充血色红，鼻甲肿大，鼻腔有较多水样分泌物。间歇期以上特征不明显。

（2）皮肤变应原测试　将常见变应原制成浸液，用以皮内注射、划痕、点刺或贴敷，如局部出现风团、红晕及伪足为阳性反应。

（二）鉴别诊断

伤风鼻塞　有外感病史，发病渐起，消失亦慢，需数天而愈，全身症状较重，可见发热、恶寒、头痛、咳嗽等症状；鼻镜检查鼻黏膜多充血红肿。而过敏性鼻炎有过敏史，发病快，消失快，症状消失后则如常态，发作时间短，往往数小时即减轻或消失，且无发热、恶寒等全身症状；鼻镜检查鼻黏膜多为苍白、水肿，鼻涕清稀、水样，过敏源检查阳性。

三、辨证论治

（一）辨证思路

1. 辨寒热、虚实　可根据鼻黏膜色泽、清涕量及伴随症状辨识。鼻黏膜色淡，鼻流清涕量多，遇寒加重，多属寒证；鼻黏膜色红，遇闷热天气或热蒸汽鼻流清涕加重，多属热证。鼻痒、喷嚏、鼻流清涕、鼻塞，伴有乏力、纳呆、脉虚等，多属虚证；伴有烦热、便干、舌红、脉数等，多属实证。

2. 辨脏腑　可根据伴随症状辨识。若鼻痒、喷嚏、鼻流清涕、鼻塞，伴随咳嗽、口干、烦热、舌红、脉数或伴有气短、自汗、恶风寒、舌淡、脉虚弱，则属肺经伏热证与肺气虚寒证；伴随食少纳呆、四肢困倦、舌体胖大、脉细弱，则属脾气虚弱证；伴随畏寒、肢冷、发育迟缓、脉沉细等，则属肾阳不足证。

（二）治疗原则

本病以宣通鼻窍、敛涕止嚏为基本治则。根据病因不同，寒证可用温肺散寒之治，热证可选清肺通窍之法；根据脏腑虚损不同，可采用健脾益气与温补肾阳之法。本病除口服药物以外，还可选用针灸、推拿及外治疗法。

（三）分证论治

1. 肺气虚寒

证候：突发性鼻痒，喷嚏频频，清涕如水，鼻塞，嗅觉减退；下鼻甲肿大光滑，鼻黏膜淡白或灰白，鼻道可见水样分泌物；畏风怕冷，易患感冒，自汗，咳嗽痰稀，气短懒言，语声低怯，面色苍白；舌淡，苔薄白，脉虚弱。

辨证要点：平素易感冒，鼻涕清稀如水，畏风怕冷，自汗。

治法：温肺散寒。

常用方：温肺止流丹（《辨证录》）加减。

类方：小青龙汤（《伤寒论》）加减。

小儿外寒内饮均较轻者，选用温肺止流丹；小儿外寒内饮均较重者，选用小青龙汤。

常用药：荆芥、细辛、桔梗、诃子、鱼

脑石、桂枝、麻黄、干姜、人参、黄芪。

加减：鼻痒甚，可酌加僵蚕、蝉蜕；若畏风怕冷、清涕如水者，可酌加桂枝、干姜、大枣。

2. 肺经伏热

证候：鼻痒，喷嚏频作，流清涕，鼻塞，常在闷热天气发作；鼻黏膜色红或暗红，鼻甲肿胀；全身或见咳嗽，咽痒，口干烦热；舌红，苔白或黄，脉数。

辨证要点：流鼻涕，喷嚏，闷热天气易发作，鼻黏膜红肿。

治法：清宣肺气，通利鼻窍。

常用方：辛夷清肺饮（《医宗金鉴》）加减。

常用药：辛夷花、黄芩、栀子、石膏、知母、桑白皮、枇杷叶、升麻、百合、麦冬。

加减：若涕黄量多者，可加蒲公英、鱼腥草；头痛者，可加川芎、路路通。

3. 脾气虚弱

证候：鼻痒，喷嚏突发，清涕连连，鼻塞；鼻黏膜肿胀明显，色淡白；面色萎黄无华，消瘦，食少纳呆，腹胀便溏，四肢困倦，少气懒言；舌淡胖，边有齿痕，苔薄白，脉细弱。

辨证要点：鼻涕清稀，食少纳呆，四肢困倦，少气懒言，便溏。

治法：健脾益气。

常用方：补中益气汤（《脾胃论》）加减。

常用药：人参、黄芪、白术、陈皮、当归、升麻、柴胡。

加减：若腹胀便溏、清涕如水、点滴而下者，可酌加山药、干姜、砂仁等；若畏风怕冷、遇寒则喷嚏频频者，可酌加防风、桂枝等。

4. 肾阳不足

证候：清涕如水样且量多，鼻痒，喷嚏频频，鼻塞；鼻黏膜苍白、肿胀，鼻道有大量水样分泌物；面色苍白，形寒肢冷，神疲倦怠，小便清长，或遗尿或发育迟缓；舌质淡，苔白，脉沉细。

辨证要点：清涕量多如水，形寒肢冷，小儿遗尿，或发育迟缓。

治法：温补肾阳。

常用方：肾气丸（《金匮要略》）加减。

类方：真武汤（《伤寒论》）加减。

若偏于肾精不足，肾阳虚衰，选用肾气丸；若偏于阳虚水泛，选用真武汤。

常用药：附子、桂枝、干地黄、山茱萸、山药、牡丹皮、茯苓、泽泻、白术、白芍。

加减：若喷嚏多、清涕长流不止者，可酌加乌梅、五味子；若遇冷风即打喷嚏、流清涕者，可加黄芪、防风；兼腹胀、便溏者，可酌加黄芪、人参、砂仁。

四、其他疗法

（一）中成药

1. 畅鼻通颗粒，用于肺气虚寒证。

2. 通窍鼻炎片，用于肺经伏热证。

3. 玉屏风颗粒（口服液），用于脾气虚弱证。

4. 金匮肾气丸，用于肾阳不足证。

（二）外治法

1. 滴鼻法　可选用芳香通窍的中药滴鼻剂滴鼻。

2. 吹鼻法　可用碧云散吹鼻，亦可用皂角研极细末吹鼻。

（三）推拿疗法

1. 基本操作

（1）患儿仰卧位，医者坐其侧，点揉双侧迎香穴、预交感点（喉结旁 1.5cm，相当于人迎穴处），每穴 1～2 分钟。

（2）体位同上，以轻快的揉推法自山根沿鼻梁两侧至迎香穴，往返操作 4～5 遍。

（3）医者用双拇指指腹从印堂分摩至两侧太阳，反复操作 4～5 遍。

（4）拿风池、肩井、曲池、合谷，以酸胀为度。

（5）患儿俯卧位，医者用掌根横擦背部，以百会、肺俞、膏肓区域为重点，以皮肤微红为度。

2. 辨证加减

（1）肺气虚寒 点揉肺俞、脾俞，每穴 1～2 分钟。

（2）脾气虚弱 按揉脾俞、足三里，每穴 1～2 分钟。

（3）肾阳不足 横擦肾俞、命门一线，以透热为度。

（四）针灸疗法

肺气虚寒证、脾气虚弱证、肾阳不足证宜温肺散寒、健脾益气、温补肾阳，针、灸均可，或针灸并用，补虚泻实；肺经伏热证宜清肺通窍，宜针不宜灸。

主穴：迎香、印堂、合谷、肺俞。配穴：肺气虚寒证，加风池、列缺；脾气虚弱证，加脾俞、足三里；肾阳不足证，加肾俞、太溪；肺经伏热证，加攒竹。针刺迎香穴时针尖向内上方向，使针感到达鼻腔中，针刺印堂穴时针尖向下刺约一寸，并可向两鼻翼方向斜刺，使针到达鼻腔。其他穴位常规针灸。

五、预防护理

1. 保持环境清洁卫生，避免或减少粉尘、花粉等之刺激。

2. 有过敏史者，应避免接触或进食易引起机体过敏反应或可能加重之物，如羽毛、兽毛、蚕丝、鱼虾、海鲜等。

3. 锻炼身体，增强体质。

4. 检测到过敏源并避免接触。

5. 注意鼻部保暖，经常做鼻周穴位按摩。

第五节 结膜炎

结膜炎是结膜组织在外界和机体自身因素的作用下而发生的炎性反应的眼部疾病，根据病因可分为感染性与非感染性。感染性结膜炎是由于感染不同的病原微生物所致，而有细菌性、病毒性、衣原体性、真菌性等区别；非感染性结膜炎以局部或全身的变态反应引起的过敏性炎症最多见，外界的理化因素，如光、各种化学物质也可成为致病因素。儿科常见的是细菌性结膜炎、病毒性结膜炎、过敏性结膜炎。本病相当于中医学的"风热眼""天行赤眼""红眼病""时复目痒"等病证。

本病多发于春秋季节，以儿童和青少年较多，少数也可在幼儿园、小学或其他集体生活环境中引起流行。本病一般预后好，其本身对视力影响并不严重，但当炎症波及角膜或引起并发症时，可导致视力的损害。

一、病因病机

中医学认为，本病主要是外感风热、湿热之邪或外感疫疠之邪所致。

1. 外感风热 白睛属气轮，在脏属肺，肺主宣发肃降，主皮毛，肺开窍于鼻。风热上受，则肺失宣肃，热蕴不解，上攻于目，发生白睛红赤、胞睑红肿、痒痛交作、眵多黏稠等症，导致风热眼病。

2. 热毒炽盛 素体热盛，复感风热，内外合邪，热毒炽盛，上攻于目；或疫疠之邪侵袭，邪气上注于目，白睛受邪，皆可致白睛红肿溢血，而现红眼病。

3. 湿热夹风 外感湿热之邪，或饮食不节，嗜食肥甘之品、辛辣之物，脾失运化，湿热内生，复感风邪，内外之邪相合，风湿热邪相搏，上壅于目，侵犯胞睑白睛，致目奇痒难忍，而发生目痒之疾。

4. 血虚生风 邪热日久，耗伤阴血，或素体阴虚，血不养肝，肝血不足，虚风内生，上犯于目，加之血虚不能上荣于目，则目痒不舒。

二、诊断

（一）诊断要点

1. 有红眼病流行病学史，或有用眼不卫生史，或春季花粉等过敏史。

2. 临床表现：患眼异物感、烧灼感，眼睑沉重，分泌物增多，或眼睛奇痒难忍。当病变累及角膜时可出现畏光、流泪及不同程度的视力下降。结膜充血和分泌物增多是各种结膜炎的共同特点，炎症可为单眼或双眼同时或先后发病。严重者可伴发热、头痛等全身症状。一般而言，病程少于3周者为急性结膜炎，超过3周者为慢性结膜炎。

3. 辅助检查：细菌感染所致者，眼睛分泌物或结膜刮片检查可见中性粒细胞增多。免疫性结膜炎者，结膜刮片检查可见嗜酸性粒细胞增多。

（二）鉴别诊断

本病要注意鉴别细菌性、病毒性、过敏性结膜炎，可根据临床表现、分泌物涂片或结膜刮片检查鉴别。眼部有脓性分泌物者，要考虑是细菌性结膜炎，根据分泌物检查，可确定是何种细菌所致。有过敏体质者，春季花粉过敏，眼睛奇痒，多为过敏性结膜炎。

三、辨证论治

（一）辨证思路

本病多由外感风热所致，故临证需根据临床表现不同辨别风与热之侧重，或风热并重。要根据流行情况、传染强弱辨别是风热之邪还是疫疠之邪。要依据起病缓急、病程长短、目痒轻重来辨别是湿热夹风，还是血虚生风。初期一般是实证，如外感风热证、热毒炽盛证、湿热夹风证；后期多是虚证，如血虚生风证。

（二）治疗原则

本病应以祛风清热为基本治则，要根据病证的不同而有所区别。外感风热者，治以疏风清热，同时要确定是疏风为主，或清热为主，还是疏风清热并重；热毒炽盛者，治以泻火解毒；湿热夹风者，治以清热除湿祛风；血虚生风者，治以养血息风。同时本病应配合外治疗法，直接使用滴眼液可减轻局部症状。

（三）分证论治

1. 外感风热

证候：白睛赤肿，焮热疼痛而痒，恶热畏光，泪多眵结，兼见恶寒发热，头痛鼻塞，便秘溲赤，口渴思饮，舌质红，苔黄，脉数有力。

辨证要点：白睛赤肿，焮热疼痛而痒，恶热畏光，泪多眵结，兼有风热之征。

治法：祛风清热，表里双解。

常用方：防风通圣散（《宣明论方》）加减。

类方：风重于热者，羌活胜风汤（《原机启微》）加减；热重于风者，泻肺饮（《眼科纂要》）加减。

常用药：荆芥、防风、薄荷、麻黄、大黄、野菊花、黄芩、金银花、连翘、桔梗、当归、白芍、甘草。

加减：热毒偏盛，加栀子、石膏；眼痒，加蝉蜕、地肤子。

2. 热毒炽盛

证候：白睛赤肿、溢血，胞睑红肿，黑睛星翳，羞明刺痛，热泪如汤，口渴引饮，溲赤便秘，舌红，苔黄，脉数。

辨证要点：白睛赤肿、溢血，黑睛星翳，羞明刺痛，口渴引饮，溲赤便秘。

治法：清热泻火，解毒散邪。

常用方：普济消毒饮（《东垣试效方》）加减。

常用药：黄连、黄芩、栀子、石膏、连翘、柴胡、板蓝根、防风、玄参、赤芍。

加减：黑睛星翳，加龙胆草、蝉蜕；白睛点片状溢血，加生地黄、牡丹皮、紫草；大便秘结，加大黄、枳实。

3. 湿热夹风

证候：眼内奇痒尤甚，泪多眵稠，胞睑沉重，白睛微黄，色泽污秽，甚则黑白睛交界处呈胶状隆起；亦可伴睑内遍生颗粒，状如小石排列；兼见小便短赤，舌红，苔黄腻，脉滑数。

辨证要点：眼内奇痒尤甚，泪多眵稠，胞睑沉重，白睛微黄，色泽污秽，舌红，苔黄腻，脉滑数。

治法：清热化湿，祛风止痒。

常用方：除湿汤（《眼科纂要》）加减。

常用药：防风、荆芥、连翘、黄芩、黄连、车前子、茯苓、滑石、白鲜皮、地肤子、蝉蜕、甘草。

加减：胶样结节较大，加牡丹皮、赤芍、夏枯草。

4. 血虚生风

证候：眼痒干涩，时发时止，白睛微显污红，面色少华或萎黄，舌淡，苔薄，脉细。

辨证要点：眼痒干涩，时发时止，面色少华，舌淡，脉细。

治法：养血息风，润目止痒。

常用方：四物汤（《太平惠民和剂局方》）加减。

常用药：当归、白芍、川芎、熟地黄、白蒺藜、防风、地肤子、白术、茯苓、密蒙花。

四、其他疗法

（一）药物外治

1. 黄连西瓜霜眼药水、熊胆眼药水、千里光眼药水、鱼腥草滴眼液任选1种滴眼，用于结膜炎实证。根据病情也可选用抗生素滴眼液滴眼。

2. 珍珠明目液、人工泪液，用于结膜炎血虚生风目痒干涩者。

3. 胆汁二连膏、穿心莲眼膏，任选 1 种涂眼，用于结膜炎实证。

4. 洗眼法：金银花、野菊花、紫花地丁、败酱草、蒲公英各 20g，煎汤外洗，每日 2～4 次，用于结膜炎实证。

（二）针灸疗法

1. 取风池、太阳、睛明、合谷、曲池、攒竹、丝竹空、瞳子髎，每次 3～4 穴，每日针 1 次。

2. 点刺眉弓、眉尖、耳尖、太阳放血，每穴 3～4 滴。

五、预防护理

1. 注意个人卫生，不用脏手揉擦眼部，做到脸盆、毛巾一人专用。

2. 若周围已有患病儿童，避免与之接触，特别是患儿的手帕、脸盆、毛巾及用过的眼药水等。如一侧眼睛患病，对另一侧眼睛进行保护，以防患眼分泌物及药水流入。

3. 对急性期患儿进行隔离，对其生活用品及集体环境进行消毒，防止传染。

4. 禁忌包眼，因包眼可使热毒更盛，从而加重病情。

5. 忌食辛辣油腥，以防助湿生热而加重病情。

第十三章

其他病证

第一节 发热

发热是以体温（腋温）高于37℃为主要临床特征的儿科常见证候，也是儿科临床多种疾病中的一个症状。小儿发热分外感与内伤两大类。外感发热为邪毒入侵，正邪相争；内伤发热则多正气虚损，阴阳失调。临床发热多见于急性感染性疾病或传染性疾病，也可见于过敏或变态反应性疾病、结缔组织疾病、血液病等。小儿持续发热易耗伤阴津，体温过高者，易见痉、厥、闭、脱。因此，对小儿高热应在积极查明原因的同时及时对症救治。

一、病因病机

小儿发热病因复杂，主要由于外感邪毒、疾病内伤，导致机体营卫气血失和，脏腑阴阳失调。

1. 外感发热 小儿脏腑娇嫩，肌肤薄弱，且寒暖不能自调，若调护失宜，六淫邪毒由口鼻、皮毛而入，侵犯肺卫，束于肌表，郁于腠理，正邪交争，则发热。感受温热、暑湿之邪，或感受寒邪，从阳化热，均可引起发热，甚至高热；且邪愈盛，正愈实，交争愈剧，热势愈高。

2. 里热炽盛 若外感邪毒入里化热，或温热疫毒等直中于里，或小儿嗜食肥甘辛辣，肺胃蕴热，均可致里热炽盛，发生高热。邪热充斥内外，扰上及下，闭塞气机，可出现邪热蕴肺、热炽阳明、热结肠道、热入营血等诸证；热毒灼津炼液为痰，痰火交结，上扰清窍，引动肝风，亦可致变证丛生，甚至出现闭、脱等危重证候。

3. 邪郁少阳 小儿发热亦有感邪之后，正邪交争于半表半里，致少阳枢机不利者，则可见恶寒与发热交替出现之寒热往来证。由于少阳枢机不利，肝胆疏泄功能失常，故可同时伴见口苦、咽干、目眩、胸胁苦满、心烦喜呕等证候表现。

二、诊断

（一）诊断要点

小儿腋温37℃以上为发热，其中体温高于39℃为高热，体温达41℃以上为超高热；发热时间超过2周为长期发热。

（二）鉴别诊断

发热是许多疾病的重要症状之一，由于小儿发热的病因复杂，常无明显特异性症状，需要一定时间的仔细观察，必要的实验室检查及特殊检查，根据检查结果并结合疾病发展经过，甚至试验性治疗，综合分析才能最终明确诊断。小儿高热的鉴别诊断应注意以下情况。

1. 年龄不同引起发热的病种有异　新生儿期、婴幼儿期以感染性发热为主，常见上感、肺炎、败血症、肠道感染等疾病；儿童期以慢性感染性疾病较多见，其次为结缔组织病及各种传染病。

2. 发病季节与地区流行情况　伤寒、副伤寒和疟疾多见于夏秋季；生活中接触动物者，应排除某些人畜共患感染性疾病；黑热病、布鲁氏菌病有地方特性；居住疫区或去过疫区应考虑当地流行性疾病。

3. 既往史与现患疾病的关系　有风湿性心脏病史或先天性心脏病的患儿，应考虑亚急性细菌性心内膜炎；既往诊断结核的患儿要明确是否已治愈、治疗是否得当及是否继发其他器官结核；有金黄色葡萄球菌败血症或迁延性、慢性肺炎病史者，可发生肺脓肿或支气管扩张。

4. 发热类型的诊断意义　发热类型与疾病有一定的关系，如弛张热常见于败血症、风湿热、化脓性炎症等疾病，稽留热常见于伤寒、副伤寒等急性传染病的极期等。应注意由于抗生素和糖皮质激素的广泛应用，有些疾病的热型已不典型。

5. 发热时伴随症状和体征　如发热伴咳嗽、气急、发绀者，提示呼吸系统疾病；发热伴有高颅压综合征、脑膜刺激征、头痛、呕吐，甚至惊厥、昏迷者，提示中枢神经系统感染、颅内出血及脑瘤等；发热伴畏寒、寒战者，多见于亚急性细菌性心内膜炎和败血症；长期发热伴多系统损害者，应考虑为结缔组织病，如系统性红斑狼疮、结节性多动脉炎等。

6. 特殊治疗反应的诊断意义　当疟疾、结核病、伤寒、结缔组织病、败血症等诊断困难时，可根据检验结果以协助诊断。

三、辨证论治

（一）辨证思路

发热是一个临床症状，可见于多种疾病之中，应根据患儿发病季节、发热程度、持续时间、热型，以及伴随的临床症状、体征、实验室检查等明确病因诊断，包括病变系统、部位、性质，区别感染性或非感染性疾病。根据临床表现特点、指纹及舌脉情况辨别表里、虚实；注意有无兼夹证。

1. 外感高热　常因感受六淫邪毒所致，发热及鼻塞流涕、咳嗽等肺卫表证为其共有证候表现；但由于风、寒、暑、湿、燥、火等病邪特性及致病特点不同，故临床表现亦各有不同。

2. 但热不寒　是指热性病过程中，病邪入里化热，出现发热而无恶寒的症状。此为病邪亢盛，正气御邪，邪正交争，多属实证。临床上可因病位不同表现为邪热蕴肺、热炽阳明、热结肠道、湿热郁蒸、暑热伤气及热入营血等证候。

3. 日晡潮热　一般多在下午3～5时（即申时）出现发热，或热势加重，常见于阳明腑实证，故亦称阳明潮热。由于胃肠燥热内结，阳明经气旺于申时，正邪相争剧烈，故在此时热势加重。

4. 寒热往来　指恶寒时不发热、发热时不恶寒，恶寒与发热交替出现，定时或不定时发作的情况。这是少阳病正邪相争所出现的热型。其病机是邪入半表半里，枢机不利而致，除发热以外，常伴有口苦咽干、目眩、胸胁苦满、心烦喜呕等少阳枢机不利证候。

（二）治疗原则

小儿发热为儿科急症，治疗应以及时退热治标为先，辨病辨证论治其本为后。因病势易于传变，可中西结合、针药结合、内外结合救治。

（三）分证论治

1. 外感风热

证候：高热，微恶风，头身疼痛，鼻流浊涕，喷嚏咳嗽，口渴，咽红或喉核赤肿，舌苔薄黄，脉浮数，指纹浮紫。

辨证要点：高热，鼻流浊涕，咽红，舌苔薄黄，脉浮数，指纹浮紫。

治法：辛凉解表。

常用方：银翘散（《温病条辨》）加减。

常用药：金银花、连翘、荆芥、大青叶、生石膏、黄芩、薄荷、桔梗、牛蒡子、前胡、瓜蒌、芦根、甘草。

加减：咳嗽重，加杏仁、麻黄；咽红肿痛，加岗梅根、蝉蜕。

2. 里热炽盛

证候：高热，头痛，面赤气粗，大汗出，烦渴，神昏谵语，斑疹透露，舌质红或绛，苔黄，脉洪大。

辨证要点：高热，大汗出，烦渴，神昏谵语，斑疹透露。

治法：清气凉营。

常用方：清瘟败毒饮（《疫疹一得》）加减。

常用药：水牛角、黄芩、黄连、连翘、生石膏、生地黄、知母、赤芍、玄参、淡竹叶、栀子、牡丹皮、桔梗。

加减：高热抽搐者，加羚羊角、钩藤、地龙；咽喉肿痛明显，加板蓝根、山豆根；大便秘结者，加枳实、大黄。

3. 胃肠积热

证候：日晡潮热，腹胀拒按，呕吐酸腐，大便秘结，小便短赤，烦躁不安，舌质红，苔黄燥，脉沉大。

辨证要点：日晡潮热，腹胀拒按，大便秘结。

治法：通腑泄热。

常用方：大承气汤（《伤寒论》）加减。

常用药：大黄、芒硝、厚朴、枳实、莱菔子、甘草。

加减：烦躁不安，加竹叶、栀子、麦冬；口渴，加芦根、天花粉。

4. 邪郁少阳

证候：寒热往来，胸胁苦满，心烦喜呕，不思饮食，口苦咽干，目眩，舌边红，苔薄白，脉弦数。

辨证要点：寒热往来，胸胁苦满，心烦喜呕，口苦咽干。

治法：疏解少阳。

常用方：小柴胡汤（《伤寒论》）加减。

常用药：柴胡、黄芩、半夏、党参、郁金、生姜、大枣、甘草。

加减：食少，加六神曲、麦芽；心烦呕吐，加姜竹茹、麦冬。

四、其他疗法

（一）中成药

1. 小儿柴桂退热颗粒，用于外感风热证。

2. 黄栀花口服液，用于外感发热证。

3. 小柴胡颗粒，用于邪郁少阳证。

4. 清热解毒口服液，用于里热炽盛证。

（二）针灸疗法

取大椎、曲池、合谷穴，行强刺激，不

留针。十宣穴三棱针放血、耳尖放血，或指压曲池、合谷穴。

（三）外治疗法

1. 柴胡注射液　肌注或每次左右鼻孔各2～3滴，用于外感高热者。

2. 生石膏、柴胡、大黄、金银花、芦根各12g，煎水取汁50～100mL直肠滴入或保留灌肠，每2～3小时1次；或根据辨证处方，水煎剂每次5～10mL/kg，直肠滴入或保留灌肠。

五、预防护理

1. 注意休息，观察体温、呼吸、脉象、神志、大小便、出汗等情况的变化。

2. 保持室内空气新鲜及良好的通风，温湿度适宜；避免冷风冷气直接吹袭，并及时擦干汗液，松解衣裤以利散热。

3. 饮食宜清淡，忌食肥甘厚味及生冷之品，注意多饮开水，供给充足的热量和水分。

4. 保持大便通畅，观察排泄物性状，注意留取标本，并及时送检。

5. 积极治疗原发病。

6. 对曾有过高热惊厥者在运用退热药的同时，适当应用镇静剂，如安定、苯巴比妥等。监测体温，警惕发生高热惊厥；出现高热伴惊厥者，参见惊风处理。

7. 尽量使患儿安静，密切观察病情，并观察治疗效果，防止发生变证。

第二节　川崎病

川崎病（Kawasaki disease，KD）又称皮肤黏膜淋巴结综合征（mucocutaneous lymphnode syndrome，MCLS），是一种以全身血管炎为主要病理改变的急性发热性出疹性疾病，临床以发热、皮疹、球结膜充血、草莓舌、颈部淋巴结肿大、手足硬肿为特征，属于中医学温病范畴。本病以5岁以下婴幼儿发病为主，多数集中在1～2岁幼儿，6个月以下少见，男孩多见。本病一年四季均可发生，但每年4～5月及11月至次年1月发病相对较多。该病的冠状动脉损害为小儿时期后天性冠状动脉心脏病最常见的原因。大多数患儿经积极治疗可以康复，但尚有1%～2%的死亡率，死亡原因多为动脉瘤破裂、心肌炎及心肌梗死，部分患儿的心血管症状可持续数月至数年。

一、病因病机

本病主要是外感温热毒邪，犯于肺胃，蕴于肌腠，侵于营血所致，以温热邪毒炽盛、瘀血内阻贯穿整个病程为病机特点。温热毒邪从口鼻而入，蕴于肺胃，导致肺胃炽热。邪热上攻咽喉，可见咽红；热毒内迫营血，流注络脉，故手掌、足底潮红；毒入血分，充斥内外则出疹、球结膜充血；温毒之邪，易从火化，伤津耗液，故舌色深绛，状如杨梅，唇红皲裂；热毒流注经脉而致关节肿痛。后期热盛伤津，气血耗损，肢末失养，可见指趾端脱皮，甚至脱甲。本病初起病位主要在肺胃，随着病情发展，由于热毒炽盛，随营血走窜流注，内侵于心，或滞留于筋脉、关节、肌肉，或影响三焦气化，甚至五脏均可发生病变。

二、诊断

（一）诊断要点

1. 临床表现　高热持续 5 天以上，伴皮疹，双目红赤，草莓舌，口唇绛红、皲裂，口腔及咽部黏膜弥漫性充血，手足硬性水肿，指、趾端膜样脱皮，颈部淋巴结肿大。

2. 辅助检查

（1）血常规　白细胞增高，以中性粒细胞为主，伴核左移，可轻度贫血，病程第 2 周血小板增多。

（2）血沉　增快。

（3）C 反应蛋白　增高。

（4）心电图　可见多种改变，如 ST 段改变，T 波异常，心律失常表现及异常 Q 波等。

（5）超声心动图　可见冠状动脉扩张或冠状动脉瘤，可有心包积液。

（二）鉴别诊断

1. 猩红热　病后 1～2 天出现皮疹，为粟粒状弥漫性均匀皮疹，疹间皮肤潮红，指、趾肿胀不明显，有口周苍白圈、帕氏线、杨梅舌等特殊体征，青霉素治疗有效。

2. 渗出性多形性红斑　不规则红斑及多样性皮疹，眼、唇有脓性分泌物及假膜形成，皮疹包括斑疹、丘疹、荨麻疹和疱疹，疱疹破裂后可形成溃疡。

3. 传染性单核细胞增多症　持续发热、淋巴结肿大与川崎病有相似之处，但无球结膜充血及口腔黏膜改变，四肢末端无硬肿及脱皮。外周血白细胞分类以单核淋巴细胞为主，占 70%～90%，异常淋巴细胞达 10%。

4. 幼年类风湿病　发热时间较长，可持续数周或数月，对称性、多发性关节炎，尤以指、趾关节受累比较突出，类风湿因子常为阳性。

三、辨证论治

（一）辨证思路

本病主要是感受温热毒邪，侵犯营血所致，辨证时宜以卫气营血为纲，同时辨明虚实。早期邪热炽盛，多以实证为主；后期伤津耗气，多以虚热为主。临床上主要针对热程、皮疹颜色、口腔及黏膜病损分三阶段进行辨证。初期为卫气同病，中期为气营两燔，后期为气阴两伤，正虚邪恋。若疾病按卫气营血传变规律发展，是为顺证；若在疾病初期或后期快速进展为毒热侵心，心脉受损，或出现危候，是为逆证。本病有热势高、热程长、传变快的特点，且易于形成气滞瘀血，进而阻塞脉络，可有多种并发症出现，临证之时应当细辨。

（二）治疗原则

本病治疗以清热解毒，活血化瘀为主。初起疏风清热解毒，宜辛凉透表；热毒炽盛治以清气凉营解毒，苦寒清透；后期气耗阴伤，则予益气养阴为主，甘寒柔润。本病易于形成瘀血，自初期至后期始终应注意活血化瘀法的应用。温毒之邪多从火化，最易伤阴，在治疗上又要分阶段滋养胃津，顾护心阴，维护阴液应贯穿治疗的始终，勿辛温升散和大剂散表。

（三）分证论治

1. 卫气同病

证候：发病急骤，持续高热，微恶风，目赤咽红，口唇泛红，口腔黏膜潮红，手足微肿稍硬，手掌、足底潮红，皮疹显现，颈部臖核肿大，肛周皮肤发红，口渴喜饮，或伴咳嗽，纳差，舌质红，苔薄黄，脉浮数，指纹淡紫。

辨证要点：持续高热，目赤咽红，皮

疹，手掌、足底潮红，颈部淋巴结肿大。

治法：清热解毒，辛凉透表。

常用方：银翘散（《温病条辨》）加减。

常用药：金银花、连翘、薄荷、板蓝根、牛蒡子、玄参、鲜芦根。

加减：热势较高者，加生石膏、知母；颈部淋巴结肿大，加浙贝母、僵蚕；手足掌底潮红，加生地黄、黄芩、牡丹皮。

2.气营两燔

证候：壮热不退，昼轻夜重，斑疹遍布，斑疹多形色红，唇干赤裂，口腔黏膜弥漫充血，咽红目赤，手足硬肿潮红，指、趾端膜样脱皮，肛周皮肤发红或脱皮，颈部臖核肿大，口干渴，或伴烦躁不宁，舌质红绛，状如草莓，苔黄，脉数，指纹紫滞。

辨证要点：壮热不退，目赤唇干，肌肤斑疹，颈部淋巴结肿大。

治法：清气凉营，解毒化瘀。

常用方：清瘟败毒饮（《疫疹一得》）加减。

类方：清营汤（《温病条辨》）加减。

常用药：水牛角、生地黄、牡丹皮、赤芍、生石膏、知母、黄芩、栀子、玄参、甘草。

加减：大便秘结，加用生大黄；热重伤阴，加麦冬、鲜石斛、鲜竹叶、鲜生地黄；颈部臖核明显，加用夏枯草、紫花地丁。

3.气阴两伤

证候：低热留恋或身热已退，指、趾端脱皮或脱屑，斑疹消退，倦怠乏力，动辄汗出，手中心热，咽干口燥，口渴欲饮，或伴心悸，纳差，盗汗，舌红少津，苔少，脉细弱不整，指纹淡。

辨证要点：倦怠乏力，自汗盗汗，咽干口渴，指趾端脱皮，舌红苔少。

治法：益气养阴，清解余热。

常用方：沙参麦冬汤（《温病条辨》）加减。

类方：竹叶石膏汤（《伤寒论》）加减。

常用药：沙参、麦冬、玉竹、天花粉、生地黄、玄参、太子参、白术、扁豆。

加减：纳呆，加焦山楂、焦神曲；低热不退，加地骨皮、银柴胡；心悸、脉律不整，加用丹参、黄芪、炙甘草。

四、其他疗法

（一）中成药

1.双黄连口服液，用于卫气同病证。

2.蒲地蓝消炎口服液，用于卫气同病证。

3.清热解毒口服液，用于气营两燔证。

4.生脉饮口服液，用于气阴两伤证。

（二）针灸疗法

气营两燔者，取穴大椎、曲池、合谷、十宣，快针强刺激，泻法不留针；热在营血，扰动心神者，取穴心俞、神门、内关，平补平泻法，留针20分钟。每日1次。

五、预防护理

1.本病病因未明，尚无针对病因的特异性预防措施，可适当参加户外活动，增强体质，积极防治各种感染性疾病。

2.患病后饮食宜清淡新鲜，补充足够水分；保持口腔清洁；适度卧床休息。

3.密切观察病情变化，特别是并发症的出现。

4.本病患儿应每隔3～6个月追踪观察1次，2年后应每半年复查1次，有冠状动脉扩张者需长期随访，每半年至少做1次超声心动图检查，直至冠状动脉扩张消失为止。

第三节　传染性单核细胞增多症

传染性单核细胞增多症（infectious mononucleosis，IM）是一种由EB病毒（Epstein-Barr virus，EBV）感染所致的急性传染病。临床上以发热、咽峡炎、淋巴结及肝脾大、外周血中淋巴细胞增多并出现单核样异型淋巴细胞等为主要特征。本病多呈散发性，也可引起小流行，一年四季均可发病，以晚秋至初春为多。本病任何年龄皆可发病，6岁以下儿童多呈隐性或轻型感染，15岁以上感染后多出现典型症状。本病从发病和病理演变过程来看，属中医学"温病"范畴，可按温热病的传变规律辨证施治。

一、病因病机

本病因感受温热时邪，由口鼻而入，侵于肺卫，结于咽喉，内传脏腑，瘀滞经络，伤及营血而发，以卫、气、营、血规律进行传变，热毒是其主要病因，痰瘀是其主要病理产物。

温邪从口鼻而入，首犯肺卫，症见畏寒发热、头痛咳嗽、咽红烦渴；邪犯胃腑，可见恶心呕吐、不思饮食等；若兼夹湿邪，可见困倦乏力、脘腹痞闷、面黄肢重等症。热毒进入气分，化毒化火，肺胃热甚，则大热大汗；热毒炽盛，炼液为痰，痰火瘀结，充斥脏腑，流注经络，发为淋巴结肿大；热毒内蕴，气血瘀滞，可见腹中积聚痞块；热毒痰火上攻咽喉，则咽喉肿痛溃烂；热毒内窜

营血，迫血妄行，出现皮疹发斑、尿血；热毒内陷心肝，发为抽搐昏迷；痰热内闭于肺，则为咳嗽痰喘；痰火痹阻脑络，可致口眼㖞斜、失语瘫痪；湿热瘀阻肝胆，发为黄疸。热毒痰瘀易伤气阴，使疾病迁延难愈，故后期表现为气阴受伤，余毒未清，病情迁延。

二、诊断

（一）诊断要点

1.有接触史，潜伏期9～11天。起病初始，可有轻重不同的前驱症状，如全身不适、畏寒发热、神倦乏力、恶心呕吐、食欲不振等。

2.发热期典型表现：①不规则发热：体温38～40℃，热程1～3周，无固定热型，全身中毒症状不显著。②咽峡炎：咽部充血，扁桃体肿大，可有渗出物，或有灰白色假膜形成。③淋巴结肿大：70%可有明显淋巴结肿大，在病程第1周就可以出现颈后及全身淋巴结肿大并压痛，肿大的淋巴结很少超过3cm，硬度中等，无粘连，常于热退后数周才消退。④肝脾肿大：肝肿大者占20%～62%，多在肋下2cm以内，可伴谷丙转氨酶升高，部分患儿有黄疸；半数患儿可有轻度脾肿大，伴有压痛，偶可发生脾破裂。⑤皮疹：约1/3的病例在病后4～6天出现皮疹，其形态呈多形性，或斑疹、丘疹、皮肤出血点或猩红热样红斑疹，软腭可有出血点，持续1周左右渐退。

本病常可累及心、肺、肝、肾，出现咳喘、黄疸、血尿、惊厥及瘫痪失语等症状；病程2～4周，临床表现不一，根据主症又分为腺肿型（以淋巴结及脾肿大为主）、咽

峡炎型（以咽峡炎和发热为主），热型（以发热、皮疹为主），肝炎型（以黄疸、肝损害为主），肺炎型（以发热、咳喘为主），脑型（以精神神经症状为主）等。恢复期全身症状消退，但精神萎靡，淋巴结和脾肿大消退较慢，可持续数周或数月。

3.辅助检查

（1）血常规　外周血象改变是本病的重要特征。早期白细胞总数多在正常范围或稍低，发病1周后，白细胞总数增多。淋巴细胞数增多达60%以上，异形淋巴细胞增多，10%以上或其绝对值超过$1×10^9$/L，对诊断本病很有价值。血小板计数常见减少，可能与病毒直接损伤或免疫复合物作用有关。

（2）EBV特异性抗体检测　间接免疫荧光法和酶联免疫吸附法检测血清中VCA-IgM和EA-IgG。VCA-IgM阳性是新近EBV感染的标志，EA-IgG一过性升高是近期感染或EBV复制活跃的标志，均具有诊断价值。

（3）EBV-DNA检测　采用聚合酶链反应（PCR）方法能快速、敏感、特异地检测患儿血清中含有高浓度EBV-DNA，提示存在病毒血症。

（二）鉴别诊断

1.巨细胞病毒感染　其症状酷似传染性单核细胞增多症，应予鉴别。巨细胞病毒感染很少出现咽痛和淋巴结肿大，血清嗜异性凝集试验阴性。通过血清特异性巨细胞病毒IgM抗体测定和巨细胞病毒分离可确诊。尿中发现巨细胞病毒包涵体有助于鉴别。

2.传染性淋巴细胞增多症　发病年龄10岁以下为主，轻度发热，有上呼吸道感染或（和）胃肠道症状。外周血象白细胞总数升高，分类以成熟淋巴细胞为主，占60%～90%，异常淋巴细胞并不增高，骨髓象正常，嗜异性凝集反应阴性。

3.急性淋巴细胞白血病　传染性单核细胞增多症病程远较急性淋巴细胞白血病缓和，且嗜异凝结试验阳性，血液异常淋巴细胞呈多形性，红细胞及血小板多正常，骨髓象幼稚细胞比例不增高。

三、辨证论治

（一）辨证思路

本病的发生、发展、转归呈温病演绎，具有卫、气、营、血的一般传变规律，临证时应辨清病程所在。初起邪郁肺卫，症见畏寒发热、咳嗽咽痛、头痛不适；继而热毒化火入里，肺胃气分热盛，故壮热不退，口渴烦躁；热毒攻喉则咽喉肿烂；热毒流注则瘰疬结核；热毒外泄则皮疹发斑；严重者热陷营血，表现为气营两燔。营血受邪则发斑出血、神昏抽搐；后期气阴损耗，余毒未尽，表现为精神萎靡、低热盗汗、瘰疬结核消退缓慢。热毒内传，灼津为痰，熬血成瘀，痰瘀互结，耗气伤阴，是本病的基本病理。由于本病的表现复杂多样，虽有上述病变规律，但在主症的表现形式上往往以某一器官为主，构成了临床上的不同分型。本病辨证的关键在于分清卫、气、营、血的不同阶段，抓住热、毒、痰、瘀的病机本质。

（二）治疗原则

感受温热时邪是本病的主要致病因素，热毒痰瘀是基本病理特征，清热解毒、化痰祛瘀是本病的基本治则。根据病变表里程度的不同，在卫则辛凉解表，在气则清气泄热，在营血分则清营凉血；疾病后期，气阴耗伤则益气养阴，兼清余邪；夹湿邪者，结合芳香化湿，或清热利湿、通络达邪。

（三）分证论治

1. 邪郁肺卫

证候：发热不退，微恶风寒，肌肤微汗，咽红疼痛，鼻塞咳嗽，头身疼痛，颈项臀核肿大，舌边或舌尖稍红，舌苔薄黄或薄白而干，脉象浮数。

辨证要点：发热恶寒，少汗，咽喉红肿疼痛，颈项臀核肿大，鼻塞流涕，脉浮。

治法：疏风清热，清肺利咽。

常用方：银翘散（《温病条辨》）加减。

常用药：金银花、连翘、芦根、竹叶、荆芥、豆豉、薄荷、牛蒡子、桔梗、生甘草。

加减：咽喉肿痛，加蝉蜕、僵蚕、山豆根；淋巴结肿大，加蒲公英、夏枯草、蚤休；高热烦渴，加生石膏、黄芩、知母。

2. 热毒炽盛

证候：壮热不退，烦躁口渴，咽喉红赤，喉核肿大疼痛，口疮溃烂，口气臭秽，面红唇赤，皮疹红赤，稠密显露，颈项臀核肿大，肝脾肿大，便秘尿赤，舌红苔黄，脉数有力。

辨证要点：咽喉肿痛，壮热烦渴，皮疹色红，颈项臀核肿大，肝脾肿大。

治法：清热泻火，解毒利咽。

常用方：普济消毒饮（《东垣试效方》）加减。

类方：清瘟败毒饮（《疫疹一得》）加减。

病邪偏于肺胃气分的选用普济消毒饮加减，偏于气血两燔者选用清瘟败毒饮加减。

常用药：黄连、连翘、板蓝根、升麻、牛蒡子、桔梗、马勃、玄参、薄荷、黄芩、陈皮。

加减：淋巴结肿大，加蒲公英、夏枯草、浙贝母；高热烦渴，加生石膏、知母；咽喉红肿溃烂严重，合用六神丸；咳嗽气急，痰涎壅盛者，加麻黄、鱼腥草、葶苈子；肝脾肿大，加柴胡、莪术、丹参；皮肤黄疸，加茵陈蒿、栀子、金钱草；若神昏抽搐，加紫雪丹或安宫牛黄丸。

3. 正虚邪恋

证候：病程日久，发热渐退，或低热不退，神疲气弱，口干唇红，大便不调，或干或稀，小便短赤，咽红稍肿，臀核肿大、肝脾肿大逐渐缩小，舌质绛，舌苔花剥，脉细无力。

辨证要点：发热渐退，或低热起伏，神倦乏力，淋巴结、肝脾肿大逐渐缩小。

治法：益气养阴，兼清余热。

常用方：竹叶石膏汤（《伤寒论》）加减。

类方：青蒿鳖甲汤（《温病条辨》）加减。

气虚邪恋者选用竹叶石膏汤加减，阴虚邪恋者选用青蒿鳖甲汤加减。

常用药：竹叶、石膏、人参、麦冬、半夏、粳米、知母、牡丹皮、甘草。

加减：气虚易汗，加黄芪；心悸，加龙骨、五味子；食欲不振，加焦山楂、炒谷芽、炒麦芽。

四、其他疗法

（一）中成药

1. 抗病毒颗粒，用于热毒炽盛证。
2. 小儿化毒散，用于痰热流注证。

3. 安宫牛黄丸，用于热陷心肝证。

4. 生脉饮口服液，用于气阴两虚证。

（二）中药外治

1. 锡类散或冰硼散适量，喷吹于咽喉，适用于咽喉红肿溃烂者。

2. 三黄二香散，即黄连、黄柏、生大黄、乳香、没药各适量，共研末，先用浓茶汁调匀湿敷肿大的淋巴结，干后换贴，后用香油调敷，每日 2 次。本法适用于淋巴结肿大。

3. 如意金黄散用茶或醋调敷在肿大的淋巴结上，每日 1～2 次，适用于淋巴结肿大。

五、预防护理

1. 急性期患儿应予隔离，鼻咽分泌物及其污染物要严格消毒。集体机构发生本病流行，应就地隔离检疫。

2. 恢复期病毒血症仍可存在，必须在发病后 6 个月才能献血。

3. 近年来，国内外正在研制 EB 病毒疫苗，将来除可用于预防本病以外，尚考虑用于 EBV 感染的相关的儿童恶性淋巴瘤和鼻咽癌的免疫预防。

4. 急性期患儿应卧床休息 2～3 周，以减少体力消耗。

5. 高热期间多饮水，进清淡易消化的食物，保证营养及足够的热量。

6. 注意口腔清洁卫生，防止口腔、咽部并发感染。

第四节　幼年特发性关节炎

幼年特发性关节炎（JIA）是儿童时期常见的结缔组织病，以慢性关节炎为主要特征，并伴有全身多系统的受累，包括关节、皮肤、肌肉、肝脾及淋巴结。该病命名繁多，诸如 Still 病、儿童慢性关节炎、幼年关节炎、幼年慢性多关节炎等。本病可归属于中医学"温病""痹证""尪痹"等范畴。

本病可发生于任何年龄，但 1 岁以内小儿少见。国外统计 JIA 发病率约为 1/1500，国内 JIA 确切的发病率缺乏系统资料。JIA 不同于成人类风湿关节炎，全身症状较突出，多数患儿预后良好，仅约 20% 患儿可能留下关节永久损害及严重残疾。

一、病因病机

本病内因主要为胎禀不足、脏腑虚损、气血亏虚、营卫不和、腠理不固；外因为感受风寒湿热之邪。外邪侵袭，使肌肉、筋骨、关节痹阻，气血运行不畅，瘀血内生，凝津成痰，痰瘀互结关节，致关节肿痛、僵硬变形。

患儿冒雨涉水，居处潮湿，或因气候变化，均易感受风寒湿邪，寒湿凝滞关节，气血运行不畅，则关节肿痛，得暖痛减，遇寒加重，形成寒痹。若素体阳气偏亢，内有蕴热或阴虚阳亢之体，感受外邪易从热化，或风、寒、湿邪流注经络关节日久不愈，郁而化热，损伤血脉，致关节灼热、红肿疼痛，形成热痹。小儿为纯阳之体，外邪化热生火，热毒内传，充斥表里，气营两燔，病情发展迅速，可致高热弛张，汗多渴饮，甚至烦躁谵语。痹病日久，风、寒、湿、热之邪流注经络关节，瘀血内生，津凝成痰，痰瘀互结，致关节僵硬变形，痛有定处。若寒邪伤阳，进一步可致阳虚寒凝；或热邪伤阴，致阴虚火旺；或损耗气血，致气血亏虚，引起经络、筋骨、关节失养，不荣而痛，僵硬变形，屈伸受限；正虚体弱，屡发不已，日久病邪内舍于脏，致心、脾、肝、肾等内脏虚损，肝藏血、主筋，肾藏精、主骨，肝肾同源，以养筋骨。若肝肾精血不足，邪气侵袭筋骨，痹阻经络，流注关节，渐至筋挛骨松、关节变形，终成残疾。

二、诊断

（一）诊断要点

根据 2002 年幼年特发性关节炎国际风湿病学联盟分类标准，将 16 岁以下不明原因的关节肿胀并持续 6 周以上的关节炎命名为 JIA。

1. 全身型 JIA 每天发热，持续至少 2 周以上，伴关节炎，同时伴以下 1 项或更多症状：①短暂的、非固定的红斑样皮疹。②全身淋巴结大。③肝脾大。④浆膜炎。

应排除下列情况：①银屑病者。②8 岁以上 HLA-B27 阳性男性关节炎患儿。③家族史中一级亲属有 HLA-B27 相关疾病（强直性脊柱炎、与附着点炎性反应相关的关节炎、急性前色素膜炎或骶髂关节炎）。④2 次类风湿因子（RF）阳性，2 次间隔为 3 个月。

2. 少关节型 JIA 发病最初 6 个月 1～4 个关节受累。有 2 个亚型：①持续性少关节型 JIA，整个疾病过程中关节受累数 ≤ 4 个。②扩展性少关节型 JIA，病程 6 个月后关节受累数达 ≥ 5 个。

应排除下列情况：①银屑病者。②8 岁以上 HLA-B27 阳性的男性关节炎患儿。③家族史中一级亲属有 HLA-B27 相关疾病（强直性脊柱炎、与附着点炎性反应相关的关节炎、急性前色素膜炎或骶髂关节炎），2 次 RF 阳性，2 次间隔为 3 个月。④全身型 JIA。

3. 多关节型 JIA（RF 阴性） 发病最初 6 个月 5 个以上关节受累，RF 阴性。应排除下列情况：①银屑病者。②8 岁以上 HLA-B27 阳性的男性关节炎患儿。③家族史中一级亲属有 HLA-B27 相关疾病（强直性脊柱炎、与附着点炎性反应相关的关节炎、急性前色素膜炎或骶髂关节炎）。④2 次 RF 阳性，2 次间隔为 3 个月。⑤全身型 JIA。

4. 多关节型 JIA（RF 阳性） 发病最初 6 个月 5 个以上关节受累，伴 RF 阳性。应排除下列情况：①银屑病者。②8 岁以上 HLA-B27 阳性的男性关节炎患儿。③家族史中一级亲属有 HLA-B27 相关疾病（强直性脊柱炎、与附着点炎性反应相关的关节炎、急性前色素膜炎或骶髂关节炎）。④全身型 JIA。

5. 银屑病性 JIA 1 个或更多的关节炎并银屑病，或关节炎并以下任何 2 项：①指（趾）炎。②指甲凹陷或指甲脱离。③家族史中一级亲属有银屑病。

应排除下列情况：①8 岁以上 HLA-B27 阳性的男性关节炎患儿。②家族史中一级亲属有 HLA-B27 相关疾病（强直性脊柱炎、与附着点炎性反应相关的关节炎、急性前色素膜炎或骶髂关节炎）。③2 次类风湿因子阳性，2 次间隔为 3 个月。④全身型 JIA。

6. 与附着点炎性反应相关的关节炎

（1）关节炎并附着点炎性反应。

（2）关节炎或附着点炎性反应，伴有

下列情况中至少 2 项：①骶髂关节压痛或炎性反应性腰骶部及脊柱疼痛，而不局限在颈椎。②HLA-B27 阳性。③ 8 岁以上发病的男性患儿。④家族史中一级亲属有 HLA-B27 相关疾病（强直性脊柱炎、与附着点炎性反应相关的关节炎、色素膜炎或骶髂关节炎）。

应排除下列情况：①银屑病者。② 2 次 RF 阳性，2 次间隔为 3 个月。③全身型 JIA。

7. 未定类的 JIA　不符合上述任何 1 项或符合上述 2 项以上类别的关节炎。

（二）辅助检查

1. 常规检查　血常规可表现为贫血，白细胞总数、中性粒细胞比例及血小板常增高；C 反应蛋白（CRP）和血清铁蛋白也常增高，血沉常增快；活动期 IgG、IgA、IgM 升高。抗 T 淋巴细胞抗体可阳性。关节液分析白细胞增多，中性粒细胞比例常增高，蛋白升高，糖降低。全身型类风湿因子（RF）、抗核抗体（ANA）均阴性；多关节 I 型的 RF 阴性，25% ANA 阳性；多关节 II 型 RF 阳性，75% 的 ANA 阳性；少关节 I 型的 RF 阴性，50% 的 ANA 阳性；少关节 II 型的 RF 与 ANA 均阴性，HLA-B27 阳性。对于诊断为 JIA 的患儿尤其是全身型者，应进行心电图、超声心动图、心肌酶谱等检查，以明确是否有心脏损害。

2. 其他检查　疾病早期关节 X 线检查仅显示关节骨质疏松，周围软组织肿胀，关节附近呈现骨膜炎。晚期见关节骨破坏。全身型 JIA 胸部 X 线可见胸膜炎，或因心包炎而显示心影扩大，或风湿性肺病变；超声波可发现儿童关节炎时关节腔渗出和滑膜增厚；

MRI 能较普通 X 线检查更敏感地发现较轻的软骨破坏、早期骶髂关节炎和骨侵蚀；骨放射性核素扫描有助于鉴别感染性或恶性肿瘤。外周关节选择 X 线正侧位，骶髂关节 CT 扫描能较早发现异常改变，怀疑髋关节病变应进行 MRI 检查。如腰骶部疼痛，弯腰困难（Schober 试验阳性），实验室检查阳性，应及早行骶髂关节 CT 扫描，发现异常则提示强直性脊柱炎。裂隙灯检查以明确是否有虹膜睫状体炎。

（二）鉴别诊断

1. 风湿热　关节症状以大关节为主，多呈游走性和多发性，急性期过后功能可完全恢复，不遗留畸形，X 线无骨质损害，风湿热时多有心肌炎、抗链球菌溶血素 "O" 升高。

2. 结核性关节炎　有结核病史，多为单个关节受累，常见于髋、脊椎、颈椎、腰椎。关节以骨破坏为主，有时伴寒性脓疡。

3. 化脓性关节炎　为单个关节受累，局部红肿热痛，有明显的全身感染中毒症状，白细胞总数及中性粒细胞比例明显增高。

4. 败血症　有明显的全身感染中毒症状，血培养可获致病菌，白细胞总数及中性粒细胞比例明显升高。

5. 系统性红斑狼疮　面部蝶形红斑，肾脏受累率较高，血液或骨髓可查到红斑狼疮细胞，抗核抗体阳性率高。

三、辨证论治

（一）辨证要点

本病的辨证重在辨清急性期和缓解期。急性期以卫气营血辨证为主，以起病急、发热、关节肿痛实证为特征；缓解期以脏腑辨证为主，以正虚邪恋，气虚血瘀，关节肿或痛如针刺，或僵硬变形为特征；若关节疼痛不已，拘挛不利，伴头晕目眩、腰膝酸软，为肝肾亏损特征。

（二）治疗原则

急性期为邪实正盛阶段，治疗应以祛邪为主，根据感受风、寒、湿、热邪性质的不同分别以祛风、散寒、利湿、清热为法祛除实邪，疏通经络；缓解期为正虚邪恋，治疗当扶正为主，兼以祛除余邪，分别采用益气化瘀、通络祛瘀、补益肝肾等治法，治疗中适时配合针灸、推拿、中药外治等综合疗法。

（三）分证论治

1. 湿热流注

证候：起病较急，多伴发热，手足小关节红肿灼痛，关节屈伸不利，或脊椎肿痛，自汗烦渴，眼干泪少，大便干结，舌红，苔薄黄，脉滑数或细数。

辨证要点：手足小关节红肿热痛，关节屈伸不利，或脊椎胀痛。

治法：清热利湿，祛瘀通络。

常用方：清络饮（《温病条辨》）加减。

常用药：羚羊角、石斛、白薇、竹茹、丝瓜络、忍冬藤、桑枝、地龙、赤芍、茺蔚子。

加减：热势较甚者，加石膏；关节肿痛较剧者，加秦艽、威灵仙、海风藤；大关节受累，肌肉萎缩，舌紫暗，加木瓜、乌梢蛇、桃仁。

2. 气营两燔

证候：高热弛张，关节肿胀疼痛，斑疹显现，面红目赤，汗多渴饮，烦躁谵语，关节疼痛，舌质红，苔黄，脉洪数。

辨证要点：高热弛张，关节肿胀疼痛，舌质红，苔黄，脉洪数。

治法：清气泄热，凉营消斑。

常用方：清瘟败毒散（《疫疹一得》）加减。

常用药：生地黄、黄连、黄芩、牡丹皮、石膏、栀子、甘草、竹叶、玄参、犀角、连翘、芍药、知母、桔梗。

加减：热重，加金银花、连翘、龙胆草；便干，加生大黄；下肢肿痛，小便短赤，加海桐皮、防己。

3. 寒湿郁滞

证候：起病稍缓，体温正常或低热，形寒肢冷，关节拘急疼痛，患处不红不热，得痛则减，遇寒加重，晨僵，舌淡，苔白滑，脉沉细。

辨证要点：关节剧痛，得温得按痛减，关节晨僵，舌淡，苔白滑，脉沉细。

治法：温经散寒，活血通络。

常用方：乌头汤（《金匮要略》）加减。

常用药：麻黄、乌头、黄芪、芍药、桂枝、当归、甘草。

加减：寒盛，加细辛、补骨脂；湿盛，加苍术、薏苡仁；风盛，加海风藤、乌梢蛇。

4. 痰瘀痹阻

证候：痹证日久，关节漫肿，僵硬变形，活动不便，痛有定处，或痛如针刺，口燥，舌质紫暗，或有瘀斑，苔白腻，脉涩或弦滑。

辨证要点：关节肿僵变形，活动不便，痛有定处如针刺，舌质紫暗。

治法：化痰行瘀，蠲痹通络。

常用方：双合汤（《万病回春》）加减。

常用药：当归、川芎、白芍、生地黄、陈皮、半夏、白茯苓、桃仁、红花、白芥子、甘草。

加减：痰浊滞留，皮下有结节者，加胆南星、天竺黄；瘀血明显，关节刺痛、固定，舌质紫暗，脉涩，加莪术、三七、土鳖虫；疼痛无定处者，加穿山甲、白花蛇、全蝎。

5. 肝肾亏虚

证候：反复发作关节疼痛，拘挛不利，局部轻度灼热红肿，伴头晕目眩，舌干口燥，手足心热，腰膝酸软，舌光红，脉细数。

辨证要点：关节挛缩疼痛，反复不已，腰膝酸软，舌光红，脉细数。

治法：滋补肝肾，养血通络。

常用方：独活寄生汤（《备急千金要方》）加减。

常用药：熟地黄、牛膝、独活、桑寄生、杜仲、当归、白芍、川芎、党参、茯苓、细辛、秦艽、防风、桂心、甘草。

加减：气虚，加黄芪；关节不利，加桑枝、地龙、白僵蚕；骨节疼痛较著，加姜黄、豨莶草。

四、其他疗法

（一）中成药

1. 尪痹冲剂，用于各型关节肿痛者。
2. 小活络丹（丸），用于寒湿郁滞者。
3. 大活络丹（丸），用于肝肾亏虚者。

（二）针灸疗法

1. 针刺　早期发热较甚者，取穴合谷、外关、曲池、大椎，泻法不留针；下肢关节疼痛者，取穴环跳、足三里、阳陵泉、昆仑，平补平泻法；上肢关节肿痛者，取穴合谷、外关、曲池，平补平泻法。每日1次，一般留针时间以10～15分钟为宜。

2. 艾灸　在患病关节疼痛部位用半个米粒大小艾绒灸3～5壮（直接灸），每日1次，10次为1个疗程，用于晨僵较甚的寒湿郁滞证。

（三）推拿疗法

发热重，清天河水，清大肠、阳池穴，补脾，推外劳宫，揉一窝风；局部取穴，揉按足三里，掐内外膝眼，揉指尖关节，捏脊。每日1次，5～7次为1个疗程。

（四）中药外治

1. 海风藤、海桐皮、两面针、桂枝、红花、透骨草各30g，水煎后熏洗关节处，每次20～30分钟，每日1～2次，用于关节肿痛者。

2. 威灵仙、全蝎、千年健、当归、细辛、苏木、防风、鸡血藤，研磨加醋做饼，加热贴敷，每日1次，10天为1个疗程，用于寒湿郁滞证、痰瘀痹阻证。

五、预防护理

1. 注意防寒、防潮和保暖，尤其在气候反常时，要避免汗出当风，防止感冒。阴雨寒湿天气更应注意保护，可在疼痛处加用护套，以免病情加重或急性发作。

2. 饮食宜营养丰富，少食辛辣刺激食物。根据脏腑气血不足的情况，酌情选用各种补养食品，以增强机体的抗病能力，防止变证。

3. 注意自身功能锻炼，循序渐进，持之以恒，使肢体活动，筋骨强健。

第五节 紫癜

紫癜是小儿时期常见的出血性病证之一，临床以血液溢于皮肤、黏膜之下，出现瘀点、瘀斑，压之不褪色为特征，常伴见鼻衄、齿衄，甚则呕血、便血、尿血，以学龄儿童较为多见，常可反复发作。本病的预后与引起紫癜的各种疾病有关，一般经治可愈，预后良好；反复发作或出血严重者，往往迁延难愈，甚则危及生命。中医学中"紫癜风""葡萄疫""血证""斑毒""血溢""斑疹""发斑""衄血""便血""尿血"等与本病均有关。西医学的多种出血性疾病可参考本病治疗，儿科临床最多见的为过敏性紫癜及原发性血小板减少性紫癜。

一、病因病机

紫癜的病因有内因、外因两方面，可分虚实两类。先天禀赋不足，肺脾气虚为其内因，多为虚证；而外因则多为感受时邪、饮食不当所致，常呈实证。病机要点为脉络损伤，血不循经，溢于脉外，形成紫癜。离经之血经久不去，形成瘀血，瘀血阻于脉络，往往又会加重出血。

1.风热伤络 风热之邪从口鼻而入，内伏血分，郁蒸于肌肤，与气血相搏，灼伤脉络，血不循经，渗于脉外。溢于肌肤，积于皮下，则出现紫癜；气血瘀滞肠络，中焦气血阻滞，则见腹痛便血；若风热夹湿，或与内蕴之湿热相搏，下注膀胱，灼伤下焦之络，则见尿血；瘀滞于关节之中，则见关节肿痛。

2.血热妄行 主要由于感受外邪，化热化火所致。热毒炽盛，则内传营血，灼伤脉络，迫血妄行。络脉伤，则血溢渗于络脉之外，留于肌肤，积于皮下，形成紫癜；甚则血随火升，上出清窍而为吐衄；热移下焦，灼伤肠络则见便血，灼伤肾络膀胱则见尿血。

3.气不摄血 脏腑内伤，脾气亏虚，正气不足，不能统血摄血，血液不循常道而溢于络脉之外，发为紫癜。若久病不愈，反复出血，血出既多，气随血损，以致气血两虚。病情反复，气血耗损日久，脏腑内伤，脾胃之气受损，气血生化不足，摄血统血无权，而致紫癜色淡，鼻衄、齿衄等。

4.阴虚火旺 小儿稚阴稚阳，若久病失调，更易致肝肾阴虚，虚火内生。虚火乘扰，则血随火动，以致离经妄行，形成紫癜。

气滞血瘀 因脏腑功能失调，气滞不行，或气虚无力，均可导致血流凝涩，瘀血阻滞，血液不能循其常道而溢于脉外，产生紫癜。另外，上述各种原因（风热、热毒、虚火、气虚等）所致之紫癜，致瘀血留滞于肌肤之间，进一步导致血不归经，而致紫癜病情加重。

上述病理变化在临床上是相互转变的。一般而言，疾病初起多为实证，久则多致虚证。由于血不归经，血流脉外，常导致瘀血内阻，故而往往虚实夹杂。又血为气母，血虚气亦虚，若出血太多，可导致气随血脱之危证。

二、诊断
（一）诊断要点
本病包括过敏性紫癜和血小板减少性

紫癜。

1. 过敏性紫癜　①发病前有上呼吸道感染，或服用某些药物、食物诱发。②发病较急，紫癜多见于下肢远端及臀部，对称性分布，高出皮肤，压之不褪色，红或深红色丘疹、红斑，形状不一。③可伴有腹痛、关节肿痛、便血、尿血、水肿等。④血小板计数、出凝血时间、血小板功能、血块收缩时间均正常。毛细血管脆性试验可为阳性。

2. 血小板减少性紫癜　①皮肤出血点、瘀斑，出血点多为散在，针尖样大小，四肢、面部多见，不高出皮肤，颜色或红或青紫，压之不褪色。②可伴有鼻衄、齿衄、便血、尿血等。严重者可并发颅内出血。③血小板计数明显减少，出血时间延长，血块收缩不良。束臂试验阳性。④骨髓巨核细胞异常。

（二）鉴别诊断

1. 过敏性紫癜与血小板减少性紫癜　后者紫癜主要多发于四肢黏膜易磕碰处，形态为瘀点、瘀斑、血肿，实验室检查血小板降低，出血时间延长，血块收缩不佳。

2. 再生障碍性贫血、白血病　均可导致血小板减少而出现紫癜，但各有其血象和骨髓象特点。

3. 脾功能亢进　除皮肤紫癜以外，脾脏明显增大，贫血，白细胞减少，骨髓巨核细胞增多或正常，血小板形成正常。

三、辨证论治

（一）辨证思路

本病以辨虚实为主，兼脏腑辨证。根据起病的缓急和临床不同的证候，分清实证、虚证、虚实夹杂证。一般而言，急性型

发病前多有外感史，起病急，或伴发热，出血倾向严重，紫癜红紫鲜明，舌红苔黄，脉数有力，多为实证、热证；病程迁延，病程较长，多属虚证。虚证者要分清肝肾阴虚、脾肾两虚。治疗要针对出血主症，血热、血虚、血瘀的不同病机分别证治。

（二）治疗原则

本病治治疗不能见血止血，而因分辨虚实、寒热而治之。血热者，治以清热解毒，凉血止血；气虚者，治以益气摄血；阴虚者，治以滋阴降火；出血日久常见血瘀者，可配合散血祛瘀之品；若为虚脱危证，则急以回阳救逆，益气固脱。

（三）分证论治

1. 风热伤络

证候：起病较急，先有发热、微恶风寒、咳嗽咽红等，后见皮肤紫癜。紫癜多发于四肢，尤以下肢及臀部为甚，常对称，颜色较鲜红，呈丘疹或斑疹，大小形态不一，可融合成片；或有痒感，面部微肿，并可见关节肿痛，或腹痛、便血、尿血等症；舌质红，苔薄黄，脉浮数。

辨证要点：轻者皮肤紫癜，或伴瘙痒，重者可见腹痛、关节肿痛，甚则便血、尿血，舌质红，苔薄黄，脉浮数。

治法：疏风散邪，清热解毒。

常用方：连翘败毒散（《医方集解》）加减。

常用药：金银花、连翘、防风、荆芥、前胡、紫草、枳壳、桔梗、茯苓、薄荷、羌活、独活。

加减：皮肤瘙痒者，加蝉蜕、白鲜皮、地肤子；腹痛，加广木香、白芍；尿血，加白茅根、小蓟、旱莲草；关节肿痛，加秦

芄、牛膝。

2. 血热妄行

证候：发病急骤，皮肤瘀斑密集，甚则融合成片，斑色鲜红，或伴鼻衄、齿衄、呕血、便血、尿血，血色鲜红或紫红；或伴腹痛，或兼发热面赤，咽干而痛，并见心烦口渴，喜冷饮，便秘溺赤；舌质红，苔黄略干，脉数有力。

辨证要点：紫癜密集色红，常伴鼻衄、齿衄，甚则便血、尿血，舌红苔黄，脉数有力。

治法：清热解毒，凉血止血。

常用方：犀角地黄丸（《外台秘要》）加减。

常用药：水牛角、生地黄、牡丹皮、赤芍、玄参、石膏、知母、紫草、连翘、甘草。

加减：鼻衄量多，加黄芩、白茅根、仙鹤草；腹痛，加白芍、甘草；尿血，加小蓟、大蓟、白茅根。

3. 阴虚火旺

证候：起病缓慢，皮肤紫癜时发时止，瘀斑色暗红；或紫癜已消失，伴见低热盗汗，手足心热，心烦不宁，口燥咽干，潮热盗汗，头晕耳鸣，尿血；舌红少津，脉细数。

辨证要点：紫癜反复不已，或并发尿血，手足心热，舌红少津，脉细数。

治法：滋阴降火，凉血止血。

常用方：大补阴丸（《丹溪心法》）合茜根散（《景岳全书》）加减。

常用药：生地黄、黄柏、知母、茜草、当归、地骨皮、白茅根、制鳖甲、女贞子、旱莲草。

加减：过敏性紫癜，常选用知柏地黄丸加减；潮热较著，加白薇、青蒿、银柴胡；盗汗明显，加煅牡蛎、山茱萸；若尿中红细胞较多者，可另吞三七粉、琥珀粉。

4. 气不摄血

证候：发病缓慢，病程较长，紫癜反复出现，瘀点或瘀斑色淡而晦，常见鼻衄、齿衄；面色萎黄或苍白少华，饮食不振，头晕心慌，口唇色淡；舌质淡胖，舌苔薄白，脉沉细无力。

辨证要点：紫癜反复出现，面色萎黄或苍白少华，口唇色淡，舌质淡胖。

治法：健脾养心，益气摄血。

常用方：归脾汤（《正体类要》）加减。

常用药：党参、黄芪、白术、茯苓、当归、熟地黄、白芍、阿胶、三七。

加减：皮下瘀斑多及其他出血严重者，可选加云南白药、三七、蒲黄炭；伴贫血者，宜加重黄芪、当归用量；若因大量出血而见面色㿠白、冷汗淋漓、四肢厥逆时，急服独参汤或参附汤回阳救逆，益气固脱。

5. 气滞血瘀

证候：病程缠绵，出血反复不止，面色晦暗，皮肤紫癜色紫，或有血肿，腹痛剧烈，便血，或有关节肿痛；舌质紫暗，有瘀点，舌下脉络粗长显露，脉沉涩。

辨证要点：紫癜消退较慢，斑色紫暗，面色晦暗，舌紫瘀点，脉细涩。

治法：活血化瘀，止血生血。

常用方：桃红四物汤（《医宗金鉴》）加减。

常用药：桃仁、红花、赤芍、当归、川芎、生地黄、水蛭、云南白药。

加减：气滞，加青皮、陈皮、木香；关

节肿痛，加木瓜、牛膝；腹痛，加青皮、延胡索、木香。

四、其他疗法

（一）中成药

1. 银黄口服液，用于风热伤络证。

2. 荷叶丸，用于血热妄行证。

3. 维血宁合剂（冲剂），用于阴虚火旺证。

4. 宁血糖浆，用于气不摄血证。

（二）食疗

红枣 10 枚，煮后食枣饮汤，每日 3 次，或每日煮 50g，煮后随意食之，用于病程较久，脾虚血少者。

五、预防护理

1. 积极寻找引起本病的各种病因，防治各种感染性疾病；避免接触过敏源，勿服易过敏的食物和药物，脱离可疑过敏环境；属寄生虫感染者，驱虫治疗。

2. 急性期或出血量多时，卧床休息，限制患儿活动，消除紧张情绪。对于大出血者，更应绝对卧床休息。避免外伤跌仆碰撞，以免引起出血。

3. 平时注意锻炼身体，增强体质，提高抗病能力。

六、医案选录

陈某，女，9 岁，1993 年 3 月 4 日诊。患儿就诊前 13 天起病。症见双下肢紫斑，腹痛，关节痛，病后饮食减少，夜眠不安，大便干，小便黄，经当地用消炎、止血等药物治疗，无明显效果。

查体：神清，面红，唇红，舌质红，舌苔白厚，心肺未见异常，腹满，轻微压痛，肝脾未触及，双下肢皮肤瘀点密集，色红紫相见，伸侧尤多，斑疹高于皮肤，压之不褪色，脉数有力。

检验：血、尿、大便常规均正常。凝血时间及大便潜血正常。

诊治：诊断为过敏性紫癜。辨证为毒热犯血，血热外溢，治用清热解毒、凉血化瘀之法。处方：紫草 8g，白鲜皮 10g，水牛角片（先煎）15g，牡丹皮 10g，生地黄 10g，白薇 10g，荷叶 10g，茜草 10g，苍耳子 8g，甘草 5g，大枣 10g。水煎服。

服药 8 天，症状明显好转，腹不痛，关节痛减，紫癜减半，无新斑再出。前方继服 8 天，紫癜消退，留有褐色瘢痕。处方：丹参 10g，当归 10g，生地黄 10g，赤芍 10g，黄芩 10g，石斛 10g，白芍 10g，甘草 5g，水煎服。

上方连用 16 天，诸症平复。再以黄芪 10g，当归 10g，生地黄 10g，丹参 5g，大枣 10g，甘草 5g，白术 5g，苍术 5g，佛手 10g。水煎服，14 天，以扶其正。（王烈.婴童病案.长春：吉林科学技术出版社，2000）

第六节　性早熟

性早熟是指女孩在 8 岁以前、男孩在 9 岁以前出现青春期特征即第二性征的一种内分泌疾病。性早熟因引发原因不同而分为中枢性（真性性早熟）、外周性（假性性早熟）及部分性（不完全性性早熟）。本病在古代医学文献中论述较少，古籍中的"乳疬"病应包含此病。

一、病因病机

本病的发生多因疾病，过食某些滋补品、含生长激素合成饲料喂养的禽畜类食物，或误服某些药物，或情志因素，使阴阳平衡失调，阴虚火旺，相火妄动，肝郁化火，导致"天癸"早至。其病变部位主要在肾、肝二脏。

小儿肾常虚，在致病因素作用下，易出现肾之阴阳失衡，常为肾阴不足，不能制阳，相火偏亢，则天癸早至，第二性征提前出现。火性炎上，故同时表现为烦躁易怒、面红潮热、多汗等症。

肝藏血，主疏泄，为调节气机之主司，乳房、阴部皆为足厥阴肝经所络。小儿肝常有余，若因疾病或情志因素导致肝气郁结，郁而化火，肝火上炎，除可导致"天癸"早至，出现性早熟以外，因气机升降失司，阻遏于胸，则为痛为聚，出现乳房胀痛，胸闷不适；肝经郁阻，湿热熏蒸于上，则脸部出现痤疮；湿热下注，则带下增多、色黄。

小儿脾常不足，如饮食不节，嗜食膏粱厚味、滋补之品，则脾运失健，痰湿内生，壅滞乳络，冲任失调，引动天癸早至。痰湿壅阻，气机不畅，可见口苦苔腻；湿浊下注，伤及任带，则带下增多。

二、诊断

（一）诊断要点

1. 临床表现 女孩 8 岁以前、男孩 9 岁以前，出现第二性征。一般女孩先有乳房发育，继之阴道分泌物增多，阴毛随同外生殖器的发育而出现，最后月经来潮和腋毛出现。男孩表现为过早的阴茎和睾丸同时增大，以后可有阴茎勃起，出现阴毛、痤疮和声音低沉，甚至可有精子成熟并夜间遗精，体力较一般同龄儿强壮。

2. 辅助检查 ①血清性激素水平测定：促性腺素释放激素（GnRH）、促卵泡生成素（FSH）、促黄体激素（LH）、雌二醇（E_2），血浆睾丸酮等，其含量随性早熟的发展而明显增高。②X 线摄片：手腕骨正位片显示骨龄成熟超过实际年龄，与性成熟一致。③阴道脱落细胞涂片检查：观察阴道脱落细胞成熟度是诊断体内雌激素水平简单可靠的方法，是衡量雌激素水平的活性指标，也是诊断和鉴别真假性早熟的重要依据，比血清雌激素测定更稳定、更可靠。④盆腔 B 超检查：了解患儿子宫、卵巢的发育情况。⑤头颅核磁共振（MRI）：中枢神经系统器质性病变时，下丘脑及垂体部位可有异常改变。

（二）鉴别诊断

1. 真性性早熟与假性性早熟 真性性早熟为中枢性疾病，丘脑-垂体-性腺轴功能受控提前发动，可见促性腺激素水平升高，患儿具有生殖能力。假性性早熟为外周性疾病，丘脑-垂体-性腺轴功能未发动，促性腺激素水平低下，并无生殖能力。

2. 性早熟与单纯乳房早发育 单纯乳房早发育为女孩不完全性性早熟的表现，起病常 < 2 岁，仅乳房轻度发育，常呈周期性变化，不伴有生长加速和骨骼发育提前。

3. 特发性性早熟与器质性性早熟 特发性者，一般查无原因；器质性者，原发性甲状腺功能低下，骨龄显著落后；性腺肿瘤者，性激素增加极高。

三、辨证论治

（一）辨证思路

性早熟的共有症状为第二性征提前出现，临床应辨别其虚实。虚者为肾阴不足，症见潮热盗汗，五心烦热，舌红苔少，脉细数。实者肝郁化火，症见心烦易怒，胸闷叹息，舌红苔黄，脉弦细数；痰湿壅滞，症见躯体偏胖，带下增多，大便不调，口苦苔腻，脉濡。

（二）治疗原则

本病以滋阴降火、疏肝泻火、化痰通络为主。

（三）分证论治

1. 阴虚火旺

证候：女孩乳房发育及内外生殖器发育，月经提前来潮，男孩生殖器增大，声音变低沉，有阴茎勃起，伴颧红潮热，盗汗，头晕，五心烦热，舌红苔少，脉细数。

辨证要点：第二性征提前出现，颧红潮热，盗汗，五心烦热，舌红苔少，脉细数。

治法：滋阴降火。

常用方：知柏地黄丸（《医方考》）加减。

常用药：知母、黄柏、生地黄、玄参、龟甲、龙胆、牡丹皮、泽泻、茯苓。

加减：五心烦热，加竹叶、莲子心；潮热盗汗，加地骨皮、白薇、五味子；阴道出血，加旱莲草、仙鹤草。

2. 肝郁化火

证候：女孩乳房及内外生殖器发育，月经来潮，男孩阴茎及睾丸增大，声音变低沉，面部痤疮，有阴茎勃起和射精，伴胸闷不舒或乳房胀痛，心烦易怒，嗳气叹息，舌红苔黄，脉弦细数。

辨证要点：第二性征提前出现，胸闷不舒，乳房胀痛，嗳气叹息，舌红苔黄，脉弦细数。

治法：疏肝解郁，清心泻火。

常用方：丹栀逍遥散（《内科摘要》）加减。

常用药：柴胡、枳壳、牡丹皮、栀子、龙胆草、夏枯草、生地黄、当归、白芍、甘草。

加减：乳房胀痛，加香附、郁金、瓜蒌皮；嗳气叹息，加青皮、陈皮。

3. 痰湿壅滞

证候：女孩乳房及内外生殖器发育，月经来潮，男孩阴茎及睾丸增大，声音变低沉，面部痤疮，有阴茎勃起和射精，伴躯体偏胖，带下增多，大便不调，口苦，苔腻，脉濡。

辨证要点：第二性征提前出现，面部痤疮，躯体偏胖，口苦，苔腻，带下增多。

治法：健脾燥湿，化痰通络。

常用方：二陈汤（《太平惠民和剂局方》）加减。

常用药：茯苓、半夏、陈皮、甘草、生薏苡仁、夏枯草、昆布。

加减：带下增多，加黄柏、苍术、椿根皮；口苦苔腻，加藿香、山楂、豆蔻。

四、其他疗法

（一）中成药

1. 知柏地黄丸，用于阴虚火旺证。

2. 大补阴丸，用于阴虚火旺证。

3. 丹栀逍遥丸，用于肝郁化火证。

（二）针灸疗法

1. 体针　取三阴交、血海、肾俞、肝俞、太冲等穴。

2.耳针　取内分泌、卵巢、睾丸、肝、肾点。

五、预防护理

1.幼儿及孕妇禁止服用含有性激素类的滋补品，以预防假性性早熟的发生。

2.儿童不使用含激素的护肤品。

3.不食用含生长激素合成饲料喂养的禽畜类食物。

4.哺乳期妇女不服避孕药。

5.对患儿及家长说明特发性性早熟发生的原因，解除其思想顾虑。提醒家长注意保护儿童，避免遭受凌辱，造成身心创伤。

第七节　小儿肥胖症

小儿肥胖症是由于长期能量摄入超过人体消耗，使体内脂肪过度积累，体重超过一定范围的一种营养障碍性疾病。近年来其发病率明显上升，大城市儿童肥胖率已达8.1%。小儿肥胖症不仅影响儿童的健康，而且有10%～30%可发展为成人肥胖症，而后者与冠心病、高脂血症、代谢综合征、痛风、糖尿病、胆石症等严重危害人类健康的疾病有关。

本病分单纯性肥胖和继发性肥胖。单纯性肥胖占肥胖症患儿的95%～97%，不伴有明显的神经、内分泌及遗传代谢性疾病。继发性肥胖是指由各种内分泌、遗传、代谢性疾病所致的肥胖，不仅身体脂肪的分布不均，而且常有智障和特殊的外表。本节主要讨论单纯性肥胖。中医学将肥胖者称之为"肥人""肥贵人""膏人"等，并从"肥满""痰湿"等论治。

一、病因病机

本病的主要病因为饮食因素和遗传因素；病位主要在脾胃，可涉及肺、肝、肾；基本病机为脾胃运化失常，痰湿、脂膏内停。

过食肥甘厚味，损伤脾胃，使脾胃酿湿生热，或脾虚水湿不运，日久聚湿为痰，发为肥胖。且脾虚水谷不运，食积内生，则进一步损伤脾胃，加重肥胖。先天禀赋不足，脾肾虚弱，不能蒸腾运化水湿，聚湿成痰，壅滞于体内，亦可发生肥胖。痰湿、脂膏为本病主要病理产物，而湿痰日久入络，阻滞气机，加之疏于运动，过于安逸，使气滞血瘀，瘀血与脂膏胶结难解，加重正气损伤，变证百出。因此，本病病机属性为本虚标实，本为脏腑虚弱，津液失常，标则痰湿瘀滞为患。

二、诊断

（一）诊断要点

1.本病可发生于任何年龄，但最常见于婴儿期、学龄前期及青春期；有特殊生活方式、饮食习惯或自幼肥胖史，并排除继发性肥胖。

2.临床表现为形体肥胖，食欲旺盛，喜食肥甘厚味，疏于运动，明显肥胖者可伴疲乏无力，动则心慌、气短、易疲劳。患儿皮下脂肪丰满，常积聚于腹部、臀部、乳房及肩部。男性患儿因大腿内侧和会阴部脂肪过多，阴茎隐匿于阴部脂肪中而被误认为生殖器发育不良。女性患儿胸部脂肪增厚，应与乳房发育相鉴别。肥胖患儿常有心理障碍，如自卑、胆怯等。

3.肥胖分度：体重超过同年龄、同性别儿童身高标准体重20%为肥胖。可分为4度：①超重：大于参照人群体重10%～19%。②轻度肥胖：大于参照人群体重20%～29%。③中度肥胖：大于参照人群体重30%～49%。④重度肥胖：大于参照人群体重50%。

4.辅助检查：血清胆固醇、甘油三酯升高，严重时低密度脂蛋白亦增高；呈高胰岛素血症；生长激素刺激试验低于正常患儿；严重肥胖患儿肝脏超声检查常有脂肪肝。

（二）鉴别诊断

1.内分泌疾病 如肾上腺皮质增生症、甲状腺功能减退症、生长激素缺乏症等，虽然都伴有皮脂增多的表现，但其各有特点，不难鉴别。

2.遗传性疾病 如性幼稚－低肌张力综合征（Prader–Willi），表现为周围性肥胖体态，肌张力、智能低下，性腺发育不良，血浆生长激素水平低；Alstrom综合征，表现为中央型肥胖体态，视网膜色素变性，性发育可异常，一般无智力障碍。

3.药物性肥胖 如长期使用肾上腺皮质激素可引起肥胖，导致面部及背部脂肪增加，停药后肥胖症状会逐渐减轻。

三、辨证论治

（一）辨证思路

1.辨虚实 实者形体肥胖，多食善饥，或大便秘结，或烦躁易怒，舌红苔黄腻，指纹紫滞或脉滑数等；虚者少气懒言，头晕胸闷，动则汗出，或浮肿尿少，动则气喘，或头晕眼花，五心烦热，舌淡苔白，指纹色淡

或脉虚无力或脉细数。本病本虚标实，故临床表现为虚实夹杂。

2.辨脏腑 若饮食不节，脾胃受损而致肥胖者，可见疲乏无力，肢体困重，纳呆，腹满，舌淡胖，脉沉细。若湿郁化热，或胃阴不足者，则见消谷善饥，口渴喜饮，头胀眩晕，舌红苔黄腻，脉滑数。若情志失调，肝郁气滞，精微不布，脂膏积聚而胖者，多有胸胁胀闷，胃脘痞满，舌质暗红，脉细弦。若先天禀赋不足，脾肾两虚，脂质转化失常者，常伴有腰腿酸软，畏寒肢冷，乏力，舌淡苔白，脉沉细无力。若肝肾阴虚，虚热内生，灼津为痰，壅于肌肤而肥胖者，则伴有头胀头痛，五心烦热，舌红少苔，脉细数微弦。

（二）治疗原则

本病以脏腑虚弱为本，痰湿脂膏瘀滞为标，临床虚实夹杂，治宜补虚泻实，以健脾补肾、化痰除湿为法。小儿处于生长发育关键时期，肥胖症的治疗以"控制体重"为宜，不应"减肥""减重"，饮食调整与健康教育贯穿始终，适度运动。

（三）分证论治

1.脾虚湿阻

证候：肢体虚胖，困重，疲乏无力，少气懒言，腹满，纳差，小便少，舌淡红，苔薄腻，脉沉细。

辨证要点：肢体虚胖，困重，腹满，舌淡红，苔薄腻。

治法：健脾益气，化湿消肿。

常用方：平胃散（《简要济众方》）加减。

类方：六君子汤（《医学正传》）加减。

常用药：苍术、厚朴、陈皮、白术、茯苓、甘草。

加减：腹满甚者，加木香、槟榔；湿盛，加车前子、薏苡仁、冬瓜皮；气虚甚者，加党参、黄芪。

2. 胃热湿阻

证候：肥胖臃肿，头胀眩晕，消谷善饥，肢重困楚，倦怠懒言，或口渴多饮，或大便秘结，舌红，苔黄腻，脉滑数。

辨证要点：形体臃肿，消谷善饥，肢困怠惰，便秘。

治法：清胃泄热，化湿消肿。

常用方：泻黄散（《小儿药证直诀》）加减。

类方：防风通圣散（《宣明论方》）加减。

常用药：藿香、栀子、生石膏、防风、薏苡仁、厚朴、甘草。

加减：口渴喜饮，加芦根、天花粉；大便秘结，加草决明、大黄；湿盛，加佩兰、砂仁。

3. 脾肾两虚

证候：肥胖虚浮，疲乏懒动，腰酸腿软，甚则畏寒肢冷，舌淡红苔白，脉沉缓无力。

辨证要点：肥胖虚浮，疲乏懒动，畏寒肢冷，舌淡，脉沉缓。

治法：补肾健脾，化湿温阳。

常用方：苓桂术甘汤（《金匮要略》）合真武汤（《伤寒论》）加减。

类方：桂附理中丸（《三因极一病证方论》）加减。

常用药：茯苓、桂枝、白术、芍药、生姜、甘草。

加减：寒象明显，加肉桂、制附子；腰膝酸软甚，加桑寄生、杜仲、怀牛膝；畏寒肢冷，加淫羊藿、巴戟天。

4. 肝郁气滞

证候：形体肥胖，胸胁苦满，胃脘痞满，失眠多梦，舌暗红，苔白或薄腻，脉细弦。

辨证要点：形体肥胖，胸胁胀满，失眠多梦，脉细弦。

治法：疏肝理气，活血化瘀。

常用方：柴胡疏肝散（《景岳全书》）加减。

类方：越鞠丸（《丹溪心法》）加减。

常用药：柴胡、陈皮、枳壳、白芍、香附、川芎、炙甘草。

加减：胸胁胀痛甚者，加延胡索、郁金；失眠多梦甚者，加酸枣仁、远志；瘀血甚者，加山楂、桃仁。

5. 阴虚内热

证候：形体肥胖，头目胀痛，五心烦热，低热盗汗，腰痛酸软，舌红苔薄，脉细数微弦。

辨证要点：形体肥胖，五心烦热，低热盗汗，舌红苔薄，脉细数。

治法：滋阴清热，消壅降脂。

常用方：杞菊地黄丸（《医级》）加减。

类方：知柏地黄丸（《医方考》）加减。

常用药：枸杞子、菊花、生地黄、茯苓、泽泻、牡丹皮、山茱萸、山药。

加减：瘀血明显，加红花、桃仁；烦躁低热，加知母、黄柏。

四、其他疗法
（一）推拿疗法

基本治法：健脾温阳，祛湿化痰。

基本疗法：补脾经，清胃经，清大肠，摩腹，捏脊，揉龟尾等。虚证者，加补肾经、推三关、摩脊柱等以健脾益气消脂；实证者，加揉板门、按脊柱、分推腹阴阳等以化痰除湿消脂。

（二）针灸疗法

1.耳穴贴压　主穴：内分泌、神门。配穴：大肠、口、肺、胃、脾、贲门、三焦。将王不留行子贴压于上述耳穴，压之产生酸、麻、胀感。每次1个主穴配1～2个配穴，每周换1次，10次为1个疗程，两耳交替使用。

2.体针　可祛湿化痰，疏通经络，以手足阳明经及足太阴经穴为主。主穴：中脘、天枢、阴陵泉、丰隆、足三里。配穴：腹部肥胖者，可加归来、中极；便秘者，可加天枢、支沟。

五、预防护理

1.平衡膳食，培养良好饮食习惯。肥胖患儿以低脂、低糖、高蛋白、高微量元素、适量纤维素饮食为宜。细嚼慢咽，避免忽略早餐或晚餐过饱，不食零食。

2.适当运动、锻炼可促进脂肪分解，减少脂肪合成，蛋白质合成增加，促进发育。需循序渐进，持之以恒。

3.心理疏导，帮助患儿调节心理状态，克服自卑心理，进行正常的人际交往。

4.预防应从胎儿期开始，孕母应防止体重增长过多，婴儿以母乳喂养为主，合理添加辅食。

第八节　汗证

在安静状态下，全身或局部无故出汗过多，甚至大汗淋漓，为异常出汗，称为汗证。本病证多见于5岁以下小儿。汗证分自汗及盗汗两类，睡中出汗、醒时汗止为盗汗，多为阴虚；不分寤寐、无故出汗为自汗，多为阳虚。汗证亦可发生在其他疾病或病证的过程中，如小儿诸多温热病、佝偻病、亡阳虚脱证等，尚需结合所患疾病或病证辨治。汗为人体阴津所化生，受卫气调节，故出汗是人体阴阳营卫交通、调节体温、润泽肌肤、废液自出的一种生理现象。小儿生机旺盛，腠理不密，故较成人易出汗，且头汗最多。若在天气炎热、衣被过厚，或喂奶过急、活动剧烈的情况下汗多，但无其他异常，不属病态。

一、病因病机

小儿汗证的常见病因有表虚不固、气阴两虚、心脾积热等，病位主要在心、肺、脾，病机关键为腠理开合失司。

汗为心液，为气血津液所化生，由人体阳气蒸化而来。若阴阳均衡，气阴旺盛，腠理开合有节，则汗出有度、肌肤润泽；若阴阳失衡，或表虚不固，或气阴两虚，腠理开合失司，则可导致汗出过多而为汗证。小儿体为"纯阳"，热证最多，热证频发或日久，必耗伤气阴，致气阴两虚，腠理启闭失常而发为汗证。若小儿因调护失宜，卫阳不足，腠理不固，则津液外泄而多自汗。小儿脾常不足，若因饮食失宜，致心经积热，或脾湿内生，郁而化热，湿热交蒸，阳气亢旺，使阴阳失衡而多汗。

二、诊断

（一）诊断要点

1.患儿有反复感冒、泄泻、发热，或咳

嗽、消瘦病史。

2.临床以全身或局部多汗为主要表现，发生在睡眠或安静状态下，可排除护理不当、气候等因素。多汗常湿衣或湿枕，常自汗、盗汗并见。

三、辨证论治

（一）辨证思路

1.辨自汗和盗汗　可根据患儿病史、汗出时间及伴随症状辨识。有慢性腹泻或有平时易反复感冒史，白昼动则汗出，伴有神疲乏力者，多属自汗；若有发热史，夜间眠则汗出，伴有手足心热、面颊樱红者，多属盗汗。

2.辨虚实　可根据汗出部位、身体强弱及体征进行辨别。若全身出汗，纳呆乏力，神萎，面色少华，多属虚证；若以头汗为主，或四肢汗多，形体壮实，便干，尿黄少或短赤，多为实证。

（二）治疗原则

本病证以调节腠理开合为基本治则。针对病因不同，实证可给予清热利湿法；虚证可根据脏腑虚损的不同，采用益气固表、养阴益气、固涩止汗等方法治疗。本病证除口服药物以外，还可选用推拿疗法。

（三）分证论治

1.表虚不固

证候：以自汗为主，兼有盗汗，出汗遍及全身，动则更甚，面色少华，纳呆乏力，平时常反复感冒，舌淡苔薄，脉细弱，指纹淡红。

辨证要点：平时易感冒，自汗遍及全身，面色少华，舌淡苔薄，脉细弱。

治法：益气固表敛汗。

常用方：玉屏风散（《医方类聚》）加减。

类方：牡蛎散（《太平惠民和剂局方》）加减。

小儿自汗，易于感冒，选用玉屏风散；自汗甚，遍及全身，选用牡蛎散。

常用药：黄芪、白术、防风、牡蛎、龙骨、茯苓、浮小麦、糯稻根。

加减：食少纳差，加焦三仙；大便溏泄，加薏苡仁、车前子。

2.气阴两虚

证候：以盗汗为主，伴自汗，出汗遍及全身，形体消瘦，神萎乏力，心烦少眠，伴低热颧红，口渴喜饮，手足心灼热，大便干结，舌淡少苔或花剥苔，脉细弱而数，指纹沉细色紫。

辨证要点：盗汗遍及全身，形体消瘦，神萎乏力，舌淡少苔或花剥苔。

治法：益气养阴。

常用方：生脉散（《医学启源》）加减。

类方：当归六黄汤（《兰室秘藏》）加减。

小儿以汗出消瘦、舌淡少苔者，选用生脉散；盗汗低热、舌红少苔者，选用当归六黄汤。

常用药：人参、麦冬、五味子、黄芪、当归、生地黄、熟地黄、黄柏、黄芩、黄连。

加减：汗多不止，加浮小麦、煅龙骨、煅牡蛎；心烦少眠，加远志、酸枣仁、夜交藤。

3.心脾积热

证候：自汗或盗汗，以头部四肢汗出为主，汗渍色黄，口臭，口舌生疮，面赤唇红，烦躁少寐，大便干结，小便黄少，舌红苔黄腻，脉滑数，指纹紫滞。

辨证要点：头部四肢多汗，汗渍色黄，口臭，大便干，小便黄，舌红苔黄腻。

治法：清泻心脾积热。

常用方：泻黄散（《小儿药证直诀》）加减。

类方：导赤散（《小儿药证直诀》）加减。

小儿以汗证因脾胃积热者，用泻黄散；心经有热者，用导赤散。

常用药：生石膏、栀子、防风、藿香、生地黄、竹叶、木通、灯心草、甘草梢。

加减：尿少、舌苔黄腻者，加滑石、车前草；汗渍色黄酸臭重者，加茵陈、佩兰；烦躁少寐，加首乌藤、酸枣仁。

四、其他疗法
（一）中成药

1. 玉屏风颗粒（口服液），用于表虚不固证。

2. 虚汗停颗粒，用于气阴两虚。

3. 黄栀花口服液，用于心脾积热证。

（二）敷贴疗法

五倍子、五味子、煅牡蛎各 3g，共研细末，置于神阙穴，外用 6cm×7cm 的自黏性无菌敷料固定，次晨取下，每日 1 次，5 天为 1 个疗程。

（三）推拿疗法

1. 表虚不固 补肺经、补脾经、推三关、揉腹、揉肺俞、揉脾俞、揉足三里。

2. 气阴两虚 补肺经、补脾经、清心经、清板门、揉肾顶、擦涌泉。

3. 心脾积热 清板门、清心经、通六腑、运太阳、运内劳宫、揉腹。

（四）针灸疗法

表虚不固汗证，宜益气固表，针、灸均可，以补法为主；气阴两虚汗证，宜益气养阴，针灸治疗以补为主；心脾积热，宜清心泄热，针灸治疗以泻为主。

主穴：肺俞、心俞、脾俞、中脘、合谷、三阴交。配穴：表虚不固，加风门、风池；气阴两虚，加神门、照海；心脾积热，加内庭、建里。诸穴均常规针刺，每日治疗 1 次。

五、预防护理

1. 多进行户外活动，加强体格锻炼，增强体质。

2. 合理喂养，及时添加辅食，少吃辛辣香燥及肥甘厚味食物，慎用辛散解表药物。

3. 积极治疗各种急、慢性疾病，注意病后调护。

4. 汗出衣湿后，应及时用干毛巾拭干皮肤，或扑以滑石粉等。及时更换干净内衣，更衣时避免直接吹风受凉。

5. 汗出过多应补充水分，进食易于消化、营养丰富的食物。

第九节　维生素 D 缺乏性佝偻病

维生素 D 缺乏性佝偻病是由于儿童体内维生素 D 不足，致使钙磷代谢失常，使正在生长的骨骺端软骨板不能正常钙化，造成骨骺病变为特征的全身慢性营养性疾病。本病多发生在冬季长、日照短的地区，2 岁以下婴幼儿、特别是 1 岁内小婴儿是高危人群。多数患儿病情较轻，治疗及时，预后良好，严重的可遗留骨骼畸形。本病与中医学"五迟""五软""夜啼""汗证""鸡胸""龟背"
等病证相关。

一、病因病机

本病的病机是脾肾亏虚，主要是由于先天禀赋不足，或后天调护不当所致。

孕母孕期户外活动少，日照不足，或妊娠后期维生素D摄入不足，或体弱多病久病，或贪食生冷，导致孕妇胎养不足，使胎儿禀赋不充，肾气不足。肾主骨生髓，致骨骼发育异常，出现生长发育迟缓、囟门迟闭、牙齿晚出、胸背变形、肢体弯曲等。

新生儿护理、喂养不当，久居室内缺乏日照及户外活动，未按时添加维生素D制剂或辅食，或过度喂养，损伤脾胃，均致脾失健运，气血生化乏源，筋骨肌肉濡养不充而发病。土不生金，肺气虚损，出现毛发稀疏枯槁，多汗，易感；土虚木乘，肝阳偏亢，则烦躁夜啼，肝阴不足，筋脉失养，则肢体无力、难以坐立行走，甚至抽搐；气血不足，心无所主，则智力低下、语言迟缓，或精神异常等。

二、诊断

（一）诊断要点

1. 有维生素D缺乏史，多见于3个月～2岁户外活动少的婴幼儿。

典型的佝偻病临床表现分为4期：①初期：多汗、烦躁、睡眠不安、夜间惊啼，有枕秃、囟门迟闭、牙齿迟出等。②活动期：以轻中度骨骼改变为主，可见乒乓头、方颅、肋串珠、肋外翻、鸡胸、漏斗胸、龟背、手脚镯、下肢弯曲等骨骼病变。③恢复期：患儿症状改善，X线检查提示临时钙化

带重现，但可遗留骨骼畸形。④后遗症期：因病情重常遗留不同程度骨骼畸形。

此外，本病证还有肌肉松弛，坐、立、行迟，表情呆滞不活泼，面色无华，常反复发生外感疾病等症状。

3. 辅助检查

（1）血液生化检查 血清钙稍降低，血磷明显降低，钙磷乘积小于30，血清碱性磷酸酶明显增高。

（2）X线检查 常手腕部摄片。可见干骺端模糊，呈毛刷状或杯口状改变，并可见骨质疏松，皮质变薄。

（二）鉴别诊断

1. 解颅（脑积水）：以颅骨缝解开、头颅增大、叩之呈破壶音、目珠下垂如落日状为特征，多有神智呆钝，或烦躁不安，甚至惊厥等。

2. 本病尚需与先天性甲状腺功能低下、软骨营养不良及其他病因所致的各型佝偻病相鉴别。

三、辨证论治

（一）辨证思路

本病为脾肾两虚，辨证以脏腑辨证为纲。先辨病变部位，病在脾，除佝偻病一般表现以外，伴有食少便溏、肌肉松软、多汗易感等症；病在肾，骨骼改变明显。再辨病情轻重，仅表现神经精神症状，骨骼病变轻微或无者，为轻证；若汗出较多，发黄稀少，筋肉萎软，伴有运动障碍者，为重证。

（二）治疗原则

本病治疗以健脾补肾为原则。脾气健运，肾气充盈，精血充沛，脏腑骨脉得养，则诸症消除。轻证治宜健脾益气，重证宜补

肾填精，佐以健脾。出现兼证者，配合补肺益气固表、平肝清心安神等治法。

（三）分证论治

1.肺脾气虚

证候：多汗易惊，睡眠不安，发稀枕秃，囟门开大，面色少华，肌肉松软，纳呆便溏，或形体虚胖，反复感冒，舌质淡，苔薄白，指纹淡，脉细无力。

辨证要点：多汗易惊，发稀枕秃，纳呆易感，舌质淡。

治法：健脾益气，补肺固表。

常用方：人参五味子汤（《幼幼集成》）加减。

常用药：人参、白术、茯苓、炙甘草、五味子、麦冬。

加减：汗多，加黄芪、防风；夜惊睡眠不安，加龙骨、牡蛎、首乌藤；大便不实，加怀山药、豆蔻、炮姜。

2.脾虚肝旺

证候：面色少华，多汗，夜啼不宁，甚至抽搐，神疲纳呆，坐立行走无力，舌淡苔薄，指纹淡，脉细弦。

辨证要点：夜啼不宁，神疲纳呆，脉细弦。

治法：健脾助运，疏肝镇惊。

常用方：益脾镇惊散（《医宗金鉴》）加减。

常用药：党参、白术、茯苓、炙甘草、钩藤、灯心草、郁金。

加减：多汗，加五味子、龙骨、牡蛎；夜啼不安，加蝉蜕、远志；多惕易惊，加珍珠母、僵蚕；抽搐，加全蝎、蜈蚣。

3.肾气亏虚

证候：面白无华，虚烦乏力，形瘦神疲，筋骨萎软，坐立行迟，头颅方大，肋骨串珠，鸡胸龟背，下肢弯曲，舌质淡，苔少，脉软无力。

辨证要点：形瘦神疲，筋骨萎软，骨骼异常改变。

治法：补肾助阳，佐以健脾。

常用方：肾气丸（《金匮要略》）加减。

常用药：制附子、桂枝、熟地黄、怀山药、山茱萸、枸杞子、茯苓、牡丹皮、泽泻。

加减：汗多，加黄芪；神疲乏力，加黄芪、党参、白术；纳少腹胀，加豆蔻、砂仁；筋骨萎软，加牛膝、桑寄生、杜仲。

四、其他治法

中成药

1.龙牡壮骨颗粒，用于本病各种证型。

2.玉屏风颗粒，用于肺脾气虚证。

3.六味地黄丸，用于肾气亏虚证。

五、预防护理

1.加强孕期保健，孕妇适当户外活动，多晒太阳，均衡饮食。

2.婴儿于2个月开始多晒太阳，每天1个小时以上。

3.提倡母乳喂养，及时添加辅食，补充富含维生素D及钙磷丰富的食物。

4.定期体格检查，早诊断，早治疗。

5.患儿勿久坐、久立及过早行走。

附 篇

儿科常用方剂

A

安神定志灵（《儿童多动症临床治疗学》）　黄芩　连翘　决明子　醋柴胡　广郁金　全当归　炙龟甲　钩藤　益智仁　远志　天竺黄　石菖蒲

安神定志丸（《医学心悟》）　茯苓　茯神　远志　石菖蒲　人参

B

八珍汤（《正体类要》）　当归　川芎　熟地黄　白芍　人参　白术　茯苓　甘草

八正散（《太平惠民和剂局方》）　车前子　瞿麦　萹蓄　滑石　栀子　甘草　木通　大黄

白头翁汤（《伤寒论》）　白头翁　黄柏　黄连　秦皮

半夏白术天麻汤（《医学心悟》）　半夏　白术　天麻　陈皮　炙甘草　生姜　大枣　蔓荆子

半夏厚朴汤（《金匮要略》）　半夏　厚朴　茯苓　生姜　苏叶

保和丸（《丹溪心法》）　山楂　神曲　半夏　茯苓　陈皮　连翘　莱菔子

萆薢渗湿汤（《疡科心得集》）　萆薢　薏苡仁　黄柏　赤茯苓　牡丹皮　泽泻　滑石　通草

碧云散（《医宗金鉴》）　鹅不食草　川芎　细辛　辛夷　青黛

补阳还五汤（《医林改错》）　黄芪　当归　赤芍　地龙　川芎　桃仁　红花

补中益气汤（《脾胃论》）　人参　黄芪　白术　陈皮　当归　升麻　柴胡　甘草

不换金正气散（《太平惠民和剂局方》）　苍术　厚朴　陈皮　甘草　藿香　半夏

C

柴胡葛根方（《外科正宗》）　柴胡　天花粉　干葛　黄芩　桔梗　连翘　牛蒡子　石膏　甘草　升麻

柴胡疏肝散（《景岳全书》）　柴胡　陈皮　枳壳　白芍　香附　川芎　香附　炙甘草

菖蒲丸（《普济方》）　人参　石菖蒲　麦冬　远志　川芎　当归　滴乳香　朱砂

车前叶汤（《圣济总录》）　车前叶　茜根　黄芩　阿胶　地骨皮　红蓝花

除湿胃苓汤（《医宗金鉴》）　苍术　厚朴　陈皮　猪苓　泽泻　赤茯苓　白术

滑石 防风 山栀子 木通 肉桂 甘草

D

大补阴丸（《丹溪心法》） 熟地黄 龟甲 黄柏 知母 猪骨髓 蜂蜜

大承气汤（《伤寒论》） 大黄 芒硝 厚朴 枳实

大定风珠（《温病条辨》） 生白芍 阿胶 生龟甲 干地黄 麻仁 五味子 生牡蛎 麦冬 炙甘草 鸡子黄 鳖甲

大建中汤（《金匮要略》） 蜀椒 干姜 人参

大青龙汤（《伤寒论》） 麻黄 桂枝 甘草 杏仁 生石膏 生姜 大枣

大山楂丸（《中华人民共和国药典》） 山楂 建曲 麦芽

黛蛤散（验方） 青黛 海蛤壳

丹栀逍遥散（《内科摘要》） 白术 柴胡 当归 茯苓 甘草 牡丹皮 栀子 芍药

当归六黄汤（《兰室秘藏》） 黄芪 当归 生地黄 熟地黄 黄柏 黄芩 黄连

当归饮子（《济生方》） 当归 生地黄 白芍 川芎 何首乌 荆芥 防风 白蒺藜 黄芪 生甘草

导赤散（《小儿药证直诀》） 生地黄 淡竹叶 木通 甘草梢

涤痰汤（《奇效良方》） 石菖蒲 胆南星 半夏 枳实 橘红 茯苓 人参 竹沥 甘草

丁萸理中汤（《医宗金鉴》） 丁香 吴茱萸 党参 白术 干姜 炙甘草

定喘汤（《摄生众妙方》） 白果 麻黄 款冬花 桑白皮 苏子 甘草 杏仁 黄芩 法半夏 甘草

定痫丸（《医学心悟》） 天麻 川贝 胆南星 姜半夏 陈皮 茯神 丹参 麦冬 石菖蒲 远志 全蝎 僵蚕 琥珀 辰砂 茯苓 竹沥 生姜汁 甘草

都气丸（《症因脉治》） 熟地黄 山茱萸 五味子 山药 茯苓 泽泻 牡丹皮

独活寄生汤（《备急千金要方》） 熟地黄 牛膝 独活 桑寄生 杜仲 当归 白芍 川芎 党参 茯苓 细辛 秦艽 防风 桂心 甘草

E

阿胶鸡子黄汤（《温病条辨》） 陈阿胶 生白芍 石决明 双钩藤 生地黄 清炙甘草 生牡蛎 络石藤 茯神木 鸡子黄

二陈汤（《太平惠民和剂局方》） 半夏 橘红 茯苓 甘草

二妙散（《丹溪心法》） 黄柏 苍术

F

防风通圣散《宣明论方》 防风 川芎 当归 芍药 大黄 薄荷叶 麻黄 连翘 芒硝 石膏 黄芩 桔梗 滑石 甘草 荆芥 白术 栀子

防己黄芪汤（《金匮要略》） 防己 甘草 白术 黄芪 生姜 大枣

肥儿丸（《医宗金鉴》） 麦芽 胡黄连 人参 白术 茯苓 黄连 使君子 神

曲 炒山楂 炙甘草 芦荟

附子理中汤（《太平惠民和剂局方》）
附子 白术 干姜 人参 炙甘草

附子泻心汤（《伤寒论》） 附子 大黄 黄芩 黄连

G

甘草小麦大枣汤（《金匮要略》） 甘草 小麦 大枣

甘露消毒丹（《温热经纬》） 滑石 茵陈 黄芩 石菖蒲 川贝母 木通 藿香 射干 连翘 薄荷 豆蔻

葛根黄芩黄连汤（《伤寒论》） 葛根 黄芩 黄连

固真汤（《证治准绳》） 绵黄芪 酸枣仁 人参 白芍 当归 生地黄 茯苓甘草 陈皮

瓜蒌薤白半夏汤（《金匮要略》） 瓜蒌 薤白 半夏 白酒

桂附理中丸（《三因极一病证方论》） 大附子 人参 干姜 甘草 白术 肉桂

归脾汤（《济生方》） 白茯苓 黄芪 龙眼肉 木通 酸枣仁 木香 甘草 人参 白术

归脾汤（《正体类要》） 黄芪 白术 茯苓 当归 龙眼肉 远志 木通 酸枣仁 木香 甘草 人参

桂枝二越婢一汤（《伤寒论》） 麻黄 桂枝 甘草 杏仁 生石膏 生姜 大枣

桂枝甘草龙骨牡蛎汤（《伤寒论》） 桂枝 甘草 牡蛎 龙骨

桂枝麻黄各半汤《伤寒论》 桂枝 芍药 生姜 甘草 麻黄 大枣 杏仁

H

河车八味丸（《幼幼集成》） 紫河车 地黄 枣皮 牡丹皮 泽泻 鹿茸 云苓 山药 附子 肉桂 五味子 麦冬

琥珀抱龙丸（《活幼心书》） 真琥珀 天竺黄 檀香 人参 白茯苓 粉草 枳壳 枳实 水飞朱砂 山药 南星 金箔

缓肝理脾汤（《医宗金鉴》） 广桂枝 人参 白茯苓 炒白芍 炒白术 陈皮 炒山药 炒扁豆 炙甘草

黄连解毒汤（《肘后方》） 黄连 黄芩 黄柏 栀子

黄连解毒丸（《北京市中药成方选集》） 黄连（酒浸） 黄柏（酒炒） 黄芩（酒蒸） 大黄（酒炒） 栀子（炒） 滑石 川木通（以通草替代）。

黄连温胆汤（《六因条辨》） 半夏 陈皮 竹茹 枳实 茯苓 炙甘草 大枣 黄连

黄芪汤（《太平惠民和剂局方》） 黄芪 麻仁 白蜜 陈皮

藿香正气散（《太平惠民和剂局方》） 藿香 紫苏 白芷 桔梗 白术 厚朴 半夏 大腹皮 茯苓 陈皮 甘草 生姜 大枣

J

己椒苈黄丸（《金匮要略》） 防己

椒目　葶苈子

加味六味地黄丸（《医宗金鉴》）　熟地黄　山茱萸　怀山药　茯苓　泽泻　牡丹皮　鹿茸　五加皮　麝香

健脾丸（《医方集解》）　人参　白术　陈皮　麦芽　山楂　枳实　神曲

健脾止动汤（名老中医经验方）　远志　石菖蒲　山楂　神曲　炒麦芽　炒谷芽　鸡内金　全蝎(酒洗)　蜈蚣　龙骨　牡蛎　龟甲　苏梗　藿香　茯苓　陈皮　豆蔻

交泰丸（《韩氏医通》）　川黄连　桂心

解肌透痧汤（《喉痧症治概要》）　荆芥　牛蒡子　蝉蜕　浮萍　僵蚕　射干　豆豉　马勃　葛根　甘草　桔梗　前胡　连翘　竹茹

金黄散（《医宗金鉴》）　大黄　黄柏　姜黄　白芷　南星　陈皮　苍术　厚朴　天花粉　甘草

金铃子散（《素问病机气宜保命集》）　金铃子　延胡索

荆防败毒散（《摄生众妙方》）　荆芥　防风　羌活　独活　柴胡　川芎　枳壳　茯苓　甘草　桔梗　前胡

L

理中汤（《伤寒论》）　人参　白术　干姜　炙甘草

连梅汤（《温病条辨》）　黄连　阿胶　乌梅　麦冬　生地黄

连翘败毒散（《医方集解》）　金银花　连翘　防风　荆芥　生甘草　前胡　川芎

枳壳　桔梗　茯苓　柴胡　薄荷　生姜　羌活　独活

凉膈散（《太平惠民和剂局方》）　川大黄　芒硝　甘草　山栀子　薄荷叶　黄芩　连翘　竹叶　蜂蜜

凉营清气汤（《喉痧症治概要》）　水牛角　赤芍　牡丹皮　生石膏　黄连　栀子　鲜生地黄　鲜石斛　芦根　竹叶　茅根　玄参　连翘　薄荷　金汁　甘草

苓甘五味姜辛汤（《金匮要略》）　茯苓　甘草　干姜　细辛　五味子

苓桂术甘汤（《金匮要略》）　茯苓　桂枝　白术　甘草

羚角钩藤汤（《通俗伤寒论》）　羚羊角片　霜桑叶　川贝母　鲜生地黄　钩藤　滁菊花　茯神　白芍　甘草　竹茹

六君子汤（《医学正传》）　人参　白术　茯苓　甘草　陈皮　半夏　大枣　生姜

六磨汤（《证治准绳》）　大槟榔　沉香　木香　乌药　大黄　枳壳

六味地黄丸（《小儿药证直诀》）　熟地黄　山茱萸　山药　茯苓　泽泻　牡丹皮

龙胆泻肝汤（《医方集解》）　龙胆草　黄芩　栀子　泽泻　木通　车前子　当归　生地黄　柴胡　甘草

龙骨散（《杂病源流犀烛》）　煅龙骨　枯矾

M

麻黄连轺赤小豆汤（《伤寒论》）　麻黄　连翘　甘草　生姜　赤小豆　生梓白皮　杏仁　大枣

麻黄汤（《伤寒论》） 麻黄 桂枝 杏仁 甘草

麻黄杏仁甘草石膏汤（《伤寒论》） 麻黄 杏仁 生石膏 甘草

麻子仁丸（《伤寒论》） 厚朴 枳实 大黄 芍药 杏仁 麻子仁

麦味地黄丸（《寿世保元》） 麦冬 五味子 熟地黄 山茱萸 牡丹皮 山药 茯苓 泽泻

牡蛎散（《太平惠民和剂局方》） 牡蛎 浮小麦 黄芪 麻黄根

N

牛蒡甘桔汤（《外科正宗》） 牛蒡子 桔梗 陈皮 天花粉 黄连 川芎 赤芍 甘草 苏木

牛黄解毒丸（《中华人民共和国药典》） 人工牛黄 石膏 大黄 黄芩 桔梗 冰片 甘草

牛黄清心丸（《痘疹世医心法》） 牛黄 黄芩 黄连 山栀 郁金 朱砂

牛黄清心丸（《通俗伤寒论》） 牛黄 当归 川芎 甘草 山药 黄芩 苦杏仁 大豆黄卷 大枣 白术 茯苓 桔梗 防风 柴胡 阿胶 干姜 白芍 人参 六神曲 肉桂 麦冬 白蔹 蒲黄 人工麝香 冰片 水牛角浓缩粉 羚羊角 朱砂 雄黄

P

平胃散（《简要济众方》） 苍术 厚朴 陈皮 白术 甘草 生姜 大枣

普济消毒饮（《东垣试效方》） 牛蒡子 黄芩 黄连 甘草 桔梗 板蓝根 马勃 连翘 玄参 升麻 柴胡 陈皮 僵蚕 薄荷

Q

七味白术散（《小儿药证直诀》） 藿香 木香 葛根 人参 白术 茯苓 甘草

杞菊地黄丸（《医级》） 枸杞子 菊花 生地黄 茯苓 泽泻 牡丹皮 山茱萸 山药

茜根散（《景岳全书》） 茜草 黄芩 阿胶 侧柏叶 生地黄 甘草

青黛散（经验方） 青黛 石膏 滑石 黄柏

青蒿鳖甲汤（《温病条辨》） 青蒿 鳖甲 生地黄 知母 牡丹皮

清肝化痰丸（《医门补要》） 生地黄 牡丹皮 昆布 海藻 贝母 柴胡 海带 夏枯草 僵蚕 当归 连翘 栀子

清解透表汤（验方） 西河柳 蝉蜕 葛根 升麻 紫草根 桑叶 菊花 牛蒡子 金银花 连翘 甘草

清金化痰汤（《杂病广要》引《医学统旨》） 黄芩 山栀 桑白皮 知母 瓜蒌仁 贝母 麦冬 桔梗 甘草 橘红 茯苓

清络饮（《温病条辨》） 羚羊角 石斛 白薇 竹茹 丝瓜络 忍冬藤 桑枝 地龙 赤芍 茺蔚子

清宁散（《幼幼集成》） 桑白皮 葶苈子 赤茯苓 车前子 大枣 生姜 炙甘草

清热泻脾散（《医宗金鉴》） 栀子

石膏　黄连　生地黄　黄芩　茯苓　灯心草

清暑汤（《育婴家秘》）　连翘　花粉　赤芍　金银花　甘草　滑石　车前　泽泻

清胃解毒汤（验方）　金银花　连翘　板蓝根　黄芩　生石膏　生地黄　牡丹皮　赤芍　紫草　淡竹叶　滑石

清瘟败毒饮（《疫疹一得》）　生地黄　黄连　黄芩　牡丹皮　石膏　栀子　甘草　竹叶　玄参　犀角　连翘　芍药　知母　桔梗

清咽下痰汤（验方）　玄参　桔梗　牛蒡子　贝母　瓜蒌　射干　荆芥　马兜铃　甘草

清营汤（《温病条辨》）　犀角　生地黄　玄参　竹叶心　麦冬　丹参　黄连　金银花　连翘

清燥救肺汤（《温病条辨》）　石膏　甘草　霜桑叶　人参　杏仁　胡麻仁　阿胶　麦冬　枇杷叶

曲麦枳术丸（《医学正传》）　白术　枳实　神曲　麦芽

R

人参乌梅汤（《温病条辨》）　人参　乌梅　木瓜　山药　莲子肉　炙甘草

人参五味子汤（《幼幼集成》）　人参　白术　茯苓　炙甘草　五味子　麦冬

润肠丸（《沈氏尊生书》）　当归　生地黄　麻仁　桃仁　枳壳

S

三拗汤（《太平惠民和剂局方》）　麻黄　杏仁　甘草

三仁汤（《温病条辨》）　杏仁　飞滑石　白通草　白蔻仁　竹叶　厚朴　生薏苡仁　法夏

桑白皮汤（《景岳全书》）　桑白皮　半夏　苏子　杏仁　贝母　黄芩　黄连　山栀

桑菊饮（《温病条辨》）　杏仁　连翘　薄荷　桑叶　菊花　苦桔梗　甘草　苇根

沙参麦冬汤（《温病条辨》）　沙参　麦冬　玉竹　桑叶　白扁豆　天花粉　甘草

上焦宣痹汤（《温病条辨》）　防己　杏仁　滑石　连翘　山栀　薏苡仁　半夏　晚蚕沙　赤小豆皮

少腹逐瘀汤（《医林改错》）　小茴香　干姜　延胡索　没药　当归　川芎　肉桂　赤芍　蒲黄　五灵脂

射干麻黄汤（《金匮要略》）　射干　麻黄　生姜　细辛　紫菀　款冬花　大枣　半夏　五味子

参附龙牡救逆汤（验方）　人参　附子　龙骨　牡蛎　白芍　炙甘草

参附汤（《世医得效方》）　人参　附子

参苓白术散（《太平惠民和剂局方》）　人参　茯苓　山药　白扁豆　莲子　薏苡仁　砂仁　桔梗　甘草

参芪地黄丸（《沈氏尊生书》）　党参　黄芪　地黄　牡丹皮　泽泻　茯苓　怀山药　山茱萸

肾气丸（《金匮要略》） 制附子 桂枝 干地黄 怀山药 山茱萸 茯苓 牡丹皮 泽泻

生脉散（《医学启源》） 麦冬 五味子 人参

石斛夜光丸（《原机启微》） 天冬 人参 茯苓 麦冬 熟地黄 地黄 菟丝子 菊花 草决明 杏仁 干山药 枸杞子 牛膝 五味子 白蒺藜 石斛 肉苁蓉 川芎 炙甘草 枳壳 青葙子 防风 川黄连 水牛角 羚羊角

实脾饮（《证治准绳》） 白术 厚朴 木瓜 木香 草果 大腹子 茯苓 干姜 制附子 炙甘草 生姜 大枣

十味温胆汤（《世医得效方》） 半夏 枳实 陈皮 白茯苓 酸枣仁 大远志 甘草 北五味子 熟地黄 条参 粉草

失笑散（《太平惠民和剂局方》） 五灵脂 蒲黄

双合汤（《万病回春》） 当归 川芎 白芍 生地黄 陈皮 半夏 白茯苓 桃仁 红花 白芥子 甘草

桑白皮汤（《景岳全书》） 桑白皮 半夏 苏子 杏仁 贝母 黄芩 黄连 山栀

四君子汤（《太平惠民和剂局方》） 人参 白术 茯苓 甘草

四妙丸（《成方便读》） 苍术 牛膝 黄柏 薏苡仁

四逆散（《伤寒论》） 柴胡 芍药 枳实 炙甘草

四逆汤（《伤寒论》） 甘草 干姜 附子

四神丸（《内科摘要》） 补骨脂 肉豆蔻 吴茱萸 五味子 生姜 大枣

苏子降气汤（《太平惠民和剂局方》） 紫苏子 半夏 前胡 厚朴 陈皮 甘草 当归 生姜 大枣 肉桂

苏子降气汤（《丹溪心法》） 苏子 半夏 当归 陈皮 甘草 前胡 厚朴 枳实

缩泉丸（《魏氏家藏方》） 天台乌药 益智子 山药

T

桃红四物汤（《医宗金鉴》） 桃仁 红花 赤芍 当归 川芎 生地黄

天麻钩藤饮（《杂病证治新义》） 天麻 钩藤 生决明 山栀 黄芩 川牛膝 杜仲 益母草 桑寄生 夜交藤 朱茯神

调元散（《活幼心书》） 干山药 人参 白茯苓 茯神 白术 白芍 熟干地黄 当归 黄芪 川芎 甘草 石菖蒲

葶苈大枣泻肺汤（《金匮要略》） 葶苈子 大枣

通窍活血汤（《医林改错》） 赤芍 川芎 桃仁 红枣 红花 老葱 鲜姜 麝香 酒

痛泻要方（《景岳全书》） 防风 白芍 白术 陈皮

透疹凉解汤（验方） 桑叶 甘菊 薄荷 连翘 牛蒡子 赤芍 蝉蜕 紫花地丁 黄连 藏红花

菟丝子散（《医宗必读》）　菟丝子　牡蛎　肉苁蓉　附子　五味子

W

温胆汤（《三因极一病证方论》）　半夏　竹茹　枳实　陈皮　甘草　炙茯苓

温肺止流丹（《辨证录》）　人参　荆芥　细辛　诃子　甘草　桔梗　鱼脑石

无比山药丸（《太平惠民和剂局方》）　赤石脂　茯神　巴戟天　熟干地黄　山茱萸　牛膝　酒杜仲

乌头汤（《金匮要略》）　麻黄　乌头　黄芪　芍药　白蜜　甘草

乌药散（《小儿药证直诀》）　乌药　白芍　香附　高良姜

乌药散（《太平圣惠方》）　乌药　木香　桂心　青橘皮　蓬莪术　生姜　黑豆

五虎汤（《证治汇补》）　麻黄　杏仁　石膏　甘草　桑白皮　细茶

五苓散（《伤寒论》）　桂枝　茯苓　泽泻　猪苓　白术

五味消毒饮（《医宗金鉴》）　金银花　野菊花　蒲公英　紫花地丁　紫背天葵

X

息风静宁汤（名老中医经验方）　辛夷　苍耳子　玄参　板蓝根　山豆根　木瓜　制半夏　伸筋草　天麻　钩藤　菊花　白芍　全蝎　黄连　甘草

犀角地黄丸（《外台秘要》）　水牛角　生地黄　牡丹皮　赤芍　玄参　石膏　知母　紫草　连翘　甘草

犀角清络饮（《通俗伤寒论》）　犀角汁　牡丹皮　连翘　竹沥　桃仁　鲜地黄　生赤芍　生姜汁

犀角消毒饮（《医宗金鉴》）　防风　牛蒡子　荆芥　犀角（现用水牛角代）　金银花　甘草

消风导赤汤（《医宗金鉴》）　生地黄　牛蒡子　赤茯苓　白鲜皮　金银花　南薄荷叶　木通　黄连　甘草

消风散（《外科正宗》）　当归　生地黄　防风　蝉蜕　知母　苦参　胡麻　荆芥　苍术　牛蒡子　石膏　甘草　木通

消乳丸（《证治准绳》）　香附　神曲　麦芽　陈皮　砂仁　炙甘草

小柴胡汤（《伤寒论》）　柴胡　半夏　人参　甘草　黄芩　生姜　大枣

小蓟饮子（《济生方》）　地黄　小蓟　滑石　木通　炒蒲黄　淡竹叶　藕节　山栀　甘草　当归

小建中汤（《伤寒论》）　芍药　桂枝　甘草　饴糖

小青龙汤（《伤寒论》）　麻黄　桂枝　干姜　细辛　甘草　芍药　五味子　半夏

泻黄散（《小儿药证直诀》）　防风　石膏　栀子　藿香　甘草

泻心导赤散（《医宗金鉴》）　地黄　竹叶　木通　甘草

辛夷清肺饮（《医宗金鉴》）　辛夷花　生甘草　石膏　知母　栀子　黄芩　枇杷叶　升麻　百合　麦冬

新加香薷饮（《温病条辨》）　香薷

金银花 鲜扁豆花 厚朴 连翘

杏苏散（《温病条辨》） 杏仁 苏叶 前胡 桔梗 枳壳 半夏 陈皮 茯苓 甘草 生姜 大枣

宣毒发表汤（《医宗金鉴》） 升麻 葛根 浮萍 防风 荆芥 薄荷 金银花 连翘 前胡 牛蒡子 桔梗 甘草

玄麦甘桔颗粒（《中华人民共和国药典》） 玄参 麦冬 甘草 桔梗

血府逐瘀汤（《医林改错》） 当归 生地黄 牛膝 红花 桃仁 柴胡 枳壳 赤芍 川芎 桔梗 甘草

Y

羊肝丸（《证治准绳》） 羊肝 砂仁 豆蔻

养胃增液汤（验方） 石斛 乌梅 沙参 玉竹 白芍 甘草

养心汤（《古今医统》） 归身 生地黄 茯神 人参 麦冬 酸枣仁 柏子仁 五味子 炙甘草

养血定风汤（《外科证治全书》） 生地黄 当归 赤芍 川芎 天冬 麦冬 僵蚕 鲜首乌 牡丹皮

养阴清肺汤（《重楼玉钥》） 大生地黄 麦冬 玄参 生甘草 薄荷 贝母 牡丹皮 炒白芍

养脏汤（《普济方》） 当归 沉香 丁香 白术 桂心 川芎 木香 生姜

异功散（《小儿药证直诀》） 人参 白术 茯苓 陈皮 甘草

益脾镇惊散（《医宗金鉴》） 党参 白术 茯苓 朱砂 钩藤 炙甘草 灯心草

茵陈蒿汤（《伤寒论》） 茵陈 大黄 栀子

茵陈理中汤（《张氏医通》） 茵陈 党参 干姜 白术 甘草

银翘马勃散（《温病条辨》） 连翘 牛蒡子 金银花 射干 马勃

银翘散（《温病条辨》） 金银花 连翘 竹叶 荆芥 牛蒡子 薄荷 豆豉 甘草 桔梗 芦根

玉屏风散（《医方类聚》） 防风 黄芪 白术

远志丸（《圣济总录》） 远志 山芋 肉苁蓉 牛膝 石斛 天雄 巴戟天 人参 山茱萸 泽泻 菟丝子 茯神 覆盆子 续断 生干地黄 桂 鹿茸 甘草 附子 牡丹皮 白茯苓 五味子 杜仲 蛇床子 楮实 黄芪

越鞠丸（《丹溪心法》） 香附 川芎 苍术 栀子 神曲

越婢加术汤（《金匮要略》） 麻黄 石膏 生姜 甘草 白术 大枣

运脾散（《奇效良方》） 人参 白术 藿香 肉豆蔻 丁香 砂仁 神曲 甘草

匀气散（《医宗金鉴》） 陈皮 桔梗 炮姜 砂仁 炙甘草 木香

Z

真武汤（《伤寒论》） 茯苓 芍药 白术 生姜 附子

镇惊丸（《医宗金鉴》） 茯神 麦冬 辰砂 远志 石菖蒲 酸枣仁 牛黄 川黄连 珍珠 胆南星 钩藤 天竺黄 犀角 甘草

镇惊丸（《直指小儿方》） 紫石英 铁粉 远志肉 茯苓 人参 琥珀 滑石 南星 蛇黄 龙齿 熊胆 轻粉

真人养脏汤（《太平惠民和剂局方》） 人参 当归 白术 肉豆蔻 肉桂 甘草 白芍 木香 诃子 罂粟壳

知柏地黄丸（《医方考》） 知母 熟地黄 黄柏 山茱萸 山药 牡丹皮 茯苓 泽泻

炙甘草汤（《伤寒论》） 甘草 生姜 桂枝 人参 生地黄 阿胶 麦冬 麻仁 大枣

枳实导滞丸（《内外伤辨惑论》） 大黄 枳实 黄芩 黄连 神曲 白术 茯苓 泽泻

止嗽散（《医学心悟》） 桔梗 荆芥 紫菀 百部 白前 陈皮 甘草

朱砂安神丸（《内外伤辨惑论》） 朱砂 黄连 炙甘草 生地黄 当归

竹叶石膏汤（《伤寒论》） 竹叶 石膏 麦冬 人参 半夏 粳米 甘草

资生健脾丸（《先醒斋医学广笔记》） 人参 白术 茯苓 扁豆 陈皮 山药 甘草 莲子肉 薏苡仁 砂仁 桔梗 藿香 橘红 黄连 泽泻 芡实 山楂 麦芽 白豆蔻

儿科常用推拿穴位与手法

小儿推拿疗法历史悠久，疗效显著，易为患儿接受，是儿科保健和防治疾病常用的有效而无创疗法之一。

小儿皮肤娇嫩，四肢短小，易哭闹，不配合，推拿手法应轻快柔和、动作熟练，达到体表施术，体内感应的目的。小儿采用的穴位和推拿手法与成人有所不同。

一、常用手法

1. 推法　以拇指面（正、侧面均可）或食、中指指腹，在选定的穴位上做直线推动，称直推法（附图1）；用双手拇指面在同一穴位起向两端分开推，称分推法（附图2）。

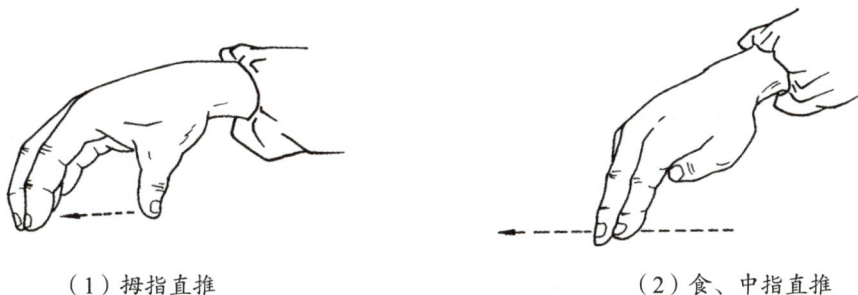

（1）拇指直推　　　　　（2）食、中指直推

附图1　直推法

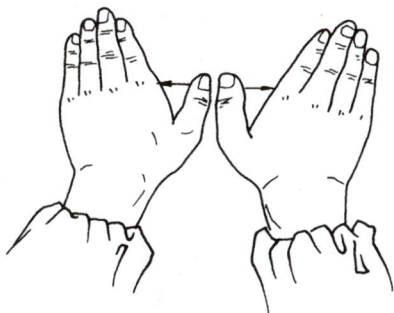

附图2　分推法

2.揉法 用指端（食、中、拇指均可）或掌根，在选定的穴位上贴住皮肤，带动皮肉筋脉做旋转回环活动，称揉法（附图3）。治疗部位小的用指端揉，大的用掌根揉。

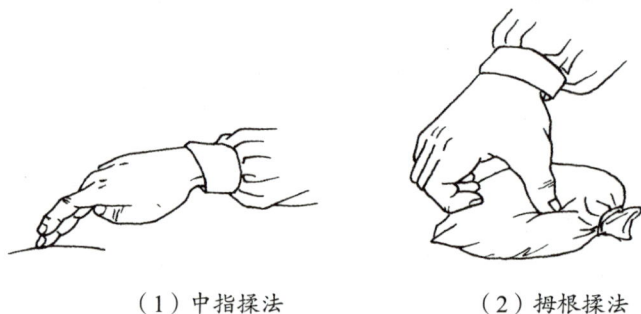

（1）中指揉法　　　　（2）拇根揉法

附图3　揉法

3.摩法 以食指、中指、无名指的指腹在穴位上做不间断地回旋抚摩，称指摩；以手掌心在穴位上做回旋抚摩，称掌摩（附图4）。

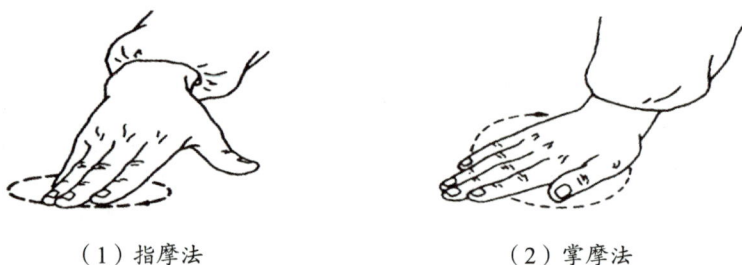

（1）指摩法　　　　（2）掌摩法

附图4　摩法

4.捏脊法 用双手的中指、无名指和小指握成半拳状，食指半屈，拇指伸直对准食指前半段，然后顶住患儿皮肤，拇、食指前移，提拿皮肉。自尾椎起双手交替向上，推动至大椎两旁，为捏脊1次，如此反复3～5次。自第3次后，每捏3次，将皮肤提起1次。每日1次，6天为1个疗程。此法多用于小儿疳积，故又称"捏积"（附图5）。

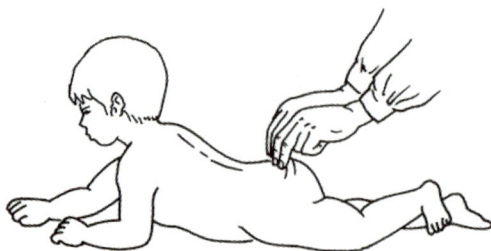

附图5　捏脊法

推脊法　用食、中指（并拢）面自患儿大椎起循脊柱向下直推至腰椎处，称推脊法。此法适用于高热。

二、常用穴位

小儿推拿常用穴位见附表。

附表　小儿推拿常用穴位

穴名	位置	主治	操作
脾土	拇指螺纹面	泄泻、呕吐	用推法，推 200～500 次
大肠	自食指端桡侧边缘至虎口成一直线	积滞、呕吐	用推法，推 100～300 次
板门	大鱼际隆起处	胸闷、呕吐、积滞、腹满、食欲不振	用揉法或推法，操作 50～200 次
三关	前臂桡侧边缘，自腕横纹直上至肘横纹成一直线	外感怕冷无汗、营养不良	用推法，自腕部向上推至肘部，推 200～500 次
六腑	前臂尺侧边缘，自腕横纹直上至肘横纹成一直线	发热、多汗；虚证忌用	用推法，自肘部向下推至腕部，推 100～500 次
天河水	前臂掌侧正中，自腕横纹中点至肘横纹成一直线	身热烦躁，外感发热	用推法，自腕部向上推至肘弯处，推 100～500 次
七节	第四腰椎至尾骶骨成一直线	泄泻、痢疾、食积、腹胀、肠热便秘	用推法，自上而下或自下而上均可，推 200～500 次
龟尾	尾椎骨处	泄泻、脱肛、便秘	用揉法，揉 300～600 次
丹田	脐下 2 寸	少腹痛、遗尿、脱肛、小便赤少	用摩法或揉法，操作 3～5 分钟

三、几种常见病证治疗举例

1. 外感发热　推天河水 300 次，推六腑 300 次，推脊 500 次，拿风池、肩井各数次。发热无汗加推三关 400 次。

2. 疳证　推脾土 500 次，推大肠 200 次，推三关 400 次，摩腹 5 分钟，捏脊 5 遍。

3. 泄泻　推脾土 500 次，推大肠 200 次，摩腹 5 分钟，揉脐 3 分钟，上推七节 300 次，揉龟尾 500 次。吐乳加揉板门 50 次。

4. 脱肛　揉丹田 5 分钟，摩腹 3 分钟，揉龟尾 600 次，上推七节骨 800 次。

综合索引